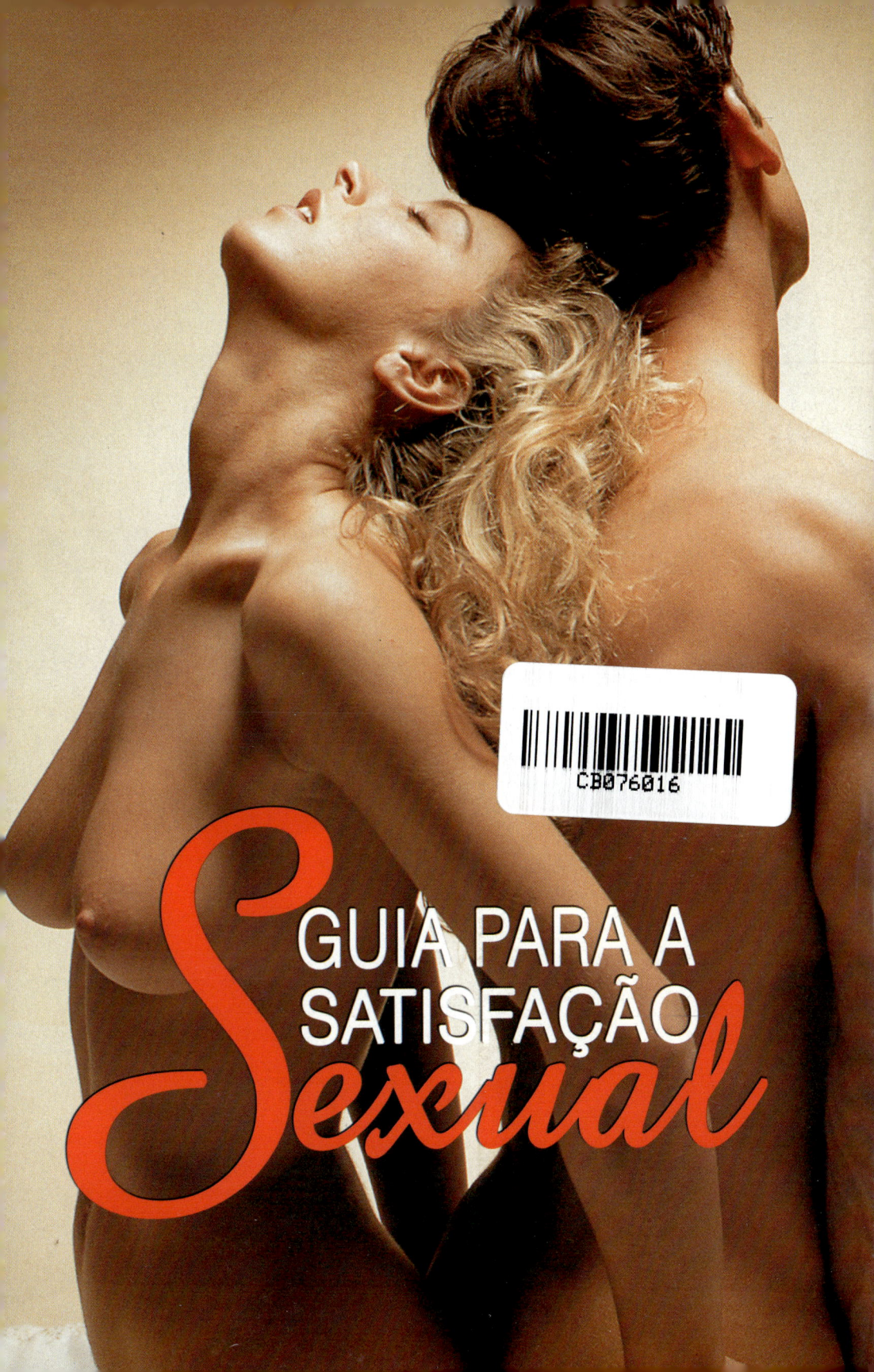

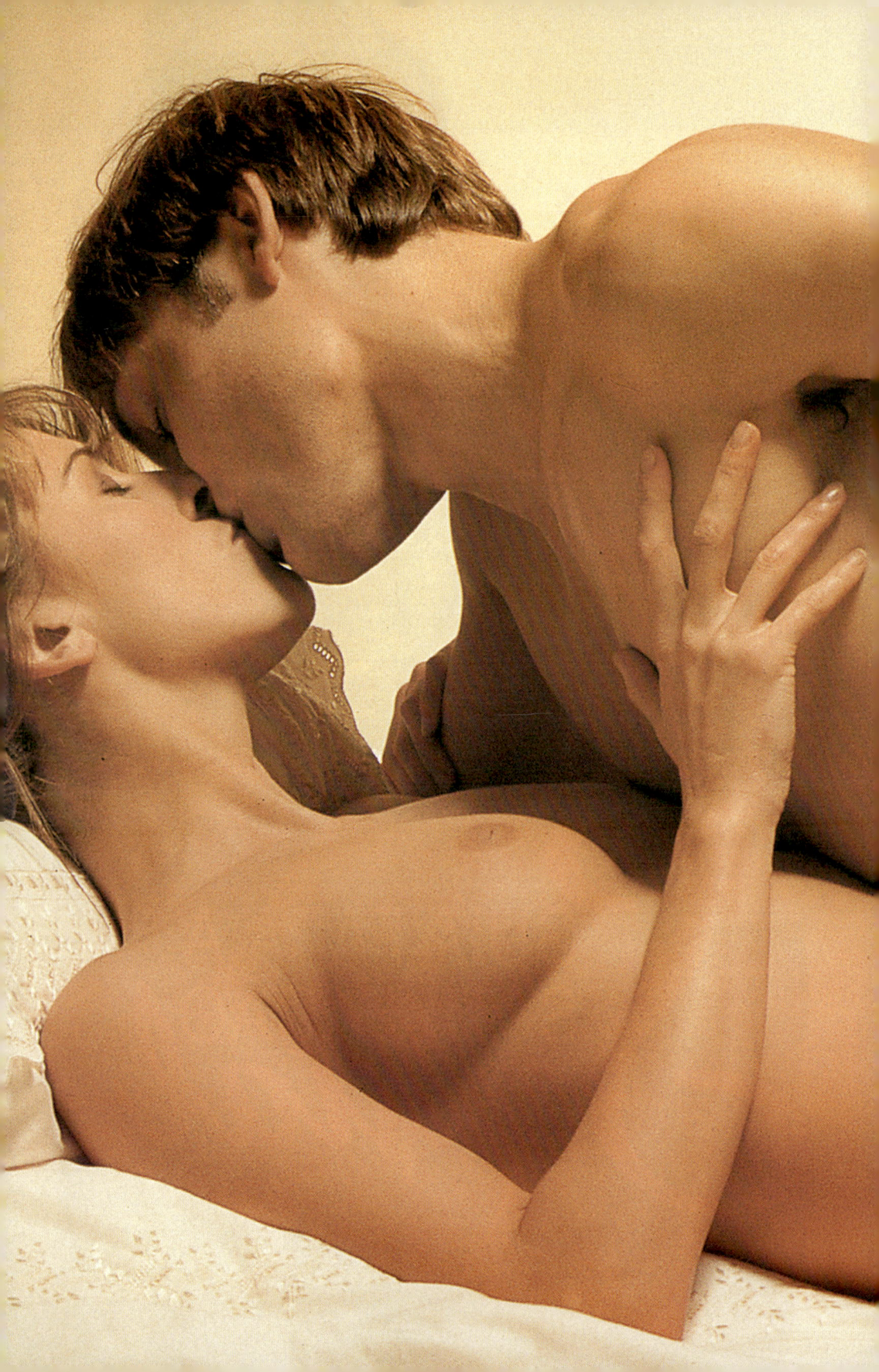

Nitya Lacroix

GUIA PARA A SATISFAÇÃO Sexual

Tradução:
Larissa Ono

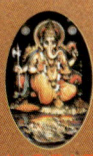

Publicado originalmente sob o título *The New Guide To Sexual Fulfilment*, por Hermes House.
© 2001, Textos, imagens e *design*, Anness Publishing Ltd. UK.
Direitos de edição e tradução para todos os países de língua portuguesa.
Tradução autorizada do inglês.
© 2013, Madras Editora Ltda.

Editor:
Wagner Veneziani Costa

Produção e Capa:
Equipe Técnica Madras

Tradução:
Larissa Ono

Revisão da Tradução:
Eduardo Kraszczuk

Revisão:
Arlete Genari

Dados Internacionais de Catalogação na Publicação (CIP)
(Câmara Brasileira do Livro, SP, Brasil)

Lacroix, Nitya
   Guia para a satisfação sexual/Nitya Lacroix; tradução
Larissa Ono. – São Paulo: Madras, 2013.
   Título original: The new guide to sexual fulfilment
   Bibliografia

   ISBN 978-85-370-0844-7

   1. Desempenho 2. Mitos 3. Orientação sexual
4. Sexo 5. Sexualidade 6. Tabus I. Título.

13-02725   CDD-613.96

   Índices para catálogo sistemático:
   1. Sexo : Técnica : Manuais 613.96
   2. Técnica sexual : Manuais 613.96

É proibida a reprodução total ou parcial desta obra, de qualquer forma ou por qualquer meio eletrônico, mecânico, inclusive por meio de processos xerográficos, incluindo ainda o uso da internet, sem a permissão expressa da Madras Editora, na pessoa de seu editor (Lei nº 9.610, de 19.2.98).

Todos os direitos desta edição, em língua portuguesa, reservados pela

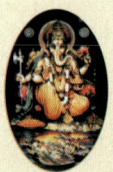

MADRAS EDITORA LTDA.
Rua Paulo Gonçalves, 88 – Santana
CEP: 02403-020 – São Paulo/SP
Caixa Postal: 12183 – CEP: 02013-970
Tel.: (11) 2281-5555 – Fax: (11) 2959-3090
www.madras.com.br

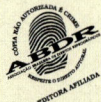

Índice

Sexo seguro 6
Despindo um ao outro 20
Jogos sensuais 28
Sexo oral-genital 47
Compatibilidade 59
As posições básicas 62
Expressando nossa sexualidade 80
Orgasmo 99
Relações sexuais ousadas 112
Masturbando um ao outro 130
Compartilhando fantasias sexuais 140
Excitando-se 161
Sexo espontâneo 173
Superando dificuldades 182
Contracepção 204
Guia rápido da contracepção 216
DSTs (Doenças Sexualmente Transmissíveis) 219
Índice remissivo 228

Sexo seguro

Nos dias atuais, a expressão "sexo seguro" é empregada, em geral, sempre que se fala ou escreve sobre sexo. A prática do sexo seguro ajuda os casais a cuidarem da própria saúde e a do parceiro ao mesmo tempo que desfrutam uma vida sexual excitante e alegre. O termo "sexo seguro" refere-se geralmente a todas as atividades sexuais que evitam a troca de fluidos corporais, como sêmen, corrimentos vaginais e sangue entre parceiros. É uma maneira de modificar as práticas sexuais para auxiliar na prevenção de infecções, como pelo vírus HIV e outras doenças sexualmente transmissíveis (DSTs). (Veja o capítulo sobre Doenças Sexualmente Transmissíveis, para obter informações sobre HIV/AIDS e outras DSTs). A prática do sexo seguro se aplica a todos os membros da comunidade, sejam eles homossexuais ou heterossexuais.

Atualmente, o sexo seguro é essencial à arte do amor, pois o vírus HIV/AIDS continua a se disseminar pela população mundial, hetero e homossexual. O HIV pode estar presente em uma pessoa saudável sob outros aspectos por muitos anos, sem que qualquer sintoma se manifeste, e quaisquer atividades sexuais que envolvam contato com sangue, sêmen ou fluidos vaginais de uma pessoa podem colocar os parceiros em risco potencial de contrair a doença.

Sexo seguro significa tomar precauções adequadas quanto à troca desses fluidos corporais e evitar as atividades sexuais de alto risco que permitam que isso aconteça. Os planos de massagem sensual e erótica descritos neste livro, por exemplo, são exemplos de práticas sexuais seguras.

Se você está fazendo amor com seu parceiro de qualquer forma que envolva sexo com penetração, o uso de preservativos deve então ser considerado. Se utilizados de maneira correta, os preservativos reduzem o risco de disseminação do vírus HIV e outras doenças sexualmente transmissíveis. Num primeiro momento você pode sentir que eles inibem a espontaneidade do ato sexual, mas simplesmente por saber que se tratam do melhor método disponível para proteger a si e ao parceiro, você pode passar a considerá-las parte integrante do ato sexual. Sexo seguro, como a massagem, por exemplo, é uma maneira de demonstrar o quanto você se importa com o bem-estar do corpo, da mente e do espírito, tanto seus como os do seu parceiro.

A volta do romance

Muitos homens e mulheres esperaram durante muito tempo pelo retorno do namoro à moda antiga. À medida que a conscientização acerca das questões relacionadas ao sexo seguro aumenta, o romance volta a estar na moda. O desejo de construir relacionamentos monogâmicos torna-se popular novamente. Muitos casais agora preferem se conhecer melhor antes de embarcar na intimidade sexual plena. Encontros casuais ou múltiplos parceiros sexuais definitivamente não são uma boa ideia no que diz respeito ao sexo seguro, e isso se revela uma excelente desculpa para modificar o comportamento sexual se algum dia você se permitiu se entregar a encontros sexuais casuais.

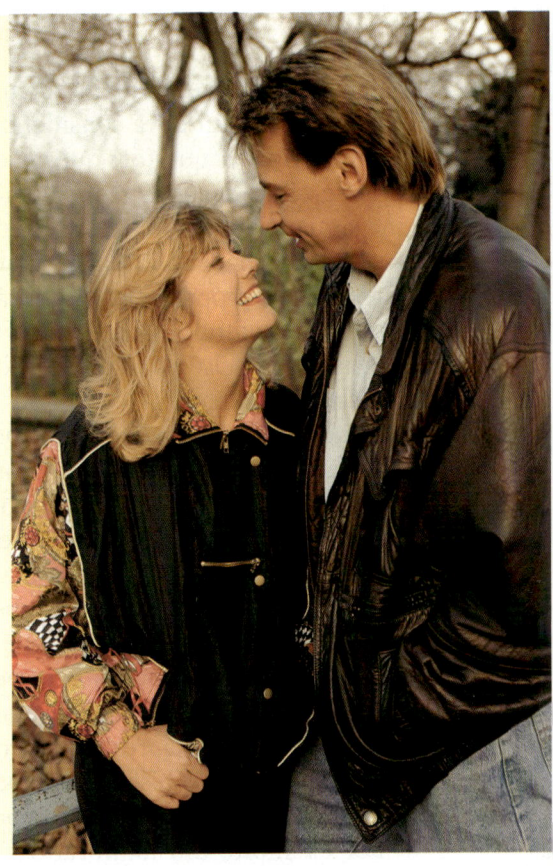

Entrando em sintonia

Beijar, acariciar e abraçar são práticas sexuais seguras por meio das quais novos parceiros podem descobrir se estão física e sexualmente sintonizados.

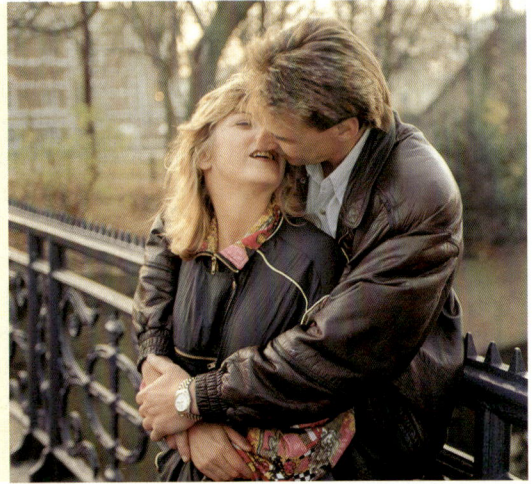

Como discutir o sexo seguro

Qualquer pessoa que pretenda ter um relacionamento sexual ou que já esteja vivendo um deve considerar o sexo seguro. No entanto, visto que, sem dúvida, as questões que envolvem sexo são difíceis de discutir, você pode achar constrangedor mencionar as práticas sexuais seguras ou chegar a um consenso a esse respeito com um novo parceiro.

A melhor maneira é desenvolver uma atitude honesta e responsável quanto à sua própria saúde e as práticas sexuais, em vez de depender das reações de outra pessoa. Isso certamente permitirá que você fique firme nas suas decisões, além de poder ajudar seu parceiro a resolver seus próprios conflitos.

Adote uma abordagem clara, porém sensata. Você pode afirmar sua atração pelo parceiro e acrescentar algo como "Eu adoraria fazer amor com você, mas primeiro preciso dizer que eu sempre sigo práticas sexuais seguras" e então resuma o que isso significa para você. Explique que, para você, sexo seguro é uma maneira de demonstrar carinho.

Se você se deparar com uma resposta negativa, seja paciente, porém firme. Seu parceiro pode acreditar, erroneamente, que práticas sexuais seguras são relevantes apenas para pessoas que pertencem aos grupos de alto risco. Ele/ela pode insistir que teve apenas alguns parceiros sexuais e, portanto, não apresenta riscos. A verdade é que é geralmente impossível conhecer o histórico sexual de todas as demais pessoas que estão conectadas em uma cadeia de parceiros sexuais.

Por exemplo, um namorado antigo pode ter tido um relacionamento com alguém que, sem saber, em outro momento, teve relações sexuais com uma pessoa de um grupo de alto risco de HIV. Ter relações sexuais apenas uma vez com alguém que tenha o vírus HIV pode apresentar risco suficiente de infecção. As pessoas podem estar infectadas com o vírus HIV sem saber e continuar com boa saúde durante um longo período, sem apresentar qualquer sinal aparente de infecção. Além disso, há outras doenças sexualmente transmissíveis que precisam ser consideradas.

Algumas mulheres, em particular, consideram difícil se impor em questões relacionadas ao sexo. As antigas atitudes perduram apesar das dramáticas mudanças nos costumes sexuais e nos papéis dos sexos nas últimas décadas. As mulheres, em geral, ainda são mais condicionadas do que os homens a agradarem os outros, e é comum se sentirem acanhadas em tomar a iniciativa em relação ao sexo seguro, principalmente se há resistência.

Encontre tempo para dialogar

Tente discutir as questões relacionadas ao sexo seguro no momento em que você perceber que o relacionamento se tornará sexual, em vez de deixar isso para o último momento, quando a paixão e os sentimentos estão aflorados. Além disso, dar tempo para que ambos se conheçam permite que vocês desenvolvam a confiança, conversem sobre seus históricos sexuais de maneira honesta e decidam se estão prontos para esse compromisso.

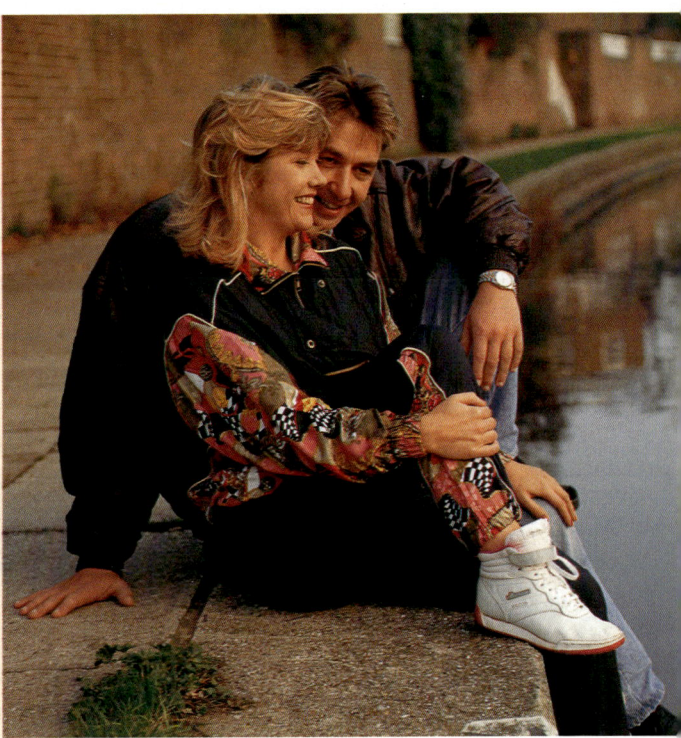

Sendo mulher, você pode ficar preocupada em ser considerada muito atrevida por ter um pacote de preservativos no momento oportuno. Lembre-se de que, nos dias atuais, você tem tanto poder de decisão sobre sua saúde sexual quanto deveria esperar ter, hoje em dia, sobre suas opções de contracepção. Se você é uma mulher de vida sexual ativa, não há absolutamente nada de errado em ter um estoque de camisinhas ou outros métodos preventivos que a protejam de doenças sexualmente transmissíveis ou com sua decisão em utilizá-los nas relações sexuais.

Contudo, no final das contas, tanto homens quanto mulheres têm de tomar por conta própria a decisão quanto a adotar ou não práticas sexuais seguras. Tal decisão deve basear-se, em parte, em seu próprio senso de bem-estar e estima por sua saúde.

O ponto essencial é: se você deseja adotar métodos seguros para o sexo e seu possível parceiro se recusar, por qualquer que seja o motivo, você precisará postergar qualquer atividade sexual que envolva a troca de fluidos corporais até obter uma concordância mútua; ou até preparar-se para abrir mão de um relacionamento sexual pleno com essa pessoa.

Relacionamentos longos

Se você já estiver vivendo um relacionamento sólido, pode achar que não precisa considerar questões relacionadas ao sexo seguro. Isso só é válido caso o relacionamento seja, de fato, monogâmico e ambos estejam absolutamente certos da segurança do histórico sexual e de uso de drogas um do outro. Pelas várias razões mencionadas anteriormente é quase impossível saber toda a verdade, pois você raramente consegue confirmar o histórico sexual de todos os parceiros sexuais anteriores. Como casal, vocês devem avaliar e discutir todas as implicações antes de tomar uma decisão sobre se devem ou não iniciar ou abandonar as práticas sexuais seguras.

O teste de HIV

Os anticorpos contra o HIV podem demorar até três meses para se desenvolverem e serem detectados em um teste sanguíneo após a transmissão do vírus. O teste de HIV é uma possibilidade para casais que estão dispostos a se comprometer e serem monogâmicos e querem um relacionamento sexual sem o emprego de práticas sexuais seguras. Contudo, há opiniões profissionais muito diferentes quanto a isso ser um passo aconselhável ou necessário a ser dado.

De qualquer modo, não se trata de uma decisão a ser tomada inconsequentemente, e todas as pessoas que fizerem o teste de HIV devem primeiramente receber aconselhamento adequado quanto a sua situação específica. Essa ajuda geralmente pode ser obtida com especialistas da saúde associados a clínicas de DSTs ou hospitais especializados. A decisão de realizar o teste de HIV sempre deve ser individual e ninguém deve permitir-se ser obrigado a fazê-lo.

Sexo seguro

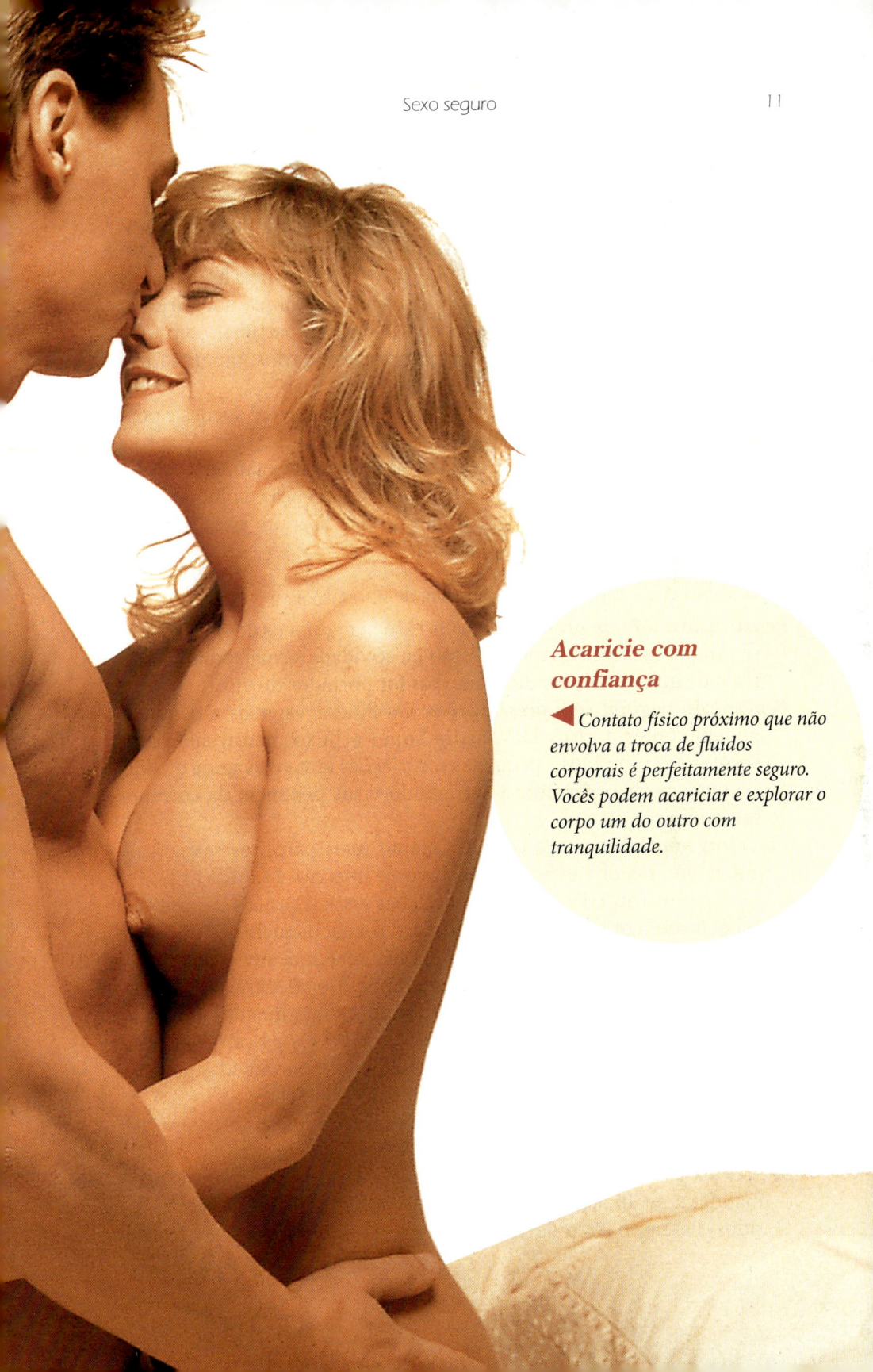

Acaricie com confiança

◀ Contato físico próximo que não envolva a troca de fluidos corporais é perfeitamente seguro. Vocês podem acariciar e explorar o corpo um do outro com tranquilidade.

Comportamento de risco

Enquanto se considera as questões que envolvem o sexo seguro, é importante não ficar ansioso ou pessimista. O vírus do HIV possui baixo índice de infecção, não consegue sobreviver fora do corpo humano e é transmitido apenas quando entra na corrente sanguínea por meio da troca de fluidos sexuais. Você não o contrai ao compartilhar com uma pessoa infectada utensílios como xícaras, facas e garfos, ou então por contato físico normal, como abraços e apertos de mão.

A transmissão do vírus por meio da atividade sexual apenas é possível se você ou seu parceiro já estiverem infectados.

No entanto, é essencial que todas as pessoas sexualmente ativas estejam bem familiarizadas com a realidade da doença e coloquem em prática os métodos sexuais seguros mesmo que haja um risco mínimo de infecção.

As atividades a seguir são consideradas de alto risco:

Penetração anal sem preservativo: Os vasos sanguíneos do reto podem se romper facilmente com a fricção da atividade sexual, criando alto risco de infecção se um dos parceiros for portador do vírus.

Penetração vaginal sem preservativo: Os fluidos vaginais e o sêmen podem conter o vírus HIV, assim como o fluxo menstrual. Vasos sanguíneos rompidos e pequenas escoriações tanto na vagina quanto no pênis podem permitir a entrada do vírus por meio da corrente sanguínea.

Parceiros múltiplos e sexo casual: Quanto mais parceiros sexuais alguém tem, maior a exposição ao risco de infecção de todas as DSTs, inclusive o vírus HIV. No caso de relações sexuais casuais, é improvável que você conhecerá todo o histórico sexual daquela pessoa.

Compartilhamento de agulhas: Embora não seja uma atividade sexual, qualquer pessoa que tenha sido usuária de drogas intravenosas e já tenha compartilhado uma seringa ou agulha contaminada com outra pessoa tem um alto risco de infecção de HIV. Os parceiros sexuais dessa pessoa também correm o risco se não forem tomadas precauções quanto a práticas sexuais seguras.

Estas práticas sexuais são menos arriscadas, mas ainda apresentam riscos:

Sexo oral: O vírus HIV presente no sêmen e nos fluidos vaginais normalmente serão destruídos pelos ácidos estomacais caso sejam ingeridos. Porém, o risco de infecção aumenta se o parceiro que realiza felação (quando a mulher faz sexo oral no homem) ou *cunilíngua* (quando o homem faz sexo oral na mulher) tiver pequenos cortes, feridas ou úlceras na boca, ou sangramento nas gengivas. Para minimizar o risco, preservativos devem ser usados durante a felação ou barreiras de látex podem ser usadas durante a prática de *cunilíngua*.

Penetração com preservativo: O uso de preservativos e outros métodos de barreira reduz o risco de transmissão de doenças em 98%, contanto que todas as precauções quanto ao sexo seguro sejam tomadas. O risco está em não seguir os procedimentos adequados na proteção por métodos contraceptivos ou no rompimento acidental da borracha, o que causa derramamento de sêmen ou fluidos vaginais.

Compartilhamento de brinquedos sexuais: Você não deve compartilhar um brinquedo sexual com seu parceiro por causa do risco de infecção cruzada.

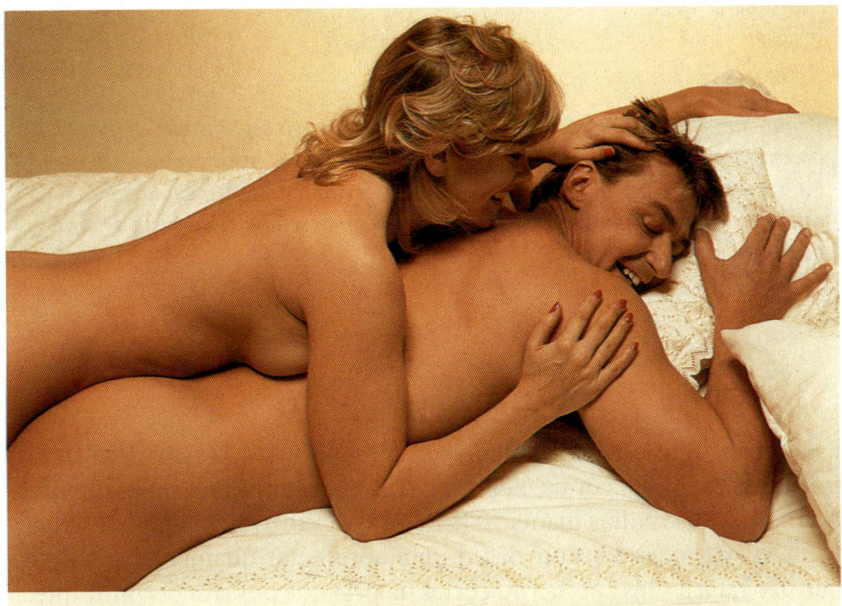

Seguro e excitante

Sexo seguro não significa sexo monótono. Os casais podem explorar e apreciar um grande número de práticas sexuais e de excitação. Ao afagar, massagear e acariciar um ao outro, vocês ficarão mais familiarizados com o corpo do parceiro e suas respostas erógenas únicas.

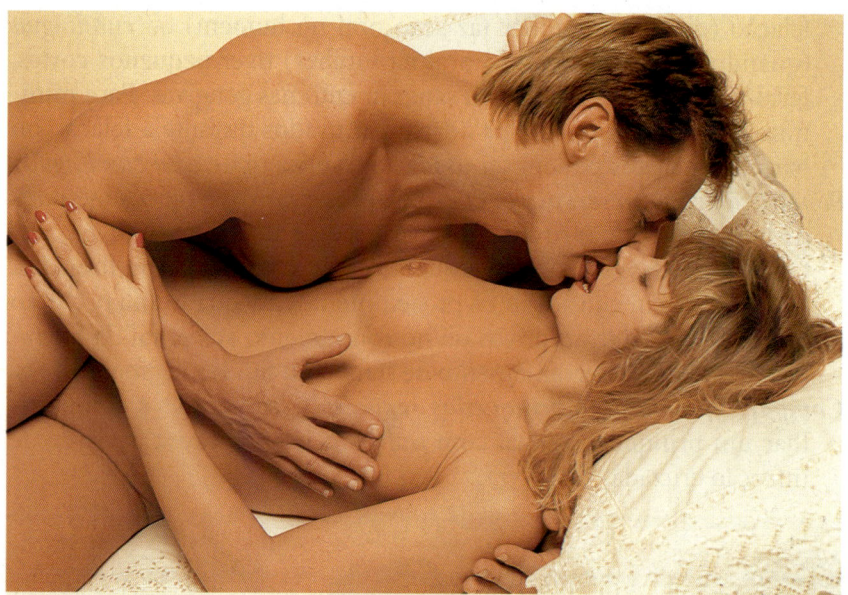

Intensifique seu prazer

Beijar, lamber, afagar e tocar são todas práticas sexuais seguras que apenas acrescentam maior prazer ao seu relacionamento sexual, assim como aumentam seu repertório de técnicas para as preliminares. À medida que seu relacionamento progredir, você aprenderá como seu parceiro gosta de ser acariciado.

Atividades sexuais seguras

Este termo refere-se a todos os contatos físicos que não envolvem a troca de fluidos corporais, nem provocam arranhões ou sangramentos. Além disso, há muitas maneiras deliciosas de aproveitar sua vida sexual.

  As sugestões a seguir não devem apresentar qualquer risco desde que não haja lesões abertas ou cortes na pele que possam permitir infecção cruzada. Para uma proteção maior, cubra quaisquer feridas abertas na pele, mesmo que pequenas, com curativos adesivos.

Acariciar, abraçar e afagar: São todas formas de contato físico perfeitamente seguras e maravilhosas.

Beijar: O beijo na boca ou o beijo seco são seguros. Beijo profundo ou "de língua" e troca de saliva apresenta apenas risco mínimo se houver cortes abertos, sangramento nas gengivas ou úlceras na boca.

Lamber, mordiscar e chupar: Vá em frente e curtam-se, mas certifiquem-se de não morder forte demais, para não rasgar a pele.

Masturbação: Automasturbação não apresenta riscos. O mesmo vale para masturbação mútua, contanto que você tenha cuidado com os fluidos corporais, como sêmen e fluidos vaginais, para que não penetrem a pele. Mantenha todas as escoriações de pele cobertas.

Escolhendo preservativos

Os preservativos são conhecidos popularmente como "camisinhas". Uma vez tendo entrado em acordo com seu parceiro de que sexo seguro significa sexo cuidadoso, o uso de preservativos pode, de fato, ter um papel importante no ato sexual. Eles têm cerca de 98% de confiabilidade quando usados como método de barreira durante o sexo com penetração ou sexo oral para proteger contra a infecção de doenças sexualmente transmissíveis, inclusive herpes e HIV.

Atualmente é possível escolher entre muitas variedades de preservativos, e você pode experimentar marcas diferentes. Camisinhas com sabores podem fazer do sexo oral algo mais divertido e saboroso, e as coloridas proporcionam mais diversão. Alguns preservativos já são lubrificados e cobertos com espermicida, outros não.

Você sempre deve usar lubrificantes à base de água, e não aqueles a base de óleo, como vaselina, que podem interferir no látex do preservativo e danificá-lo. As camisinhas lubrificadas apresentam menos probabilidade de se romperem com a fricção. Sempre se certifique de utilizar preservativo e lubrificante adequados. Preste atenção na data de validade na embalagem, pois o látex pode se deteriorar com o tempo, e sempre armazene os pacotes de camisinha longe de luz direta, calor, perfumes e objetos perfurantes.

Nos Estados Unidos, os preservativos de empresas certificadas apresentam data de validade e número do lote, além de serem testadas rigorosamente pela International Standards Association (ISA) [Associação de Padrões Internacionais].* No Reino Unido, sempre verifique se há o logotipo da Kitemark na embalagem. É importante estar atento para o fato de que essa é, geralmente, uma declaração de adequação do produto para sexo vaginal, e não anal. Hoje, camisinhas especialmente reforçadas são destinadas ao sexo anal.

*N.T.: No Brasil, o órgão responsável por testar os preservativos é o INMETRO. Após serem realizados rigorosos testes e preenchidos os padrões estipulados, o produto recebe um selo de certificação.

Como utilizar preservativos

Aprenda a considerar o uso do preservativo como um complemento natural às suas técnicas sexuais. Há algumas dicas para facilitar isso. Não espere até você estar completamente excitado para discutir o uso ou não do preservativo. Converse e concorde sobre essa questão assim que souber que terá relações sexuais. Carregue um pacote de camisinhas consigo, mantenha-o perto da cama ou sob o travesseiro, então você saberá onde encontrá-lo no momento decisivo. As sugestões listadas a seguir podem garantir que o uso do preservativo trará a você o máximo de segurança e prazer.

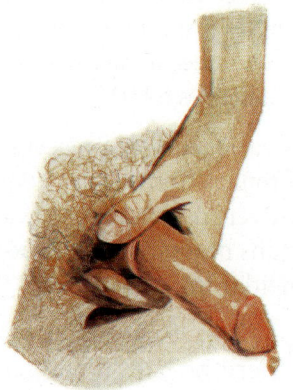

Colocado antes da penetração

O preservativo deve ser colocado no pênis antes que qualquer tipo de prática sexual com penetração aconteça, pois o fluido pré-ejaculatório também pode conter o vírus HIV.

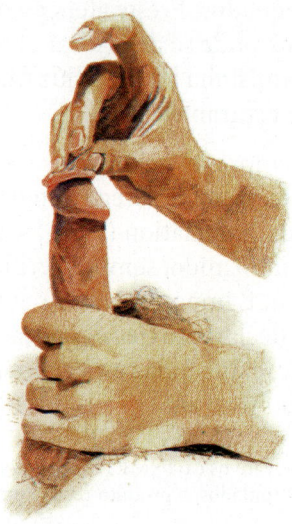

O pênis deve estar ereto

Aguarde até que o pênis esteja ereto para colocar o preservativo. Caso contrário, este escorregará facilmente.

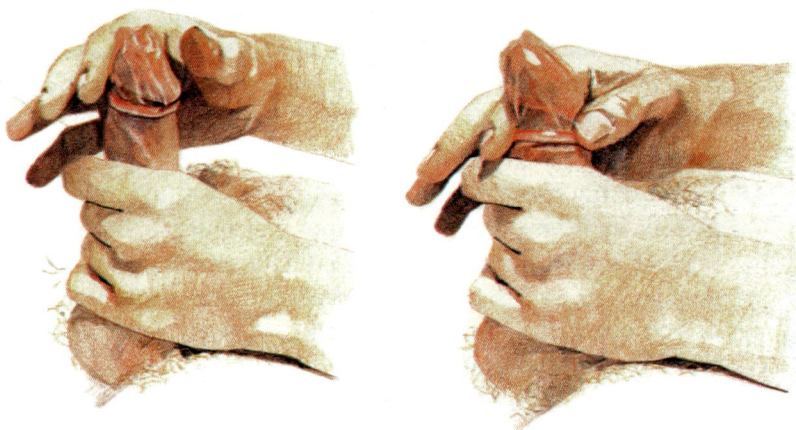

Maneiras de continuar excitado

A mulher pode manter seu parceiro em um estado de excitação acariciando o corpo do pênis com a mão e dizendo palavras excitantes à medida que o homem desenrola o preservativo. Se a mulher estiver colocando a camisinha no pênis do parceiro, tanto ela quanto o homem podem acariciá-lo para que o pênis continue ereto.

- 🍓 Abra a embalagem com cuidado e retire o preservativo devagar, tomando cuidado para não enroscá-lo em suas joias ou unhas.
- 🍓 Não comece a desenrolar o preservativo nesse momento. Certifique-se de a camisinha estar em posição correta, com o anel enrolado. Apenas pressione sua ponta entre os dedos indicador e polegar para retirar o ar. (A maioria dos preservativos possui um bico na ponta para coletar o esperma ejaculado).
- 🍓 O homem pode colocar o preservativo sozinho ou sua parceira pode colocá-lo nele – algo que faz parte das preliminares. Assegure-se de que o pênis continue ereto enquanto o preservativo é colocado.
- 🍓 Desenrole a camisinha até a base do pênis. Se não houver reservatório na ponta do preservativo, deixe cerca de 1 centímetro de espaço para coletar o sêmen.

🍓 A vagina deve estar úmida antes da penetração para que a mulher tenha conforto e para evitar que a camisinha se rasgue por causa da fricção seca. Você pode cobrir a parte externa do preservativo com um pouco de lubrificante à base de água, ou então inserir cuidadosamente mais lubrificante no interior da vagina, se necessário.

🍓 Ao fazer amor, certifique-se de a camisinha ainda estar no lugar, pois ela às vezes pode escapar. Após a ejaculação, o homem deve segurar a base do preservativo cuidadosamente com os dedos, enquanto retira o pênis da vagina antes que a ereção termine. Isso evitará que a camisinha se desprenda e espirre sêmen no interior ou ao redor da vagina.

🍓 Envolva o preservativo usado em um lenço de papel, cuidadosamente, e descarte de modo seguro. É aconselhável não lançá-lo ao vaso sanitário, e nunca reutilize uma camisinha.

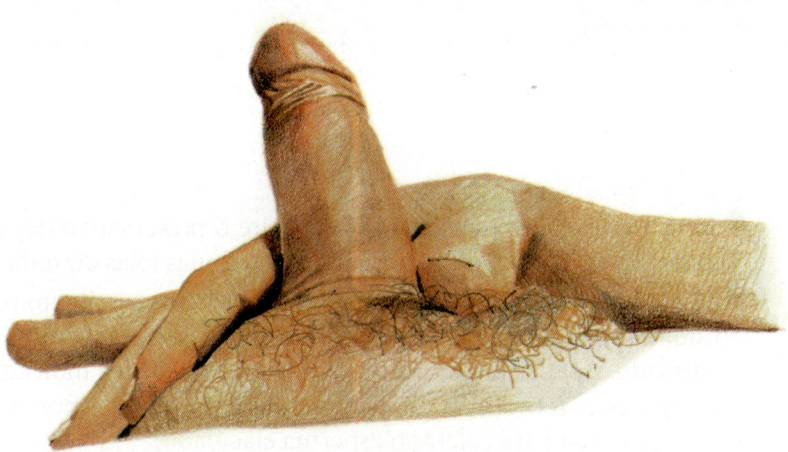

▲ Mantenha-o no lugar

Uma vez no lugar, o anel do preservativo deve se encaixar confortavelmente na base do pênis e lá permanecer durante toda a relação sexual. Se o pênis amolecer durante a transa, segure o anel da camisinha com os dedos e a mantenha no lugar até toda a ereção chegar ao fim.

Outros métodos de barreira

Além do preservativo masculino, há outros métodos de barreira que podem ser utilizados em práticas sexuais seguras. Os fabricantes de preservativos femininos alegam que este produto que reveste a vagina possui 98% de eficácia contra a transmissão de doenças sexualmente transmissíveis, desde que colocada de modo correto.

Como alternativa, existem as barreiras de látex utilizadas na odontologia, também conhecidas como represas dentais. Tratam-se de pequenos pedaços de látex fino que podem ser colocados sobre a vulva para fazer sexo oral ou anal. Sua função é evitar que fluidos vaginais ou sangue menstrual passem para a boca, o que pode apresentar risco para seu parceiro se ele tiver cortes abertos, gengivas feridas ou sangrando, além de úlceras na boca.

Barreiras de látex também podem ser colocadas sobre o ânus para evitar a disseminação de doenças se ambos gostarem da prática de anilíngua, nome dado para a estimulação anal. Esses itens podem ser obtidos em lojas médicas especializadas e sex shops, podendo ser encontrados em sabores e cores variadas.

Despindo um ao outro

Se seu relacionamento for novo ou estável, sempre há um delicado momento de transição quando ele muda para uma dimensão mais íntima e sexual, e ambos sabem que querem fazer amor. Homens e mulheres desenvolveram todos os tipos de sinais, tanto sutis quanto evidentes, para comunicar a seus parceiros que estão prontos para o sexo. Então agora é o momento de se despir, expor e revelar os corpos, explorar um ao outro e desnudar seus corpos e desejos.

Despir-se com seu par é uma parte importante das preliminares, uma arte por si só, um cenário vital no teatro do amor. É óbvio que você pode arrancar suas próprias roupas, ou um as do outro, jogá-las em uma pilha e pular para a cama. Às vezes, quando as emoções estão correndo soltas, aquela aproximação desinibida faz parte da diversão. Ou você pode se sentir constrangido em relação ao seu corpo, ter críticas a respeito dele e terminar tentando se despir escondido no banheiro ou sob as roupas de cama. Despir-se e estar nu em frente de um parceiro pode ser muito traumatizante para muitas pessoas.

Você pode preferir tirar as próprias roupas e se apresentar nu em frente de seu parceiro. Porém, se você for tímido, e seu relacionamento, novo, então você pode optar por se despir sozinho e vestir rapidamente uma peça atraente antes de retornar ao quarto.

Vestindo-se para se despir

Para os atrevidos e inibidos e para os casais que gostam de levar fantasia para suas vidas sexuais, por que não tentar um *strip-tease* tentador para seu parceiro? No entanto, despir um ao outro, de modo lento e carinhoso, deixando cada parte do corpo se revelar sozinha quando for o momento certo, é uma maneira romântica de ficar nu em seu prelúdio para fazer amor.

Se as cenas de amor em filmes forem algo para levar em conta, despir seu parceiro é certamente uma ação suave e atraente. Peças de roupa deslizam como seda pela pele, botões se abrem e, certamente, o fecho do sutiã se abre com a maior facilidade.

Na vida real raramente é assim, e a maioria das pessoas já passou por momentos constrangedores de apalpar e mexer desajeitadamente em fechos, zíperes que emperram ou calças jeans e saias que simplesmente se recusam a passar das coxas. Se alguma dessas situações aconteceu, você então pode precisar ajudar seu parceiro ou remover a peça de roupa desajeitada você mesmo.

Você nem sempre sabe quando fará amor, mas se desconfiar que o sexo está em sua programação, vista-se tendo em mente que você se despirá. Simplifique suas roupas, de modo que sejam removidas com facilidade, e evite usar peças que deixem marcas em sua pele. Não seja pego usando sua roupa íntima mais velha e esfarrapada, peças feitas de lã, cuecas com abertura frontal, camisolas, meias com furos ou sutiãs imóveis. O que você usa próximo à sua pele deve acrescentar sua sedução, e isso vale tanto para homens quanto para mulheres.

Se você tiver tempo para preparação, empregue luz suave. Lâmpadas de luz baixa ou velas propagarão um brilho mais agradável e romântico pelo quarto, suavizando seus tons de pele e formato do corpo. Música ambiente pode ajudá-lo a relaxar, portanto, tenha suas músicas favoritas à mão.

▶ **Fazendo** *strip-tease*

Tente fazer do ato de despir-se parte do seu jogo de sedução. Despir lentamente um ao outro e permitir que a nudez mútua se releve por si só, passo a passo, intensificará o desejo pelo outro. À medida que cada peça de roupa deslizar pelo corpo, faça um elogio ao parceiro, mencionando não apenas as partes sexuais, mas também olhos, cabelo, boca, pele, mãos, pés e assim por diante.

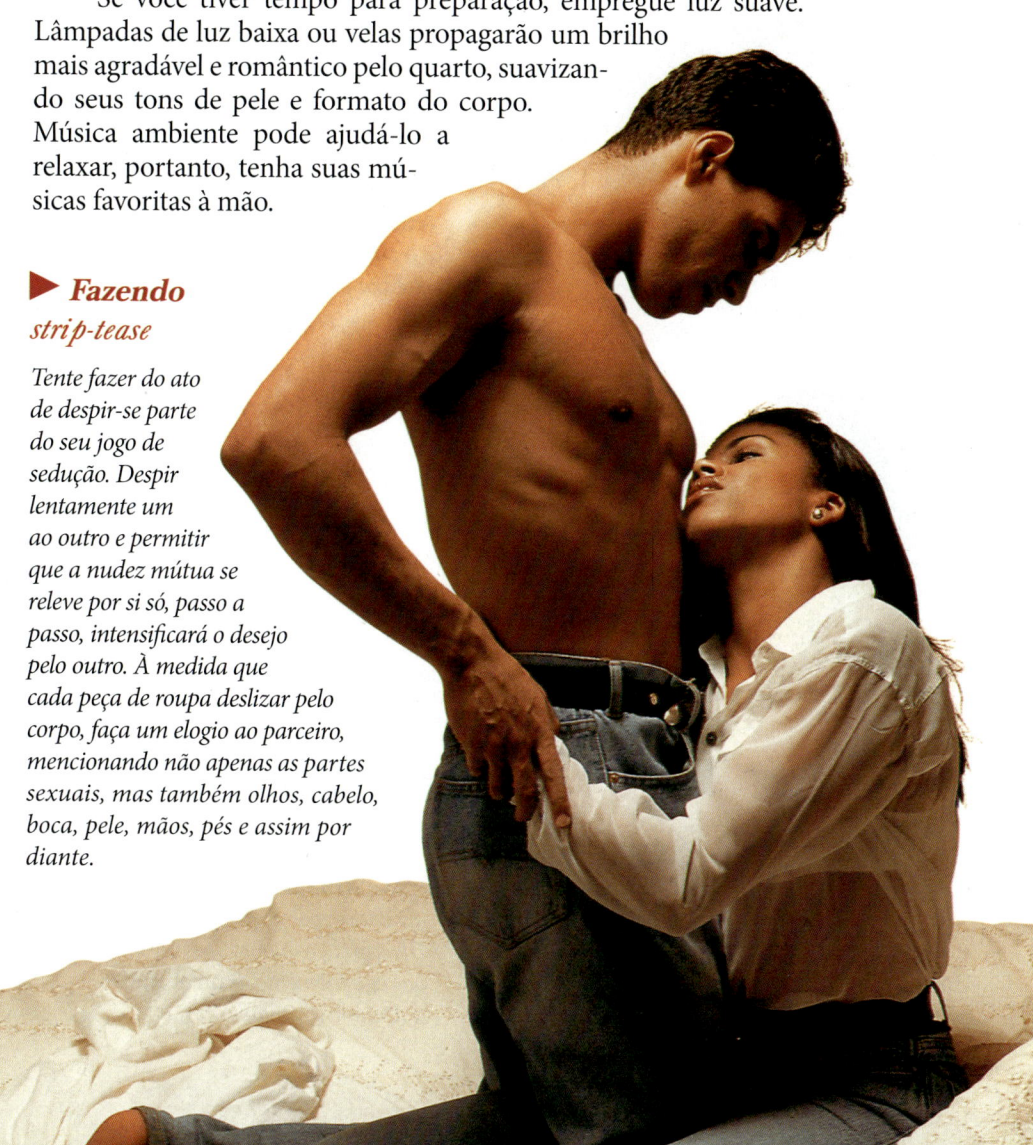

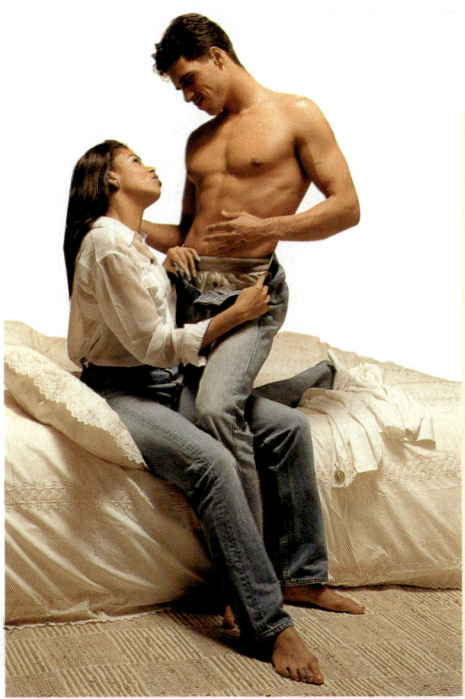

Movimentos iniciais

Se vocês estiverem se acariciando, abraçando e beijando, pode ser necessário demonstrar que estão prontos para mais. Às vezes é um alívio para o homem quando a mulher decide tomar a iniciativa, dando a ele sinais de que quer ir adiante. Abrir lentamente o cinto e o zíper da calça dele pode ser o que seu parceiro realmente quer!

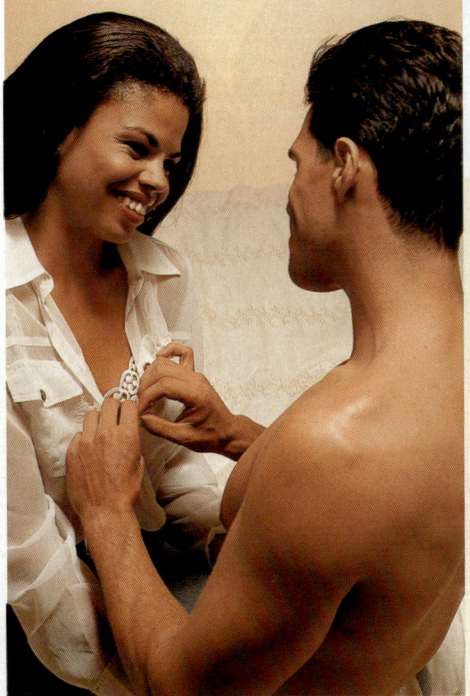

Lento e seguro

Agora é a vez de ele agir. Faça as coisas lentamente e permita sua mútua expectativa de prazer aumentar gradualmente. Abra os botões com cuidado, um por um, e brinque se por acaso um emperrar. Dizer a ela o quanto você esperou por este momento de amor ajudará a deixá-la à vontade.

Tocando e beijando

Despir-se deve fazer parte de toda a experiência sexual, em vez de ser um meio para atingir um objetivo. À medida que as peças de roupa começam a deslizar pelo corpo dela, continue a tocar e beijá-la.

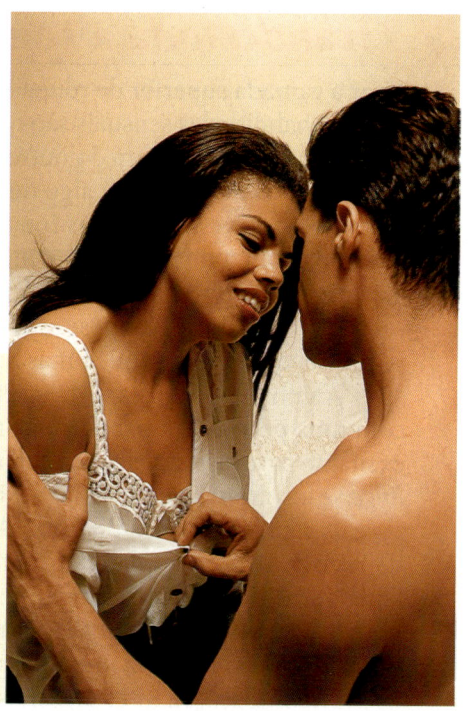

Mantendo a atividade

Ela precisará se mover continuamente para que você possa remover as roupas dela com facilidade. Parte da diversão de despir um ao outro é mudar constantemente os papéis ativo e passivo. À medida que o corpo dela ficar mais exposto, fique atento aos sinais que sua parceira dá, para que ela se sinta feliz e relaxada em relação ao que está acontecendo.

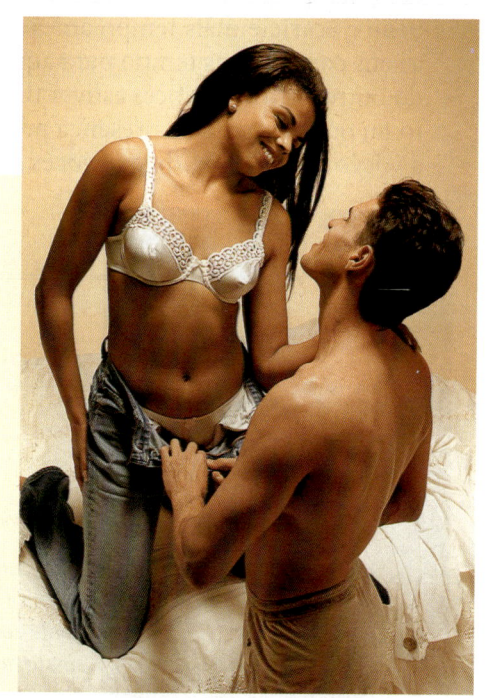

Tirando toda a roupa

Tirar a camada superior de roupa é uma arte a ser dominada, porém ainda mais habilidades sensuais são necessárias quando vocês começarem a retirar a roupa íntima um do outro. Vocês ficarão nus e vulneráveis; além disso, muito excitados. Há algo de muito erótico em começar suas preliminares ainda vestido com as roupas íntimas. Nesse momento, você sabe que quer fazer amor, mas a presença dessa roupa mínima contra sua pele faz com que toda a situação seja mais tentadora. É criada uma excitante sensação de sedução, como se estivessem dizendo um ao outro: "Eu quero você e sei que você me quer, mas não vamos colocar tudo a perder".

Alguns casais gostam de fazer amor enquanto ainda estão vestidos com uma peça de roupa, pois o corpo exposto pela metade é ainda mais excitante para eles, ou eles acreditam que certos tipos de roupa íntima ou *lingerie* inspiram suas fantasias sexuais e esquentam suas vidas sexuais.

A reportagem *Men on sex* [A opinião dos Homens Sobre o Sexo] da revista *Esquire* revela que muitos homens consideram mais estimulante ver suas parceiras parcialmente vestidas do que totalmente nuas. O motivo é que isso aumenta a atmosfera de expectativa e antecipação, mesmo em um relacionamento longo.

Além disso, manter algumas peças de roupa o incentiva a estender o tempo de realização de preliminares, permitindo que você abrace, beije e acaricie mais tempo antes da relação sexual, o que proporciona a seus corpos mais tempo para aquecer e sintonizar-se às sensações um do outro. Se um de vocês estiver tímido ou nervoso em relação a ser visto nu ou fazer amor, a presença prolongada dessas peças de roupas dará a vocês tempo extra de que vocês necessitam para relaxar.

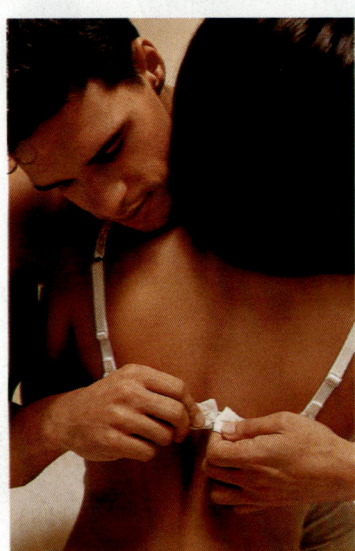

A diversão de desprender

Vestir um sutiã que se abra na frente facilitará para ele despi-la. Se ele se fechar nas costas, apoie-se contra o corpo dele e o abrace, sussurrando palavras sensuais enquanto ele se concentra na tarefa em mãos.

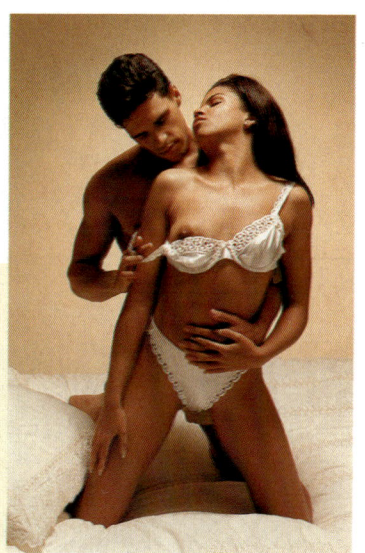

Textura sensual

Conforme vocês acariciam e tocam um ao outro, o toque do tecido contra seus seios e genitais pode ser muito excitante. Só você saberá o ponto em que estará pronta para tirar todas as suas roupas.

Despindo-se

Jane, 42 anos, enfermeira: "Sempre fui um pouco tímida em relação a me despir em frente a um homem e prefiro fazer qualquer aparição no quarto já despida, mas coberta com um quimono provocante de seda. Eu me sinto mais relaxada quando estou envolvida em um relacionamento extremamente confiável; então, de algum modo, se eu me sinto relaxada, minha pele simplesmente parece ter um brilho especial, e eu perco minha inibição".

Lucy, 26 anos, assistente de produção: "Sou adepta do romance erótico e de transar na primeira oportunidade. Se eu me despir muito lentamente, tenho receio de que o homem preste muita atenção em meu corpo. Minha fantasia, no entanto, é ter um relacionamento com um homem no qual confie o bastante e que conheça meu corpo bem o suficiente, de modo que eu possa me despir para ele fazendo um *strip-tease* lento".

Ernie, 32 anos, fotógrafo: "Prefiro que nos dispamos mutuamente, pois é menos ameaçador. É mais divertido e o poder é dividido. Eu considero muito sexy".

Don, 28 anos, entregador: "Quando vou transar com minha namorada, gosto mais que tiremos nossas roupas lentamente e que a relação sexual comece quando estamos com alguma peça de roupa. Acredito que acrescenta algo 'safado, mas legal' à coisa toda. Um pouco mais de excitação é adicionada, como se não devêssemos realmente fazer tudo – embora ambos realmente saibamos que sim".

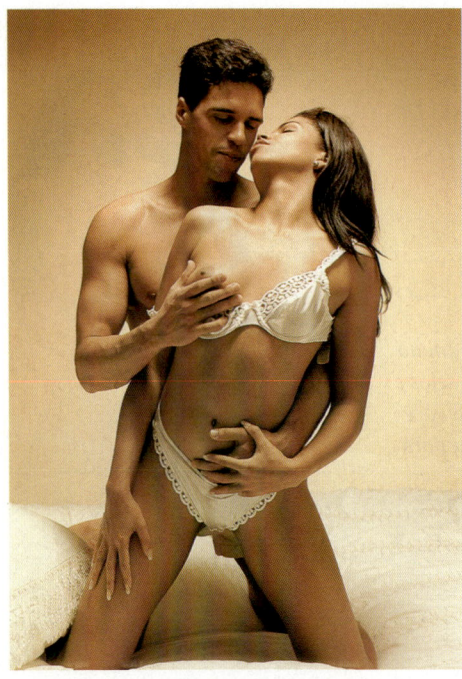

Viagem de descoberta

Quando o sutiã dela cai do corpo e seus seios são expostos, envolva-os com as mãos para reconhecer sua beleza suave e sensual. Toque e acaricie a barriga dela, deixando os dedos deslizarem sob a linha da calcinha, apenas como uma dica de exploração.

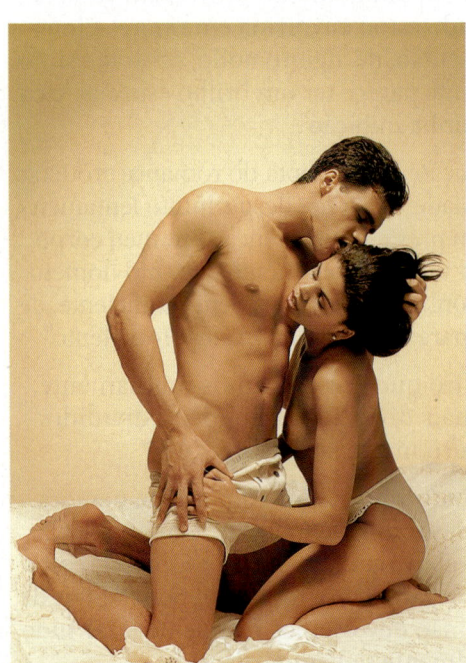

Encontro breve

Seu homem irá adorar se você mostrar seu desejo por ele tirando suas cuecas. Desça-as, enrolando-as sobre as nádegas, permitindo que ele a toque enquanto você faz isso.

Tire a calcinha dela

Quando você retirar a calcinha dela, tente não fazê-lo com pressa indecente! Ela adorará a sensação de ter a calcinha retirada dela como a pele de uma fruta proibida. Empurre-a para baixo aos poucos, acariciando e pressionando com suavidade as nádegas de sua parceira. Em algumas posições, você pode puxá-la para perto de seu corpo para beijá-la e acariciá-la ao mesmo tempo.

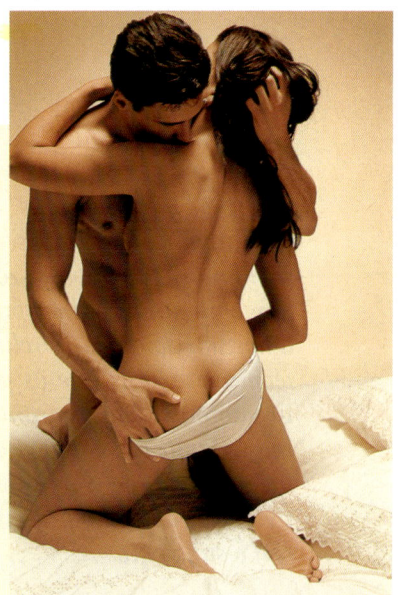

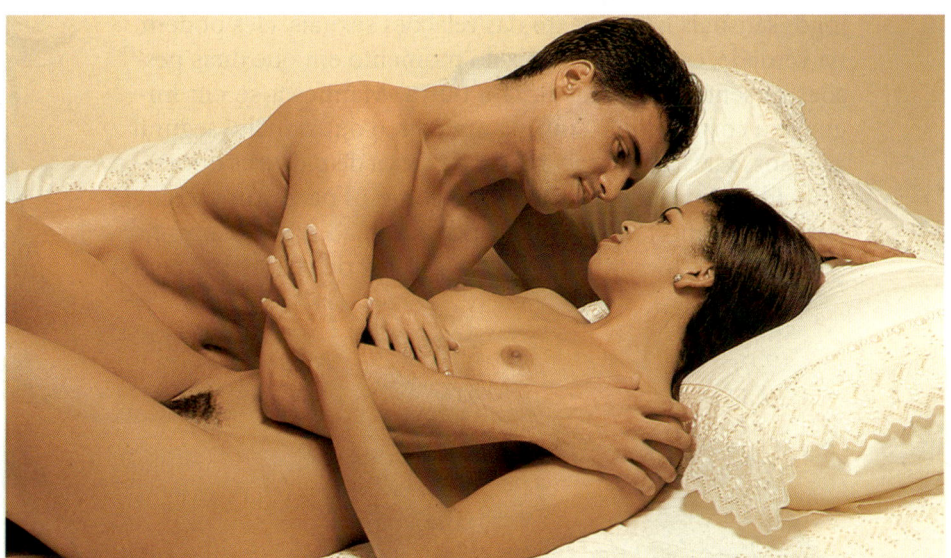

Paixão nua

Uma vez removidas as roupas e não tendo mais nada a esconder, suas preliminares entram em um novo e excitante estágio. O corpo inteiro está disponível para todos os toques de amor que vocês podem proporcionar um ao outro. Reserve alguns momentos apenas para estar um com o outro, saboreando e apreciando sua própria nudez e a de seu parceiro.

Jogos sensuais

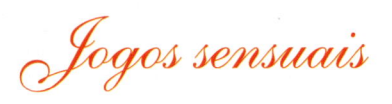

O termo "jogos sensuais" é provavelmente mais adequado do que "preliminares" para descrever todas as muitas atividades maravilhosas, carinhosas, românticas, sensuais e sexuais que um homem e uma mulher podem realizar para expressar atração e amor um ao outro. "Preliminares" geralmente se referem àquelas técnicas sexuais que os parceiros podem utilizar para estimular um ao outro para garantir relações sexuais satisfatórias e orgasmos. Como tal, implica em uma atividade com um objetivo em mente, algo que vem antes da coisa real, um pouco como o aperitivo antes do prato principal – uma boa prova, mas não substancial o suficiente.

Embora este capítulo se concentre, principalmente, nos jogos sensuais no contexto das relações sexuais, eles podem, na verdade, começar a partir do momento em que duas pessoas se sentem atraídas uma à outra. Manifesta-se em linguagem corporal mais íntima um com o outro inclui segurar as mãos, acariciar, abraçar, beijar e troca de palavras doces.

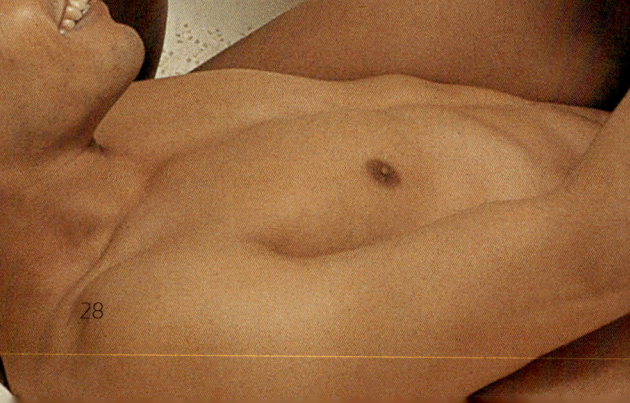

Eles têm um papel no modo como os parceiros escolhem passar o tempo juntos – dançando, indo ao teatro, caminhando no bosque, organizando jantares à luz de velas e trocando presentes pequenos, porém significativos. Os jogos sensuais confirmam o relacionamento especial, tanto sexual como emocional que você desenvolveu com o parceiro escolhido, seja essa pessoa um amante novo ou antigo. Não é um conjunto predeterminado de técnicas, e sim mais uma resposta e um reconhecimento da pessoa como um todo – corpo, mente e espírito – que fazem de você e seu parceiro únicos e especiais um para o outro.

É importante dar o tempo e o espaço necessários, dentro e fora do quarto, para que eles estimulem e intensifiquem seu relacionamento, de modo que este continue terno e sensual, quente e eroticamente vivo.

◀ Contato confortador

O contato sensual pode ser tão simples quanto uma carícia de conforto e intimidade, uma massagem relaxante, beijos para demonstrar afeto, afagos para acalmar ou mimar, ou momentos passados olhando ternamente um nos olhos do outro. Tudo isso pode ser o início de uma jornada sexual, mas também pode ser apreciado simplesmente por si só.

Beijar

Beijar é um dos aspectos mais íntimos do jogo sensual e das relações sexuais porque, além de ser sexualmente estimulante, revela o grau de afeto e ternura que há entre seu parceiro e você. As atitudes em relação ao beijo variam de cultura para cultura e, em algumas partes do mundo, ele desempenha um papel muito pequeno, ou nenhum, no relacionamento sexual. A maioria de nós, no entanto, atribui ao beijo uma parte muito pessoal das relações sexuais refletida em proximidade emocional. Em nossas primeiras memórias, beijar associa-se a calor e contato afetivo, e algumas pessoas consideram mais fácil fazer sexo com penetração pura e simplesmente pela sensação física e libertação do que beijar na boca sem certa profundidade de sentimento.

O beijo geralmente é uma parte importante nos estágios iniciais do romance, como uma forma de explorar a compatibilidade sexual e expressar atração e carinho. Porém, pode tornar-se uma atividade, infelizmente, negligenciada, uma vez que o relacionamento tenha se tornado estável e é tomado por certo. Uma das queixas mais comuns feitas pelas mulheres em relacionamentos duradouros é que seus companheiros não as beijam com a frequência necessária, seja como um gesto puramente romântico e apaixonado, ou como parte de suas vidas sexuais. Com a mesma frequência, um relacionamento sexual pode permanecer em sua estância mais simples, na qual as técnicas de excitação destinam-se apenas à relação sexual e ao orgasmo, enquanto as expressões de amor e carinho mais sutis, como o beijo, são frequentemente deixadas de lado. Deixe o beijo continuar a ser uma parte importante da sua interação física fora do quarto, além de parte integrante do seu jogo sensual e sexual.

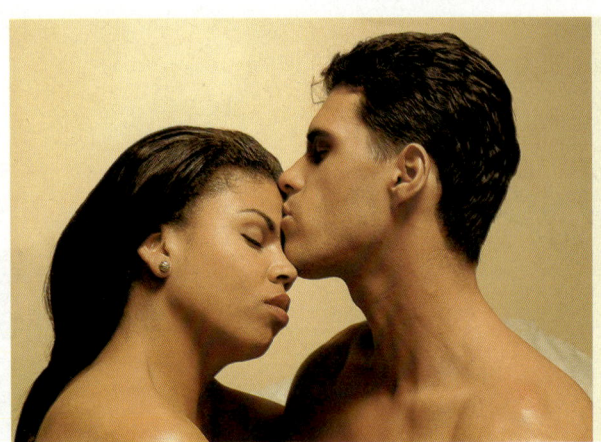

Toques suaves

O beijo durante um episódio sexual pode mudar de delicado e doce para profundo e apaixonado. Pode iniciar com o roçar suave dos lábios no rosto. Beijar a testa é um gesto especialmente carinhoso e afetuoso, e o mesmo vale para pequenos beijos no nariz e nas bochechas dela.

Provocando com beijos

Beijos divertidos também são excitantes. Você pode levantar o rosto dele em direção ao seu e beijá-lo provocantemente no queixo e na mandíbula, descendo para as áreas erógenas do pescoço e da garganta.

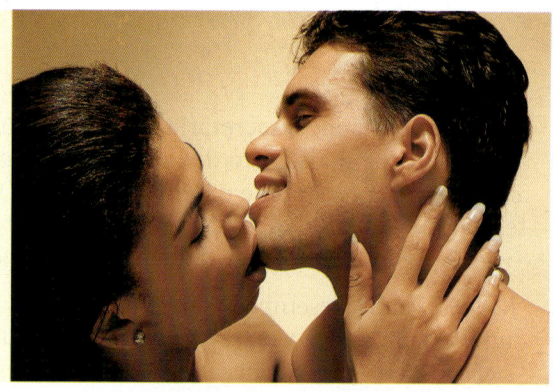

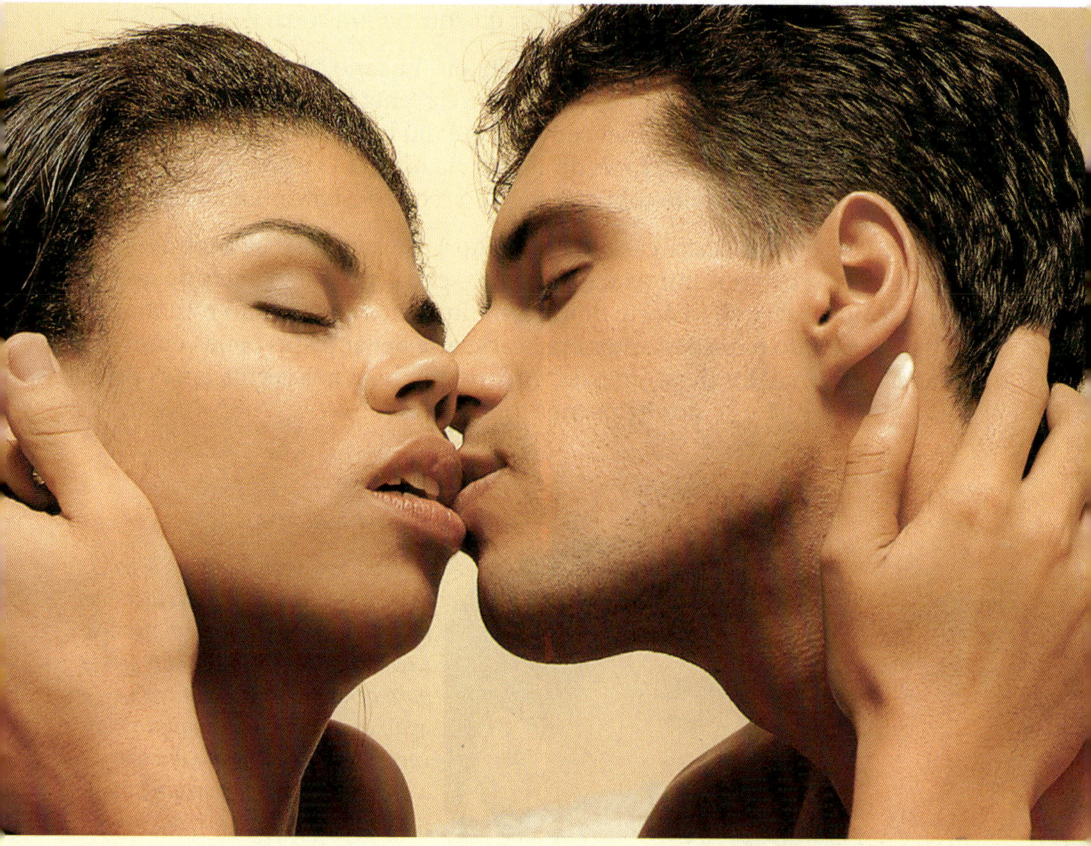

Saboreie o momento

Tendo aproveitado por alguns momentos a sensualidade do contato dos lábios com a pele, deixe a ávida expectativa aumentar à medida que suas bocas se aproximarem. Quando os lábios se encontrarem, feche os olhos para saborear este momento deliciosamente íntimo.

Revelações sobre o beijo

Jacqueline, 28 anos, secretária, casada há quatro anos: "Sinceramente, beijar é o que mais gosto de fazer. Se meu marido não me beija o suficiente, eu simplesmente não fico excitada. Quando ele passa um longo tempo me beijando de modo adequado, sinto que ele está me apreciando, e não apenas meu corpo".

Roger, 27 anos, desempregado, tem uma namorada de longa data: "Eu era um homem de ação, ou seja, ia direto ao ponto. Quando conheci Louise, ela gostava muito de beijar e de preliminares. Eu realmente comecei a gostar disso também e, às vezes, apenas nos beijamos e nos acariciamos durante muito tempo antes de fazer qualquer outra coisa. É ótimo".

Avril, 31 anos, modelo, atualmente solteira: "Eu amo beijar, mas odeio quando acabo de conhecer uma pessoa e ela tenta logo enfiar a língua na minha boca. Eu prefiro ser seduzida até um beijo de língua perfeito e, mesmo assim, apenas depois de alguns encontros. O jeito que um homem me beija diz muito sobre o modo com que ele fará amor comigo".

Fred, 62 anos, taxista, casado há 32 anos: "Somos pessoas à moda antiga e não tivemos um relacionamento sexual completo antes de nos casarmos. Fazíamos a corte durante muitos anos e era muito romântico, mas tudo o que fazíamos era acariciar e beijar. Esses beijos eram carinhosos e cheios de promessas. Até mesmo hoje nos certificamos de nos beijarmos todos os dias".

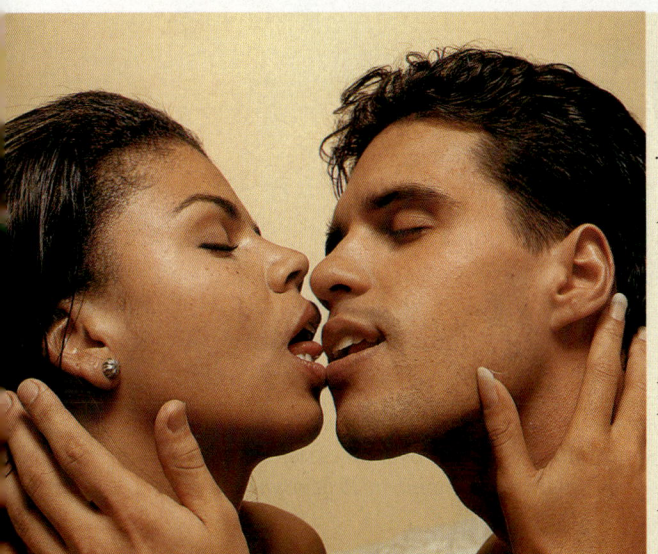

Beijos suaves

Quando vocês começarem a beijar, deixem suas bocas e lábios relaxarem juntos, de modo que fiquem macios e se entreguem. Não tenham pressa para beijar de modo profundo e apaixonado tão cedo. Quanto mais vocês puderem demorar em inserir a língua na boca do parceiro, mais sensual e estimulante será o beijo, pois lentamente começará a evoluir para um abraço carregado de erotismo. Tente beijar todos os cantos dos lábios, então passe a ponta da língua sobre eles, o que também pode ser muito sexy.

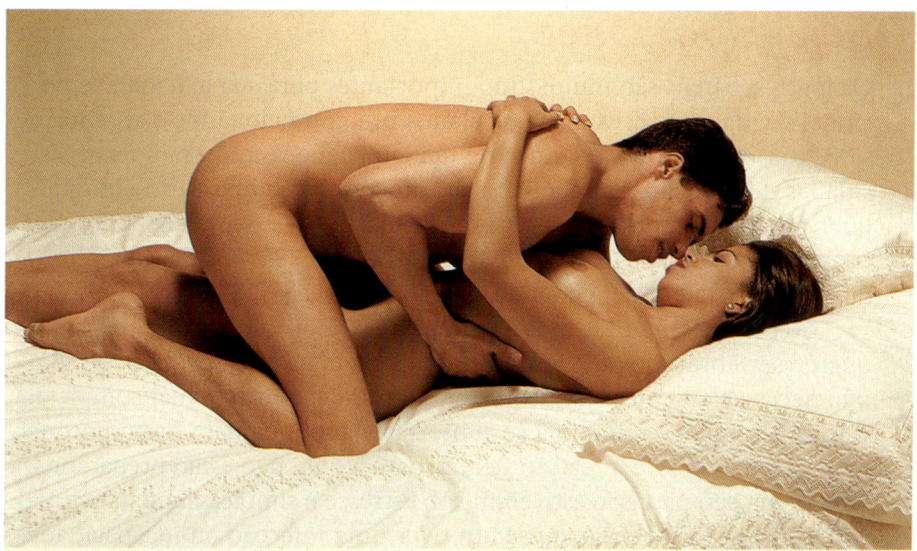

Abraço apaixonado

A química esquentará assim que a língua entrar na boca do parceiro, mas não a empurre imediatamente em direção à garganta. Em vez disso, deslize-a suavemente sobre os dentes e siga os contornos úmidos do interior da boca. Em seguida, deixem suas línguas se moverem e correrem juntas para iniciar um ritmo sexual, ajustando o ritmo do que está por vir. O ato de se beijarem de modo suave e lento ou apaixonadamente pode envolvê-los tão profundamente que vocês podem começar a sentir como se estão dissolvendo juntos. Pode mantê-los harmonizados e em sintonia de corpo e mente, ao mesmo tempo que sua excitação aumenta.

Empurrando as línguas

Durante a relação sexual, beijar pode se tornar algo muito excitante se seguir o movimento do coito. Enquanto vocês se abraçam forte, os lábios podem se encontrar com um novo senso de urgência e suas línguas procurarão uma a outra para dançarem juntas ao ritmo dos impulsos pélvicos.

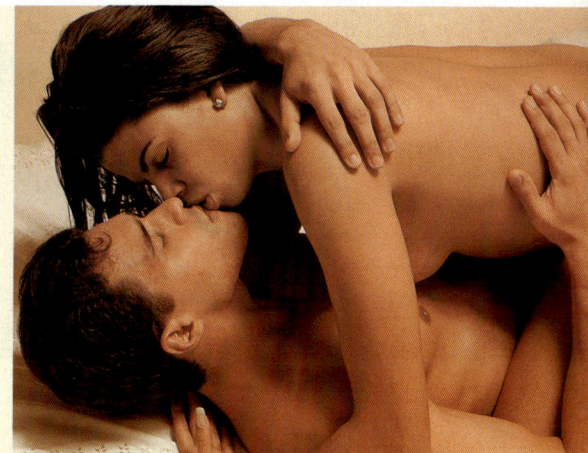

Seja espontâneo

Os jogos sensuais são muitíssimo importantes para sua felicidade emocional e vida sexual. Esqueça os planos pré-condicionados e aprenda a satisfazer o corpo um do outro de maneiras que reconheçam as necessidades do coração, da mente e das emoções de seu parceiro em qualquer momento específico. Além disso, tenha mais consciência de suas próprias necessidades físicas e emocionais, que exigirão graus diferentes de estímulos táteis, dependendo de suas próprias mudanças de ânimo.

Reconheça que há momentos que você ou seu parceiro possam querer ser abraçados e apertados, beijados e acariciados, mas podem não necessariamente estar dispostos a ter uma relação sexual completa. Casais geralmente relutam a se confortarem com contato físico porque temem que isso leve à relação sexual, para a qual não estão preparados. Se você ou seu parceiro estiverem sob estresse e simplesmente não estiverem dispostos ao sexo, ou se um tiver uma infecção ou incapacidade que poderia fazer da relação sexual algo imprudente ou desagradável, não há necessidade de se privar de apreciar o contato físico. Em seu significado mais amplo, o contato físico atende a uma grande gama de necessidades humanas – sexuais ou não sexuais –, assim como certo estado sensual que exista entre os dois.

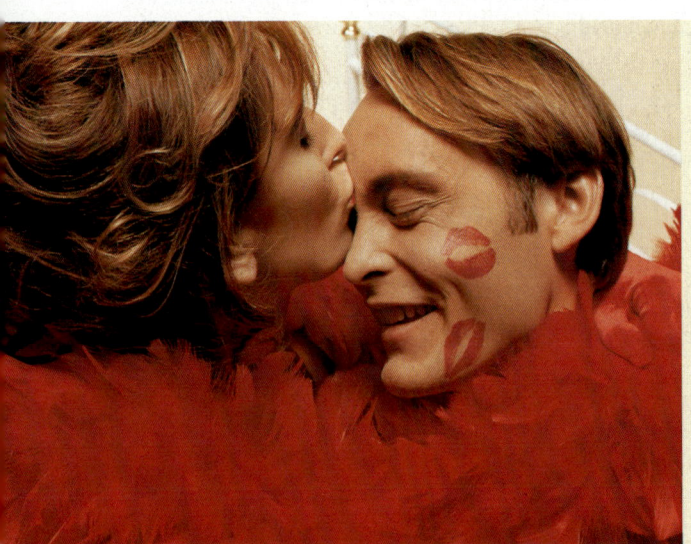

Celebração sensual

Os jogos sensuais podem atingir algo maior e mais holístico do que as preliminares. Podem ser uma experiência plenamente satisfatória por si só, uma demonstração de amor e uma celebração da capacidade divertida, sensual e erótica do corpo humano.

Tornando-se sexualmente vivo

Brinque com o corpo do outro de modo que você aproveite cada toque por si só, e tente não se preocupar em atingir o orgasmo, pois isso criará uma tensão súbita. Cada pessoa apresenta respostas sexuais diferentes, portanto, explorem juntos o que excita a ambos.

Não há um plano específico de técnicas sexuais preliminares capazes de garantir o sucesso sexual. O que agradou e impressionou um parceiro anterior pode não ser tão excitante ou aceitável para um novo parceiro. Além disso, as respostas sexuais variam, não apenas de pessoa para pessoa, mas em diferentes estágios psicológicos e biológicos de vida e até mesmo de dia para dia.

Aprenda a reconhecer suas próprias necessidades sexuais e as de seu parceiro. Além disso, aprecie experimentar, de modo que você não caia em padrões monótonos. Nem sempre é fácil adivinhar o que um parceiro quer em um dado momento, então esteja preparado para conversar sobre o que você gosta ou não.

Quando algo o agrada, diga ou faça sons apreciativos. Se não estiver bom, não há necessidade de criticar, apenas diga a seu parceiro algo como: "Eu realmente gostaria que você fizesse isso para mim", e então esteja preparado para explicar ou demonstrar exatamente como você quer ser tocado. Em vez de concentrar toda sua atenção nas áreas sexuais mais óbvias, como os genitais e os seios, leia a seção sobre zonas erógenas para compreender como todo o corpo pode responder ao toque erótico. Aprecie a exploração, de modo que você consiga transformar suas preliminares em uma variedade deliciosa de jogos sensuais.

Questões de higiene

Preliminares sensuais significam contato físico próximo com todas as partes de seu corpo, portanto, tenha cuidado especial com sua higiene, de modo que seu corpo esteja fresco, limpo e com bom cheiro. Nada é mais desagradável do que odores corporais, mau hálito, chulé ou unhas sujas. Tome uma ducha ou um banho com antecedência, sozinho ou – ainda melhor – acompanhado, e tente acrescentar à água do banho algumas gotas de óleos essenciais afrodisíacos, como jasmim, ylang ylang, patchouli ou sândalo. Se antes você tiver ingerido algum alimento com pimenta, alho ou cebola, fumado um cigarro ou consumido álcool, certifique-se de limpar os dentes e enxaguar a boca.

Algumas pessoas gostam de estimulação anal durante as preliminares. Se você pratica isso, certifique-se de lavar os dedos antes de inseri-los na vagina, pois há o risco de espalhar infecções bacterianas por seus tecidos delicados. Ter cuidados especiais com sua higiene é uma declaração de autoestima e também demonstra que você se importa com o parceiro.

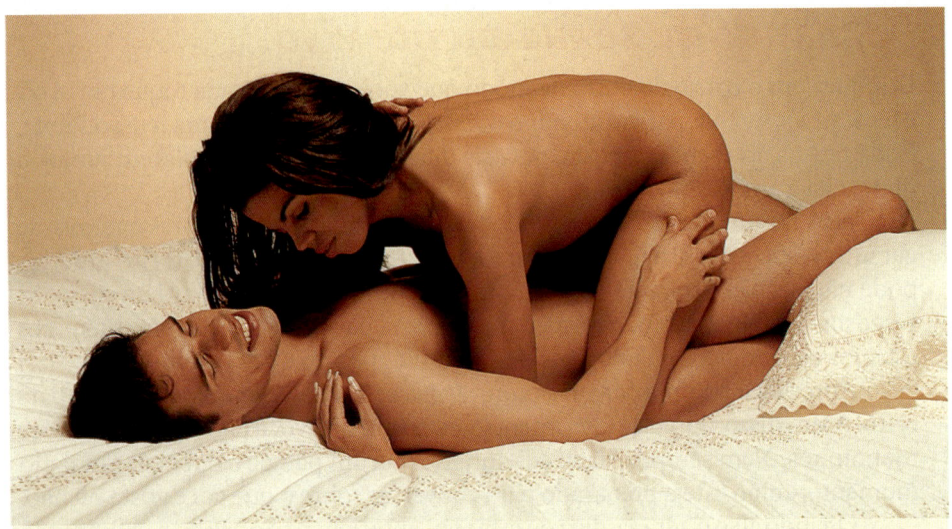

Fazendo durar

Dedique tempo para incluir jogos sensuais como parte das preliminares, a fim de que a prática sexual seja mais duradoura e voluptuosa, fazendo com que cada célula de seu corpo ganhe vida e se torne mais suscetível, ao mesmo tempo em que faz com que vocês se tornem emocionalmente abertos e relaxados um com o outro. Dessa maneira, sua sexualidade pode envolver todo o seu ser.

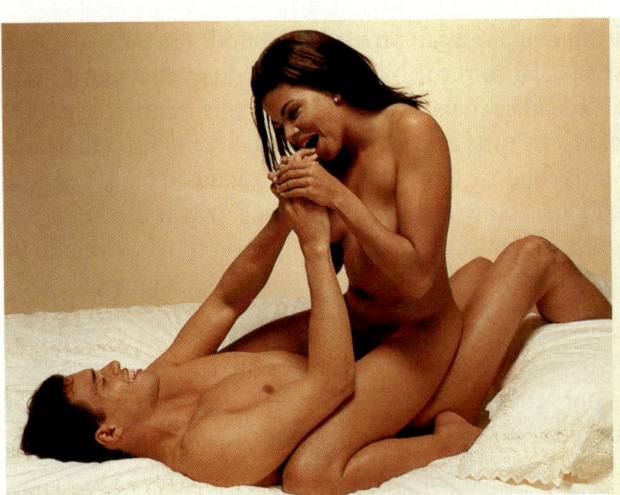

Atiçando o fogo

Os jogos sensuais incluem todas as formas de toque, como afagar, acariciar e abraçar, ou contato oral, como beijar, mordiscar, chupar e lamber. Podem envolver todas as partes do corpo. Chupar as pontas dos dedos dele ou passar a língua ao redor deles certamente instigará a imaginação de seu parceiro.

Diversão e preliminares

O humor é uma parte importante das preliminares. Ele leva embora a seriedade do desempenho sexual e ajuda ambos a se soltarem e relaxarem, para que seus corpos sintam-se completamente à vontade um com o outro. Brincar de luta, morder suavemente, rir, fazer barulhos e rolar na cama juntos podem fazer parte da diversão.

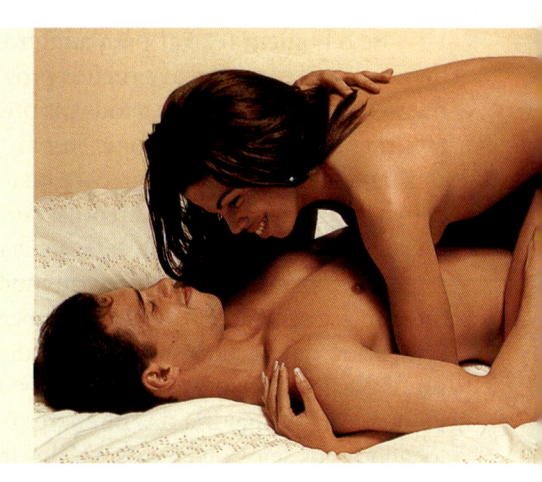

Tocando a pessoa como um todo

Não há regras para a sexualidade, exceto o que é bom ou certo para as pessoas envolvidas. Há ocasiões em que a emoção está aflorada e a "rapidinha" é excitante e bem-vinda para ambas as partes. Com maior frequência, no entanto, as preliminares prolongadas são importantes para um relacionamento sexual, pois fortalece o vínculo emocional e ajuda o homem e a mulher a ficarem suficientemente estimulados, de modo que a relação sexual consequente é compatível e profundamente satisfatória para ambas as pessoas.

Isso é particularmente importante para a mulher, que precisa de mais tempo do que o homem para ficar sexualmente excitada, e cujas respostas sexuais são intensificadas quando ela se sente emocional e fisicamente cuidada. Além disso, o corpo de uma mulher, como um todo, é eroticamente sensível a toques carinhosos, não apenas nas zonas obviamente erógenas, como seus genitais e seios.

No entanto, seria um grande erro acreditar que as preliminares são primariamente "coisa de mulher" e que é algo que um homem deveria aprender a fazer apenas para satisfazer sua parceira e ser considerado um bom amante. Os homens também são seres sexuais e podem igualmente apreciar a estimulação do corpo todo, carícias e brincadeiras, beijos, lambidas e todos os tipos de contatos eróticos táteis.

Um homem que se sinta à vontade com sua sexualidade apreciará preliminares prolongadas por si próprias, para seu prazer, assim como o de sua parceira. As preliminares o ajudarão a ser menos guiado para o genital, de modo que consiga sentir todos os tipos maravilhosos de sensações por todo seu corpo. Assim, ele estará emocionalmente mais bem sintonizado com sua parceira.

Se o homem relaxar para atingir uma sensualidade de corpo inteiro, ele poderá ser mais espontâneo e menos programado para o desempenho. Ele se sentirá menos ansioso em relação a todas as pressões sexuais às quais cada homem é inevitavelmente sujeito, como, por exemplo, ter um bom desempenho, manter uma ereção, temer uma ejaculação precoce ou a vulnerabilidade emocional, a preocupação com o fato de a mulher ter um orgasmo antes de ele ejacular e muito mais. Os jogos sensuais representarão uma experiência emocionalmente rica para ele também.

Adeptos de livros, homens ou mulheres podem obter as respostas sexuais que buscam em seu parceiro, mas este saberá que os toques e as técnicas são mais mecânicos do que carinhosos, e carregados de um motivo oculto. Ele ou ela pode se sentir particularmente abandonado ou usado mesmo enquanto estão no processo de excitação. A maioria das mulheres não gosta da experiência de ter um homem tocando seus seios ou clitóris e tê-los friccionados ou estimulados apenas para se atingir a excitação sexual.

Do mesmo modo, um homem sensual pode não gostar que uma mulher agarre sua genitália como uma maneira de fazer com que ele se excite instantaneamente. Os corpos não são separados dos sentimentos da pessoa dentro deles. Eles não são máquinas programadas para obter resultados, independentemente de suas respostas emocionais intrínsecas e súbitas. O jogo sensual proporciona tempo tanto para o homem quanto para a mulher se aquecerem e se sintonizarem um ao outro, em níveis somáticos e físicos.

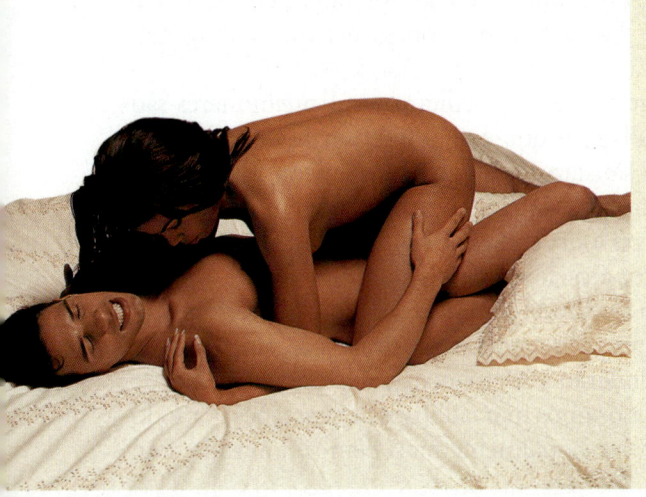

Ferramentas de excitação

Qualquer parte do corpo pode se tornar uma ferramenta nas preliminares. O movimento de seus cabelos, o roçar suave de seus mamilos e seios contra o corpo dele ou o calor de sua respiração na pele dele serão extremamente estimulantes para seu parceiro. Passar as pontas dos dedos ou as unhas suavemente sobre a pele dele intensificará sua sensibilidade. Tente envolver o corpo inteiro no jogo sensual, para que, mesmo ao beijar uma parte do corpo de seu parceiro você esteja ciente do impacto de suas coxas, barriga e região púbica quando pressionadas levemente contra ele.

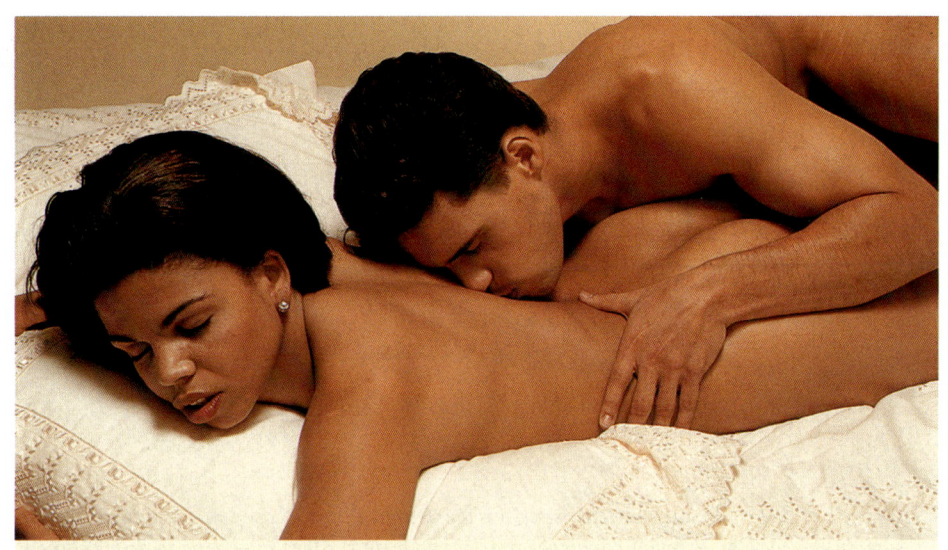

Culto ao corpo

Todo o corpo de uma mulher, não apenas as regiões sexuais mais óbvias, é uma zona erógena. Dedique tempo para permitir que seus beijos e toques adorem toda a sensualidade dela. Volte sua atenção não apenas à parte frontal do corpo dela, mas aos braços, às pernas e às costas. Cubra as costas dela com um tapete de beijos, seguindo as curvas e linhas. Depois, acaricie e aperte suavemente os músculos das nádegas e das coxas, para que fiquem aquecidos e eroticamente despertos.

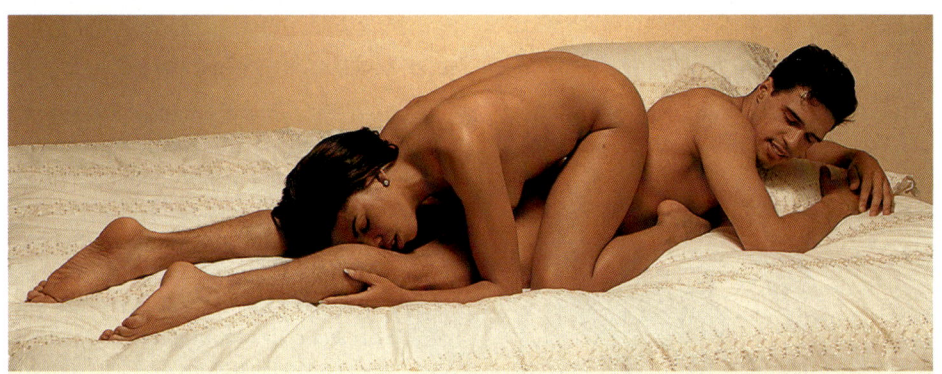

Toques carinhosos

Seu homem também adorará receber toques e beijos na parte posterior do corpo, o que pode incluir massagear as pernas, beijar e lamber a pele extremamente sensível atrás dos joelhos, acariciar, surrar e apertar as nádegas e passar as unhas suavemente na pele dele para estimular as extremidades dos nervos sensoriais.

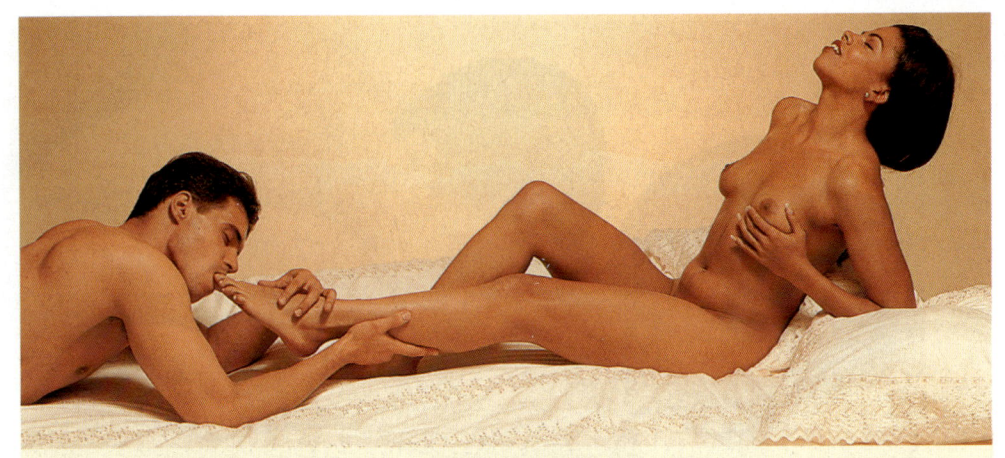

Língua e dedos dos pés

Os pés e os dedos são notavelmente sensíveis à estimulação tátil, caso seu parceiro não seja muito suscetível a cócegas. Esfregar e massagear os pés pode anteceder uma chupada deliciosamente erótica nos dedos dos pés. Passe a língua nos dedos dela, sugando-os um por um de maneira descontraída. Atenção especial pode ser dada ao hálux (dedão), que, de acordo com a reflexoterapia, apresenta uma conexão especial com a glândula pituitária, que regula os hormônios sexuais.

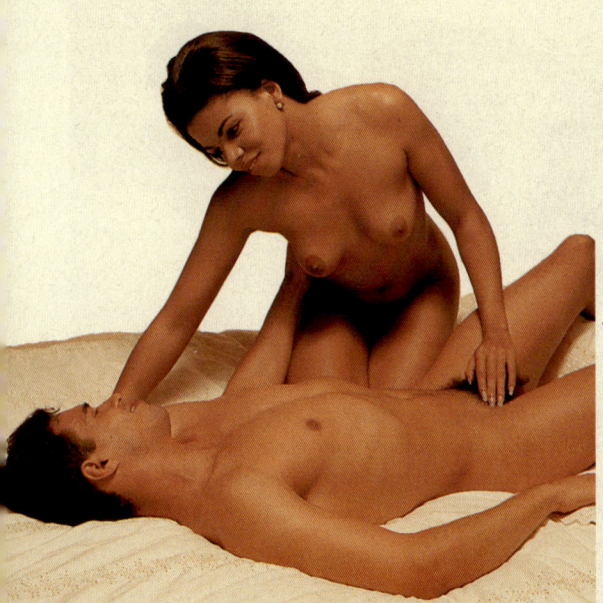

Onda de emoção

Suas preliminares prolongadas devem proporcionar tempo para relaxar emocionalmente com o parceiro, assim como ficar sexualmente estimulado. Se você gostar disso, em vez de ir apressadamente em direção a um objetivo, poderá saborear momentos de ternura e toques que têm por objetivo simplesmente intensificar sua conexão íntima. Não tenha receio de deixar seus estados de excitação subirem e descerem como ondas no oceano. Uma vez que estiverem em harmonia, tanto física quanto emocionalmente, vocês conseguirão controlar essas ondas juntos, permitindo que um pico de excitação dê lugar a outro. Tocar, acariciar e manter contato visual os manterá intimamente sintonizados um ao outro.

Excitação sexual

As preliminares prolongadas permitem que todo o corpo seja inundado por hormônios sexuais, de modo que as mudanças fisiológicas corretas possam ocorrer para garantir uma relação sexual harmoniosa. Na mulher, por exemplo, a excitação suficiente permitirá que sua vagina sofra mudanças que permitem uma penetração bem-sucedida e confortável durante a relação sexual. Os pequenos e grandes lábios da vagina irão se dilatar e secretar lubrificantes para emitir seu odor sexual característico. O formato da vagina mudará, de modo que um terço da região externa se estreitará e se tornará mais propícia a segurar o pênis para garantir a fricção adequada, enquanto os dois terços do interior da vagina se expandem e também secretarão um lubrificante sexual à medida que a mulher se excita. O clitóris também alarga e fica repleto de sangue, e sua rede de nervos fica eroticamente sensibilizada.

À medida que a excitação da mulher aumenta, seus seios podem aumentar um pouco de tamanho e os mamilos ficarem eretos. Se o jogo sensual que precedeu a relação sexual reconhecer sua pessoa como um todo, física e emocionalmente, ela então deve se sentir vibrante, receptiva e pronta para receber seu parceiro.

As preliminares carinhosas e sensuais beneficiam o homem, pois são capazes de retirar a carga sexual de sua área genital, de modo que percorra seu corpo inteiro, permitindo que fique mais relaxado e capaz de apreciar o prazer de corpo inteiro sem ter receio de ejacular precocemente. Se a penetração for o resultado das preliminares, quando a excitação aumentar, a estimulação tátil correta permitirá que o homem atinja uma ereção completa. À medida que a excitação aumenta, a pele do escroto engrossa e os testículos se levantam em direção ao corpo. Em alguns homens, a ereção dos mamilos durante a excitação também é o comum.

Zonas secretas

O corpo feminino possui muitas áreas sensibilidade sexual que são surpreendentes e ocultas. Os jogos sensuais permitem que você desvende seus mistérios, de modo que ambos possam descobrir regiões de prazer novas e excitantes. A axila pode ser muito suscetível ao seu carinho. Tente passar a língua suavemente sobre sua pele macia, enquanto acaricia o seio de maneira amável.

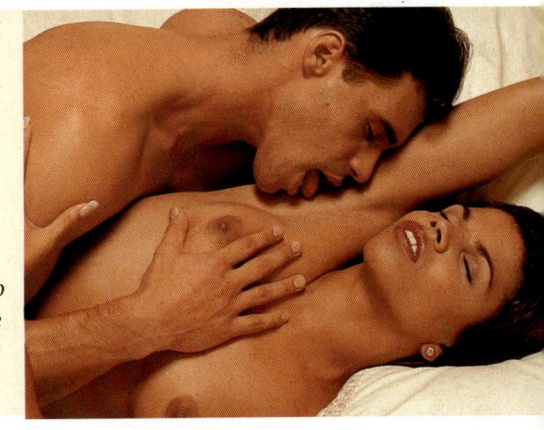

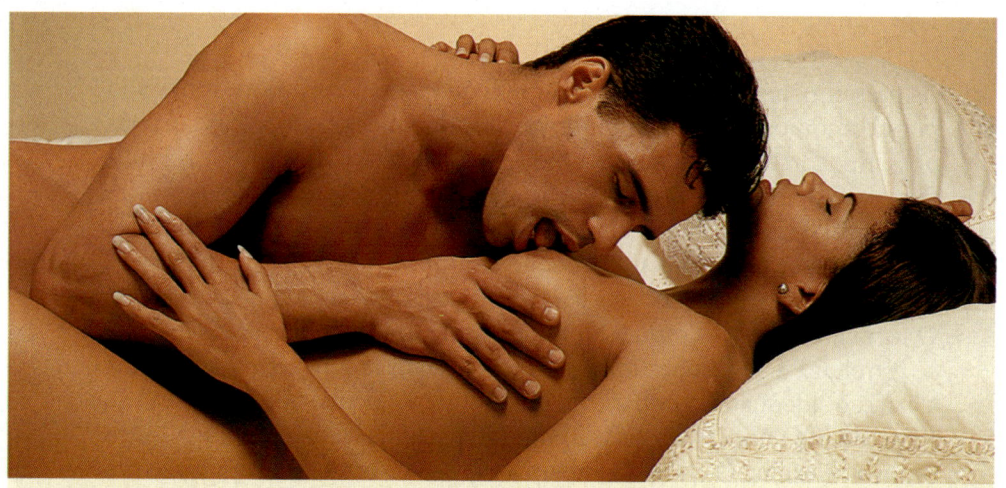

Cuidado com os seios

Os seios de uma mulher são uma das áreas mais erógenas, mas sua resposta à estimulação tátil pode variar, dependendo do humor ou da fase de seu ciclo menstrual. Sempre seja sensível a eles e às suas respostas, e não os cerque antes de a mulher estar preparada para tal contato íntimo. A palpação delicada dos seios pode ser ótima, mas lembre-se de que são glândulas e não músculos, portanto, manuseie com cuidado.

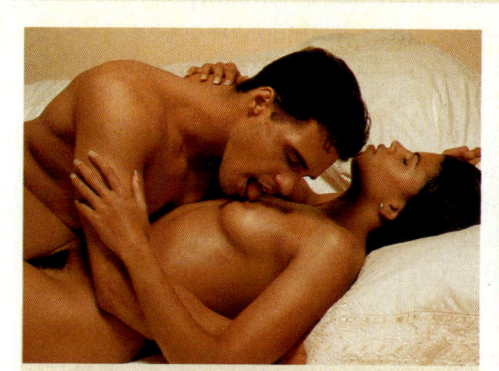

Aumente a excitação

Quando sua parceira estiver sexualmente excitada, você notará mudanças no formato de seus seios assim que eles começaram a inchar; a aréola escurece e os mamilos ficam eretos. Nesse momento, lamber e passar a língua ao redor da aréola será extremamente excitante para a mulher, aumentando sua expectativa à medida que seus lábios se aproximarem dos mamilos.

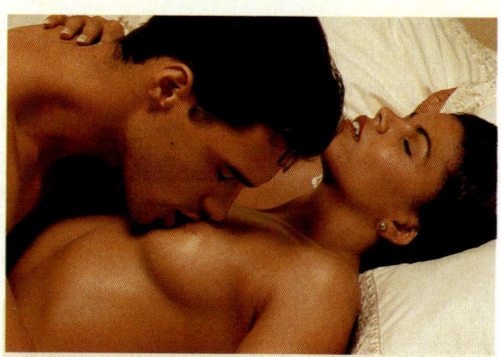

Picos de prazer

Quando sexualmente estimulados, os mamilos parecem magicamente conectados a todo o sistema nervoso da mulher, enviando ondas de prazer pelo corpo até os genitais. Beijar, lamber, chupar e mover a língua sobre o mamilo trará à mulher um pico de excitação. Dê atenção a ambos os seios, mudando de um para outro e dizendo à sua parceira o quanto eles são belos e especiais para você.

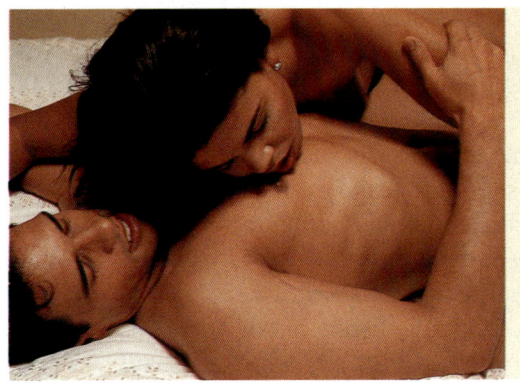

Massagem no peito

Muitos homens amam ter os mamilos beijados, lambidos e acariciados durante as preliminares. Em alguns homens, assim como nas mulheres, os mamilos também ficam eretos quando são sexualmente estimulados. Acariciar, beijar e massagear o peito do homem pode ajudá-lo a entrar em contato com suas sensações mais emocionantes e vulneráveis, assim como aumentar a sensualidade de todo o seu corpo.

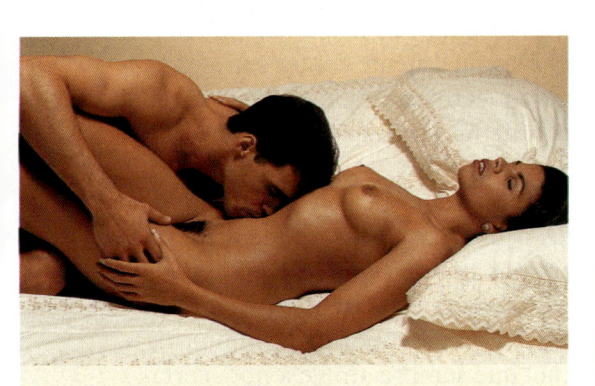

Quente e acolhedor

O suave arredondado da barriga de sua parceira receberá com alegria seus beijos carinhosos quando seus lábios descerem pelo corpo dela. Essa área vulnerável precisa de sua atenção para que se torne carregada de energia sexual. Beije-a ternamente por inteiro, corra sua língua pelo umbigo, de modo provocante, e aqueça a pele com sua respiração. Desça lentamente para a região púbica. Acariciar e friccionar o monte púbico com os dedos e puxar suavemente os pelos pubianos aumentará a estimulação clitoriana. Beijar a virilha também pode produzir sensações maravilhosas.

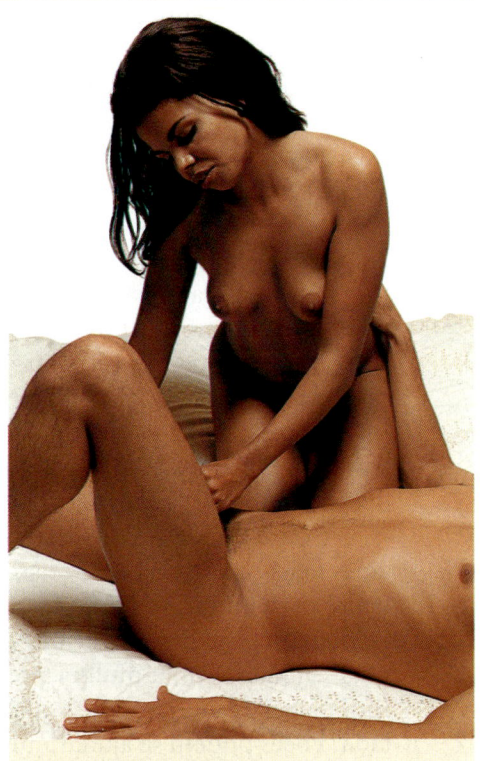

Mão que guia

Peça para seu parceiro mostrar a você como ele gosta exatamente que o pênis seja tocado. Acariciar, friccionar e beijar o pênis faz parte do jogo sensual. Sentir-se confortável em tocar essa importante parte do corpo dele intensificará a satisfação sexual mútua na relação sexual.

Compreendendo um ao outro

Mesmo em relacionamentos íntimos, tanto homens quanto mulheres podem ser notavelmente acanhados em discutir suas necessidades sexuais um com o outro, inclusive o que os excita ou não. Isso, de certa forma, deve-se ao fato de o ego sexual ser muito frágil e por ser fácil sentir-se rejeitado ou considerar como crítica qualquer comentário, exceto os muito positivos.

Falar a respeito de questões sexuais exige uma negociação delicada, ser capaz de escolher o momento certo, uma disposição de ambos os lados para experimentar e explorar novos métodos e boa vontade para mudar padrões antigos. Esta última pode ser particularmente difícil se seus métodos funcionaram perfeitamente bem em ocasiões anteriores ou com outro parceiro.

No entanto, ao não expor suas necessidades e preferências sexuais, existe o risco de você ficar ressentido e gradualmente conter sua sexualidade em relação a seu parceiro ou bloquear suas respostas sensoriais, fazendo com que sua vida sexual se torne mais um dever funcional do que uma celebração alegre de seu relacionamento.

A sexualidade não deve ser imposta à outra pessoa, independentemente de como ela possa se sentir. Muito da pressão pode estar na exploração mútua das respostas corporais um do outro. É uma interação de mão dupla que envolve muitas nuances e variações de natureza sutil. Vocês podem desafinar juntos ou podem compor uma sinfonia de amor, toques, sensualidade e erotismo, que sempre atinge a nota certa, dependendo da mudança de suas necessidades e ânimos.

Como os homens e mulheres tocam e querem ser tocados em suas áreas mais carregadas de erotismo – o pênis e o clitóris – revela necessidades masculinas e femininas bastante opostas. Um homem geralmente desejará receber carícias firmes em seu pênis durante a estimulação manual, enquanto uma mulher prefere, em geral, uma aproximação mais sutil para a estimulação de seu clitóris, normalmente após ela ficar excitada. Vocês podem se ajudar mutuamente mostrando exatamente como gostam de ser tocados.

Muitos homens e mulheres experimentam o toque genital durante a masturbação e geralmente aperfeiçoam sua técnica praticando-a. (Ver Autoprazer e Masturbação Mútua.) Veja como o outro se masturba ou guie a mão ou os dedos de seu parceiro, mostrando as pressões e os movimentos diferentes de que você mais gosta e o que provavelmente o ajudam a atingir seu pico de excitação.

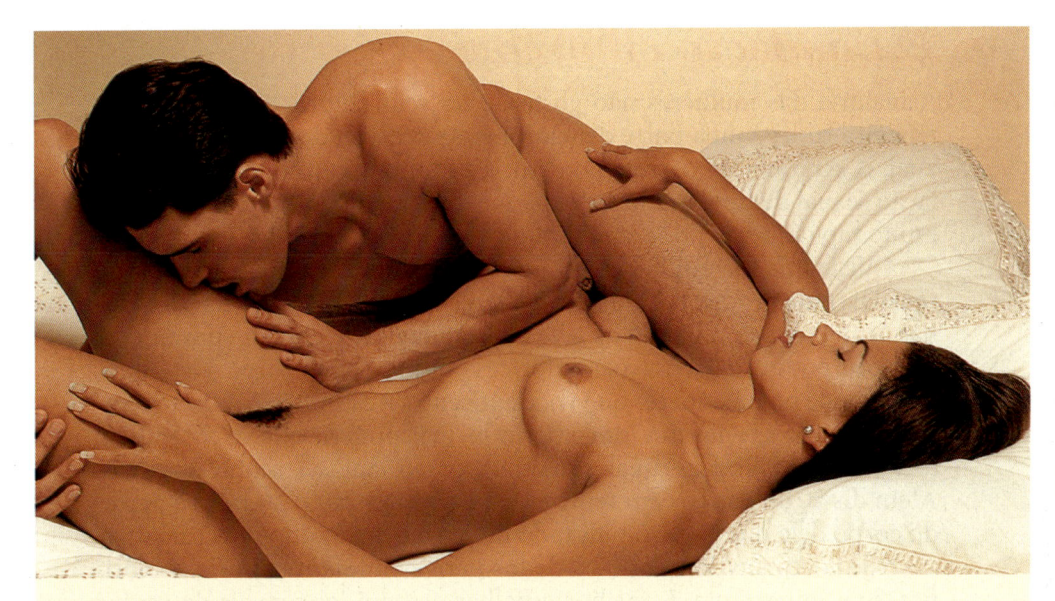

Coxas e suspiros

Não se concentre apenas no clitóris de sua parceira, e sim frequentemente retorne seus toques sensuais a outras partes dela, em especial às áreas próximas, de modo que as sensações eróticas possam percorrer seu corpo inteiro. As partes internas das coxas são uma área bastante erógena. Cubra a pele macia com beijos, sempre aproximando um pouco os lábios para essa parte mais íntima do corpo dela.

Apenas conecte-se

As preliminares podem levar ambos a um estado de excitação, no qual a relação sexual é a conclusão desejada. Como jogo sensual, também pode ser completo por si só sem o sexo com penetração. Apenas proporcionando prazer um ao outro, explorando todas as partes do corpo com estimulação oral e tátil carinhosa, é possível criar uma conexão sexual profunda e mútua, levando ou não eventualmente ao orgasmo ou à relação sexual.

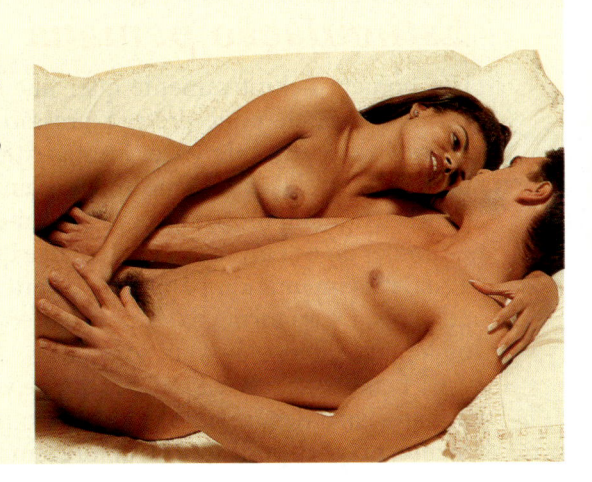

Estimulação clitoriana

A maioria das mulheres não gosta de ter seus clitóris manuseados de maneira rude; é uma parte deliciosamente sensível de sua anatomia sexual. A estimulação correta do clitóris é muito importante para a satisfação sexual de uma mulher e para que ela atinja o orgasmo. Demais ou muito rapidamente pode ser irritante e até doloroso.

Visto que sua mulher excita-se com preliminares mais carinhosas e sensuais e ele produz naturalmente secreções vaginais, acariciar, friccionar, lamber, bater a língua de leve continuamente e chupar suavemente o clitóris pode criar sensações eufóricas por todo o seu corpo. No entanto, ela pode ou não querer que você concentre a estimulação diretamente em seu clitóris por um longo período, mas preferir que você também tocasse e apalpasse as áreas próximas, como lábios e monte vaginais. Além disso, de tempos em tempos volte sua atenção para outras partes do corpo dela que estarão pulsando de prazer e exigindo seus carinhos.

Se você estiver usando os dedos para estimular o clitóris, a lubrificação é importante. É melhor espalhar os líquidos sexuais da vagina de sua parceira sobre o clitóris. Caso contrário, use sua própria saliva ou, se necessário, um creme, gel ou óleo apropriados (certifique-se que sejam hipoalergênicos, pois os tecidos dessa parte são muito sensíveis e delicados – cremes perfumados nunca devem ser usados).

Varie ritmo, vibrações e movimentos, mas continue alerta às respostas de sua parceira, que ela indicará pelos movimentos da pelve e suspiros, gemidos e palavras de encorajamento. Não tenha receio de perguntar a ela o que ela prefere.

Estimulação peniana

Um homem definitivamente quer que seu pênis seja manuseado com carinho, mas ele pode preferir pressão mais firme e movimentos que ele está recebendo de você. Muitas mulheres pecam por serem muito tímidas em relação a como manuseiam o pênis de seu parceiro. Peça para seu homem mostrar a você exatamente do que ele gosta. Observe-o estimulando a si mesmo e então deixe que ele coloque a mão dele sobre a sua, movimentando para cima e para baixo, sobre a glande e o corpo do pênis. Dessa forma, você pode aprender se ele gosta de golpes curtos ou longos, rápidos ou mais sensuais.

Lembre-se, no entanto, de que se você quiser prolongar suas preliminares, não deve estimular demais o pênis de seu parceiro nesse momento, ou você pode levá-lo ao orgasmo rápido demais. Durante o jogo sensual, beije e lamba o pênis e os testículos ternamente, mova rapidamente sua língua sobre eles e elogie essa parte valiosa do corpo dele, o que fará com que seu parceiro se sinta especialmente bem.

Sexo oral-genital

O sexo oral é uma das opções mais agradáveis e sexualmente excitantes disponíveis para pessoas que buscam prazer e satisfação em um relacionamento sexual. O termo refere-se à atividade sexual em que o homem e a mulher estimulam os genitais do outro com a boca e a língua. Quando a mulher recebe de um homem, chama-se cunilíngua, e quando o homem recebe da mulher, felação. O quanto um casal pode incluir o sexo oral em suas relações varia de uma situação sexual para outra e de casal para casal.

Muitas pessoas gostam de incluir o sexo oral como um recurso especial, para aumentar a excitação na relação sexual, mas preferem alcançar a satisfação do orgasmo por meio do coito. Outros gostam de estar em uma experiência sexual completa por si só, por meio da qual ambos os sexos podem atingir um orgasmo profundamente satisfatório e a intimidade emocional e física, com ou sem penetração.

Uma mulher que tenha maior propensão a alcançar o orgasmo através da estimulação do clitóris e da vulva, e não da estimulação da vagina com o pênis, pode considerar o sexo oral particularmente benéfico para sua excitação e consequente satisfação sexual. A leve umidade da língua e seus movimentos sensuais se adaptam muito bem à delicada região clitoriana, e é mais provável que a mulher se excite dessa maneira do que com um dedo friccionando a área durante a estimulação manual. Se o homem estiver próximo de ejacular antes que a mulher atinja seu próprio pico de excitação, ele pode utilizar a língua para ajudá-la a chegar ao orgasmo.

A maioria dos homens sente mais prazer quando suas parceiras realizam felação neles. Dependendo da situação, um homem pode gostar disso apenas como método de excitação e então queira partir para a relação sexual com penetração completa ou pode esperar que sua parceira use a boca para levá-lo ao orgasmo.

Embora o sexo oral seja muito excitante, alguns homens que tendem a ejacular prematuramente descobrem que a estimulação oral proporciona a eles maior controle sobre seus processos orgásticos do que se estivessem praticando apenas sexo vaginal. Em outras circunstâncias, o simples pensamento ou imagem de uma mulher fazendo sexo oral, ou as sensações eróticas criadas pela língua e pela boca no pênis podem rapidamente levar um homem ao auge da excitação. Nesse caso, se o casal anseia por uma relação sexual prolongada, indica-se evitar estimular demais o pênis com métodos orais.

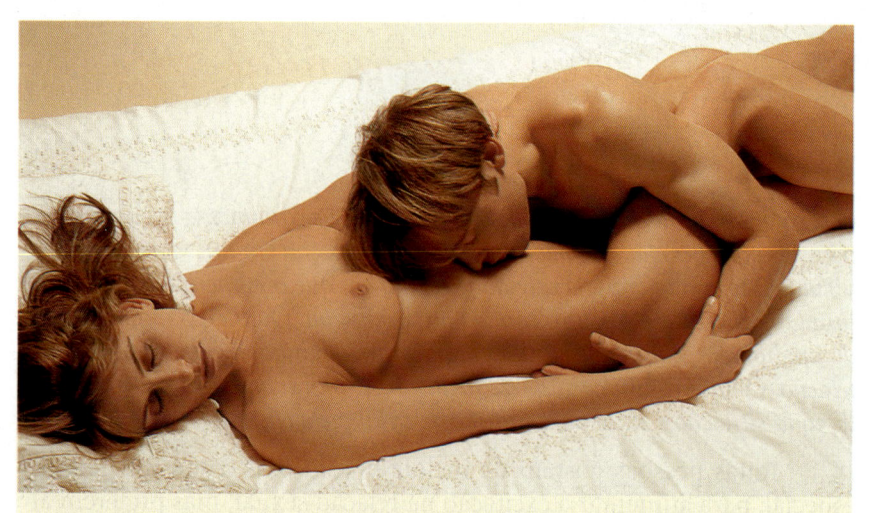

Distribua seu toque carinhoso

Ela será mais receptiva e ávida por sexo oral se sentir que pode confiar em seu amor por ela e já estiver excitada pelo seu jogo sensual mútuo. Não a deixe sentir como se o clitóris e a vagina fossem as únicas regiões do corpo dela nas quais você está interessado. Antes, durante e depois do cunilíngua aprecie todo o corpo de sua parceira e dê atenção especial às áreas ao redor dos genitais, como barriga, monte vaginal e coxas.

Um dos aspectos mais deliciosos em relação ao sexo oral é que ele proporciona a oportunidade de os amantes se revezarem na total entrega – apenas para dar e receber carinho e atenção altamente eróticos. Alguns casais reservam o sexo oral para uma ocasião especial, talvez apenas em um aniversário ou férias, ou para marcar um aniversário romântico. Em um relacionamento que inclui sexo oral, apenas os casais envolvidos saberão, com a experiência, quando e como usá-lo para enriquecer sua vida amorosa.

Cunilíngua

Sua parceira sexual é o melhor professor para mostrar exatamente como satisfazê-la. As mulheres possuem reações diferentes, então experimentem juntos e deixe-a guiá-lo com suspiros suaves, palavras de encorajamento e movimentos pélvicos para descobrir como sua boca e língua podem excitá-la.

A maioria das mulheres prefere ser excitada por meio de jogos sensuais, carícias afetuosas, beijos e atenção por todo o corpo antes de receberem qualquer estimulação direta na região clitoriana. Isso

Sexo oral-genital

proporciona à mulher tempo para produzir e secretar seus próprios líquidos, de modo que sua vulva fique receptiva, quente, úmida e acolhedora.

As mulheres em geral reclamam que os homens negligenciam o clitóris ou as áreas próximas antes de elas ficarem excitadas, o que pode ser irritante e doloroso. Antes de você começar a realizar *cunilíngua*, beije e excite todas as áreas próximas aos genitais dela, depois acaricie e lamba suavemente o monte vaginal e a vulva.

Quando ela estiver excitada, o clitóris inchará, assim como os lábios e a vulva. Você pode abrir gentilmente os lábios e começar a acariciá-lo com sua língua. Mude as carícias e a pressão, e preste atenção especial às áreas próximas do clitóris, o que pode ser ainda mais excitante. Deixe a língua afagar a vagina de modo animado, deslizando um pouco para dentro dela. (Nunca sopre ar para dentro da vagina. Isso pode provocar embolia aérea e pode ser perigoso.) Mude o ritmo e a ação de sua língua, pois a pressão em excesso pode ser irritante. Você também pode chupar delicadamente o clitóris e chicotear a língua sobre ele, de um lado a outro.

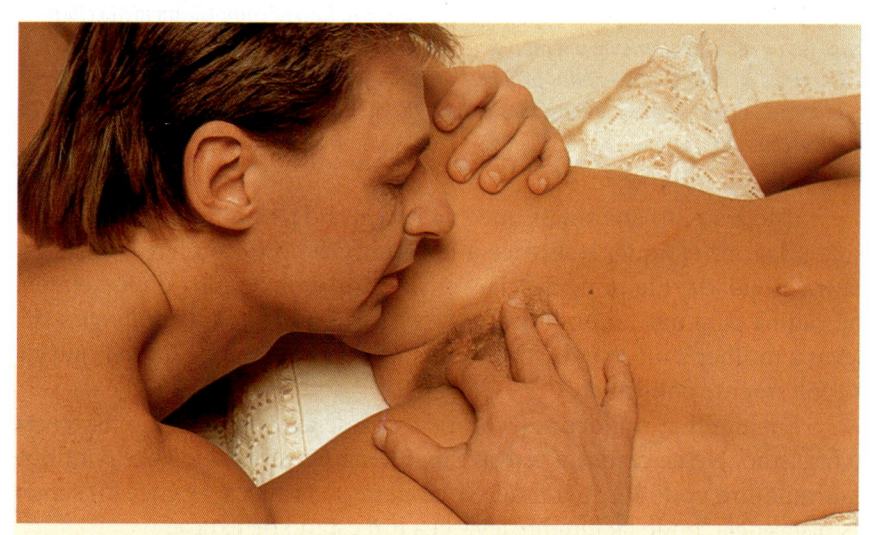

A excitação aflora

Acaricie o monte vaginal e a vulva, seduzindo com o calor de seus beijos. Quando sua parceira relaxar e ficar cada vez mais excitada, os lábios vaginais começaram a inchar, lubrificar-se e produzir um odor sexual exótico. Quando ela estiver pronta, essa área começará a se abrir para você como uma flor no sol matinal.

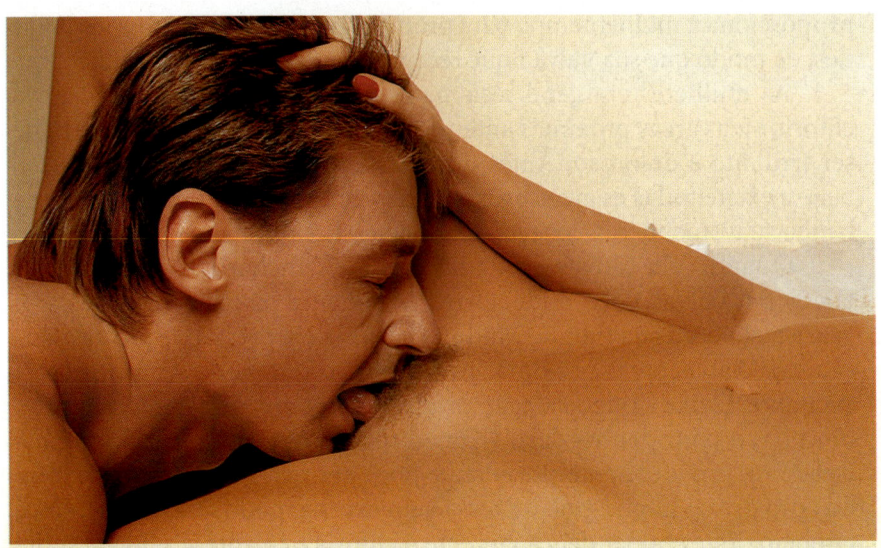

O prazer aumenta

Ela o considerará um grande amante se você realmente aprender a amar essa íntima parte dela. Estimule o clitóris apenas depois que sua parceira estiver completamente excitada, mas não o mire diretamente o tempo todo. Ela pode considerar mais prazeroso ter as áreas adjacentes ao clitóris acariciadas pela leve umidade de sua língua. Aumente a pressão lentamente ou acelere as carícias, mas varie o ritmo. Esteja atento aos sinais de prazer que sua parceira dá.

Esteja atento aos sinais que sua parceira dá, de modo que você consiga julgar se ela quer que você a leve o orgasmo ou prefere mudar para outra atividade. Ela pode desejar retribuir o favor ou introduzir seu pênis na vagina para que ambos atinjam o orgasmo no coito. O *cunilíngua* pode levar a mulher a um estado multiorgástico, então ela pode querer que você simplesmente continue.

Em algumas mulheres, o clitóris torna-se extremamente sensível após o orgasmo. Nesse caso, ela provavelmente não gostará que você continue a estimulá-lo e pode até querer que você afaste sua cabeça. Se você for sensível às pistas dela, pode facilmente levá-la a um estado de êxtase.

Felação

Se você estiver realizando felação em seu parceiro, posicionar uma mão ao redor do corpo do pênis para controlar os movimentos provavelmente é uma boa ideia. Dessa forma, você pode superar o receio de inadvertidamente estrangulá-lo. Seu parceiro deve sempre deixá-la no controle dos movimentos, e ele deve se conter para não empurrar profundamente para dentro de sua boca, não importa o quanto excitado ele esteja.

Comece alisando, afagando, beijando e lambendo a região púbica, o pênis e o escroto e acariciando o períneo, para que seu parceiro fique mais excitado e sua ereção aumente. Em seguida, passe a língua nas partes mais eroticamente sensíveis do pênis dele – a parte superior e na saliência da ponta (glande) – e no corpo, movimentando a língua de um lado a outro e de cima a baixo. Dedique especial atenção à face inferior do pênis, pois essa região é particularmente sensível a estímulos.

Faça experiências com os movimentos da língua, mudando a pressão e o ritmo. Além disso, encoraje seu parceiro a dizer a você do que ele gosta. Os homens, em geral, preferem pressão forte e firme no pênis e às vezes reclamam que o toque feminino é muito leve e retraído. Ele gostará que você afague seu escroto, mas lembre-se que nessa região você precisa tocar de leve, pois é a mais delicada. Uma vez colocado o pênis na boca, certifique-se de que seus dentes não façam contato. Cubra-os com os lábios – lembre-se: o maior medo do homem é que você morda ou belisque acidentalmente o pênis.

A felação prolongada pode fazer com que sua mandíbula doa, então descanse a boca se precisar, continuando a estimulação com a mão enquanto isso. Tente colocar-se no lugar do seu parceiro e imagine quais sensações ele deve estar sentindo e deixe sua imaginação guiá-la. Nunca sopre dentro do pênis de seu parceiro, pois pode ser doloroso.

Peça para seu homem avisá-la se ele terá um orgasmo, ou fique atenta aos sinais que ele dá. É decisão sua querer que ele ejacule em sua boca ou se prefere mudar para outro estágio da relação sexual. Você pode estar muito disposta a ir até o final durante a felação, sentindo que está absorvendo toda a essência de seu homem para dentro de si, caso engula o sêmen. Isso pode trazer a você grande prazer, pois sabe que seu parceiro se sentirá amado e totalmente aceito por você, e que isso, por si só, pode ser profundamente estimulante.

Você pode, no entanto, estar disposta a fazer isso apenas caso se sinta segura e muito apaixonada por seu parceiro. Pode ser que você simplesmente não consiga suportar a ideia de ingerir líquido seminal, muito embora possa se sentir bem em relação a realizar felação, ou mesmo em seu homem ejacular em sua boca. Nesse caso, tenha alguns lenços de papel à mão, para que você consiga descartar o líquido seminal da boca.

Se você não quiser que ele ejacule em sua boca, pode estimulá-lo manualmente até atingir o orgasmo. Deixe-o avançar a outra parte de seu corpo, esfregue o pênis entre seus seios até seu parceiro ejacular, ou então leve o pênis até a vagina, para continuar com a penetração.

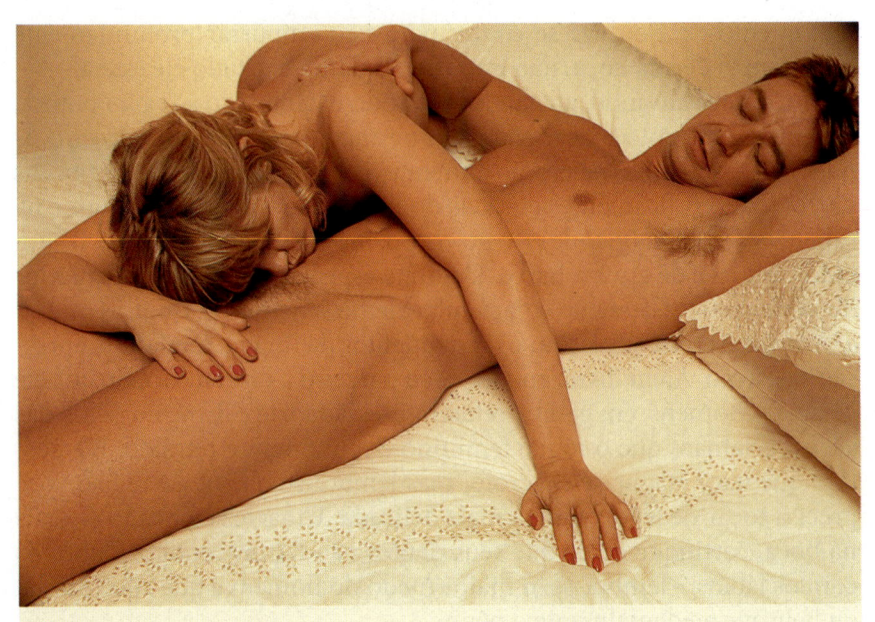

Toques provocantes

Desça lenta e sensualmente pelo corpo dele, em direção aos genitais, ativando toda a superfície da pele com sua respiração, lábios, língua e toques. Demore-se na barriga dele, beijando de modo provocante a região púbica e movendo-se centímetro a centímetro para mais perto dos genitais.

Preocupações e objeções

Muitos casais consideram o sexo oral um fato integrante e natural de suas vidas sexuais e, para alguns, é a melhor parte delas. O sexo oral sempre foi uma opção para homens e mulheres que estão vivendo um relacionamento sexual, e a prática é registrada em textos antigos, como o *Kama sutra*. No entanto, em diferentes momentos da história e em culturas diversas, foi considerado desvio de comportamento. No início deste século, um pedido por sexo oral poderia ser considerado motivo de divórcio. Em alguns estados americanos foi declarado ilegal.

    As pesquisas atuais mostram que a maioria das pessoas sexualmente ativas já fez sexo oral em algum momento de suas vidas, embora estatísticas indiquem que mais homens do que mulheres gostam ou o colocam no topo de suas listas de preferência de práticas sexuais. Isso pode ter alguma relação com o fato de os homens nem sempre serem tão habilidosos para realizar sexo oral a ponto de satisfazerem suas mulheres.

Da mesma forma, as mulheres podem ter profundas preocupações com o cheiro, o sabor e a aparência de sua região vaginal. Elas podem se opor à ideia de colocar o pênis na boca, por receio de sufocar, ou ter repulsa à ideia de engolir líquidos seminais caso o homem ejacule.

O sexo oral é uma atividade normal e saudável em um relacionamento íntimo. No entanto, se você não quiser fazê-lo, não deve se considerar deficiente ou anormal, de modo algum. É uma escolha muito pessoal. Você nunca deverá tentar pressionar seu parceiro ou ser foçada contra sua vontade a fazer ou receber sexo oral – ou qualquer outra atividade sexual – se um dos dois for contra, mesmo se participar de vez em quando, mas não estiver com vontade no momento.

Trata-se de uma prática extremamente íntima que deve apenas ser realizada com total consenso mútuo. Uma recusa do parceiro em participar de sexo oral pode se basear em convicções morais ou religiosas, e não é necessariamente uma rejeição da outra pessoa. Cada um tem suas próprias fronteiras e limites, e enquanto muitos casais apaixonados sentem-se seguros o suficiente para abandonar todas ou a maioria de suas inibições sexuais, alguns indivíduos podem precisar genuinamente estabelecer regras.

Discuta essas questões honestamente, pois a compreensão e a aceitação da verdade um do outro é uma parte importante de um relacionamento carinhoso e íntimo. Algumas pessoas, mulheres em particular, apenas conseguem participar de atividades relacionadas ao sexo oral se estiverem profundamente apaixonadas e sentirem que o relacionamento é estável. Elas podem vir a gostar do contato oral-genital uma vez que o relacionamento sexual tenha se tornado sólido e seguro. A paciência geralmente pode ser recompensada.

Algumas das objeções ao sexo oral apresentadas pelas pessoas podem basear-se mais em medos, falsos julgamentos e informações equivocadas, por exemplo, de que é "sujo" ou prejudicial, ou possivelmente recearem que os genitais tenham aparência feia, ou cheiro e sabor desagradáveis. Tais preocupações podem, em geral, ser aliviadas por meio da compreensão, sondagem e apoio. Ler manuais sobre sexo como este ou conversar com um consultor psicossexual também pode auxiliar no alívio de preocupações e fobias desnecessárias.

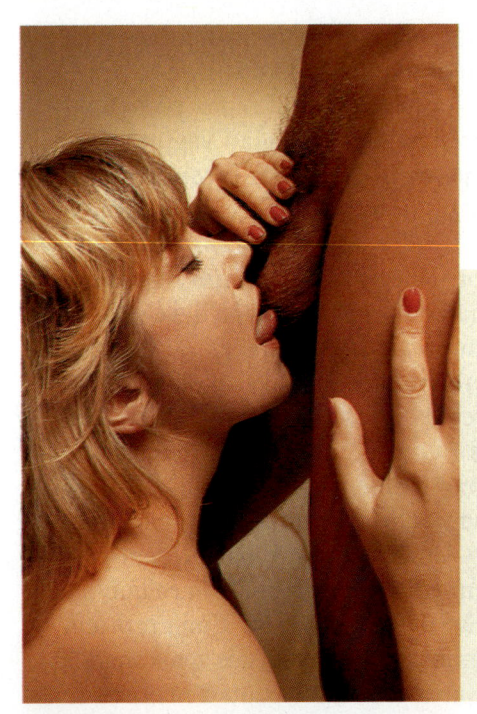

Exploração sexual

Muitos homens amam a sensação de ter o escroto estimulado suavemente com lambidas e beijos carinhosos. Mova o pênis dele delicadamente para um lado e explore toda a área com a língua, enquanto acaricia as coxas, as nádegas e a região do períneo com a outra mão.

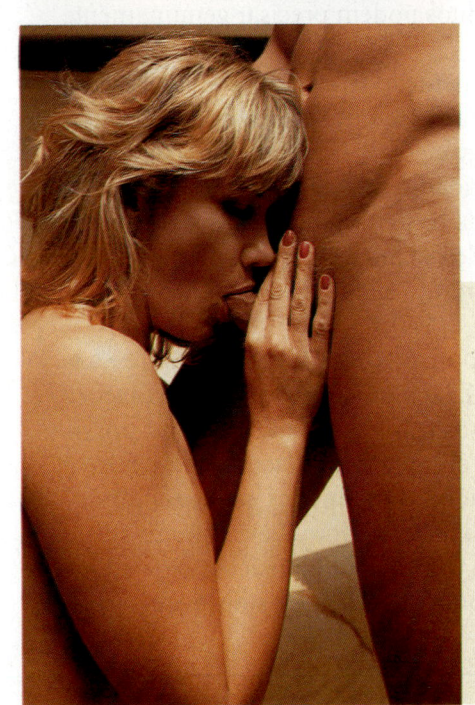

Boas vibrações

Quando você estiver pronta, coloque o pênis na boca, a qualquer profundidade que você se sentir confortável. Você pode chupar o pênis ou vibrar a língua sobre o corpo dele.

Cheiro e sabor bons

Como mulher, sua maior preocupação provavelmente em relação a receber sexo oral é se suas partes íntimas estarão com sabor e gosto bons para seu homem. Em geral, seu odor natural, especial, almiscarado e mundano será muito atraente para ele. Aqueles homens que são sensíveis a secreções vaginais e cheiros provavelmente evitarão totalmente o sexo oral, ou mudarão rapidamente de prática. Contudo, o sabor e o cheiro de suas secreções sexuais podem ser afetados se você tiver ingerido muitos alimentos apimentados ou com alho.

As secreções podem, às vezes, ficar com sabor mais ácido ou metálico pouco antes do período menstrual. Experimente a honestidade e peça para seu parceiro avisá-la se o sabor de repente mudar, e ele prefira abster-se. Se você observar um cheiro forte expelindo de sua vagina, você pode estar com uma infecção. Nesse caso, interrompa o sexo oral e busque ajuda médica.

A quantidade normal de líquido seminal em cada ejaculação é de cerca de uma colher de chá, e para aqueles que se preocupam com o peso, contém cerca de cinco calorias. Apresenta a consistência de clara de ovo e tem o sabor um pouco salgado. Exceto em caso de infecção ou doença sexualmente transmissível (durante os quais o sexo oral deve ser evitado), não há evidências que provem que engolir sêmen é de alguma forma prejudicial para a mulher, desde que ela seja uma participante disposta do ato.

Quando se abster de sexo oral

O capítulo sobre sexo seguro esclarece os riscos que envolvem a transmissão de HIV/AIDS durante práticas sexuais orais-genitais. Se você tiver dúvidas a respeito da sua própria saúde ou a de seu parceiro, ou sabe pouco sobre o histórico sexual um do outro, a felação deve, então, ser realizada apenas com o uso de preservativo ou, no caso de *cunilíngua*, com uma barreira de látex.

Você não deve participar de sexo oral se tiver herpes na boca, ou qualquer outro tipo de infecção ou doença sexualmente transmissível, até ter sido tratada e curada. O sexo oral não é aconselhável durante o período menstrual por causa do risco de infecções transmitidas pelo sangue.

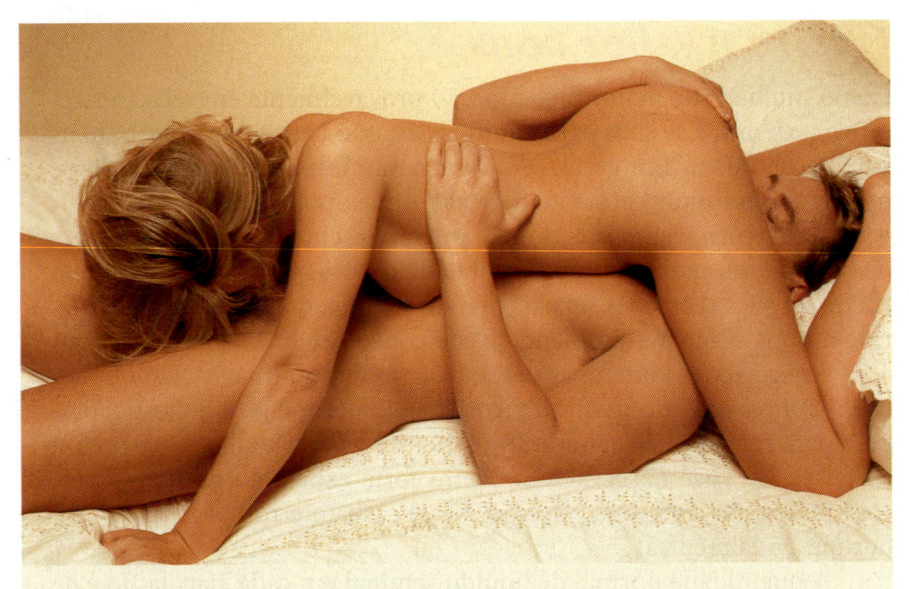

Vale a pena experimentar a posição 69 e acrescentá-la ao seu repertório sexual.

Sessenta e nove (meia nove)

O nome sessenta e nove (69) se refere a uma forma de sexo oral na qual o homem e a mulher assumem uma posição invertida (cabeça nos genitais) para satisfação mútua. É conhecida, às vezes, por *soixante-neuf* – "sessenta e nove" em francês. Pode ser realizada com uma pessoa deitada sobre a outra, mas virada para a direção oposta, de modo que ambas as bocas estejam perto o suficiente dos genitais para aplicar estimulação oral simultânea. Nessa posição, é, em geral, preferível que a mulher esteja em cima do homem por causa da provável diferença de peso.

Outra posição mais confortável para realizar é com ambos os parceiros deitados lateralmente, um de frente ao outro, mas em direções opostas. A perna que está em cima deve ser afastada da região genital. Cada parceiro pode, então, posicionar a cabeça abaixo da coxa, de modo que as bocas e as línguas fiquem próximas dos genitais.

Enquanto a posição 69 no sexo oral pode levar a sensações maravilhosamente eróticas e pode ser realizada do começo ao fim até o orgasmo mútuo, é geralmente preferido como uma parte da relação sexual, em vez de uma experiência orgástica plena por si só. Uma desvantagem da prática é que é realmente muito difícil relaxar e aproveitar as sensações que você está recebendo em uma extremidade de seu corpo, enquanto está ativamente envolvido com a outra. Vocês também podem alcançar o clímax em momentos diferentes.

Se você atingir um orgasmo enquanto recebe esse tipo de estimulação oral, não será necessariamente capaz de controlar suas reações ou contrações musculares, e é muito improvável que você consiga retribuir o favor nesses momentos.

Outras posições

Os casais podem ser fantasticamente engenhosos com posições sexuais, uma vez que se sintam relaxados quanto aos seus corpos e estejam em plena fluidez de excitação. Aqui estão algumas posições sugeridas para dar e receber estimulação oral nos genitais, embora seja provável que vocês criem outras mais que sejam exclusivamente suas.

Um parceiro pode se deitar, enquanto o outro ajoelha sobre seu rosto, de modo que os genitais fiquem próximos à boca. Nessa posição, a pessoa ativa também pode acariciar e apertar as nádegas para proporcionar mais estimulação. Se uma mulher está realizando felação dessa forma, ela deve cercar o pênis de seu homem com uma mão, para que tenha controle total do quanto entrará em sua boca. O homem deve tomar cuidado para não empurrar com muita força.

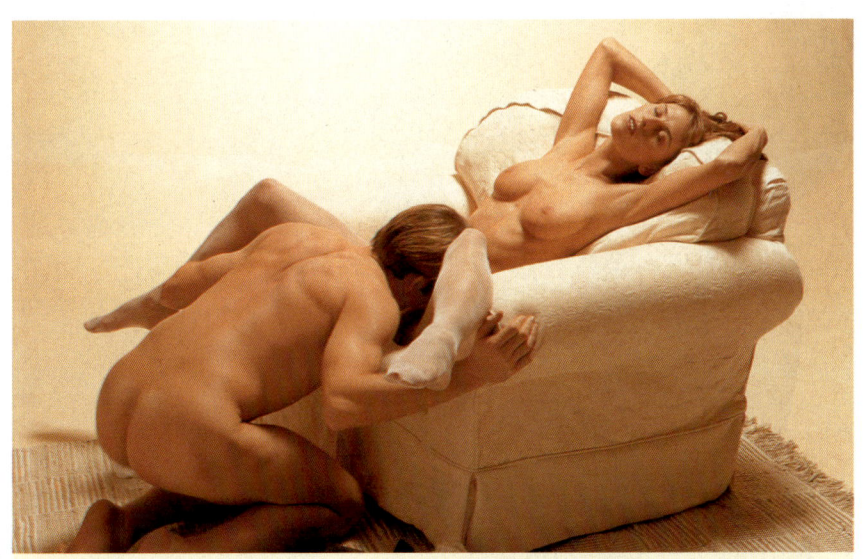

Ajoelhe e brinque

Ela pode se sentar na poltrona com as pernas abertas e posicionadas sobre os braços do móvel, enquanto você ajoelha em frente dela e cobre a vulva com beijos suculentos, lambidas e todas as formas de excitação do jogo oral. Nessa posição, ela pode relaxar por completo, entregando-se às sensações irresistíveis de todo o corpo.

Higiene sexual

Devem ser tomadas meticulosas medidas de higiene tanto pelos homens quanto pelas mulheres antes do contato sexual íntimo, mas não há motivo para acreditar que a região genital seja uma parte suja, impura ou um tabu apenas porque é "lá embaixo". Banho adequado, ou mesmo lavar os genitais um do outro durante o banho antes de fazer amor é suficiente. Devem ser adotados cuidados especiais para assegurar que a região anal também esteja limpa antes de qualquer contato íntimo, para evitar o risco de espalhar infecções ou passar uma doença sexualmente transmissível. Se houver qualquer sinal de irritação ou erupção, inflações ou escoriações na região genital de qualquer sexo, interrompa qualquer tipo de contato genital e busque auxílio médico.

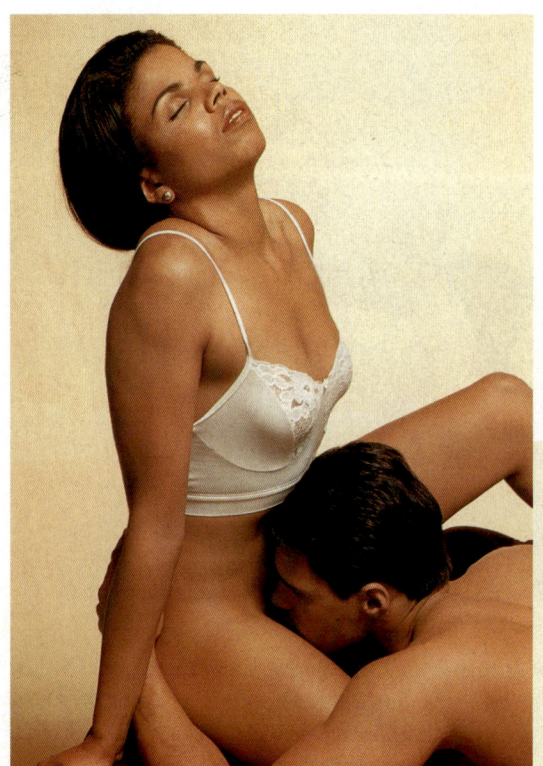

Excitação na poltrona

Ela pode se apoiar, sentando-se no encosto da uma poltrona ou na borda da cama, enquanto você a excita com a boca e acaricia suas nádegas e coxas ao mesmo tempo.

Compatibilidade

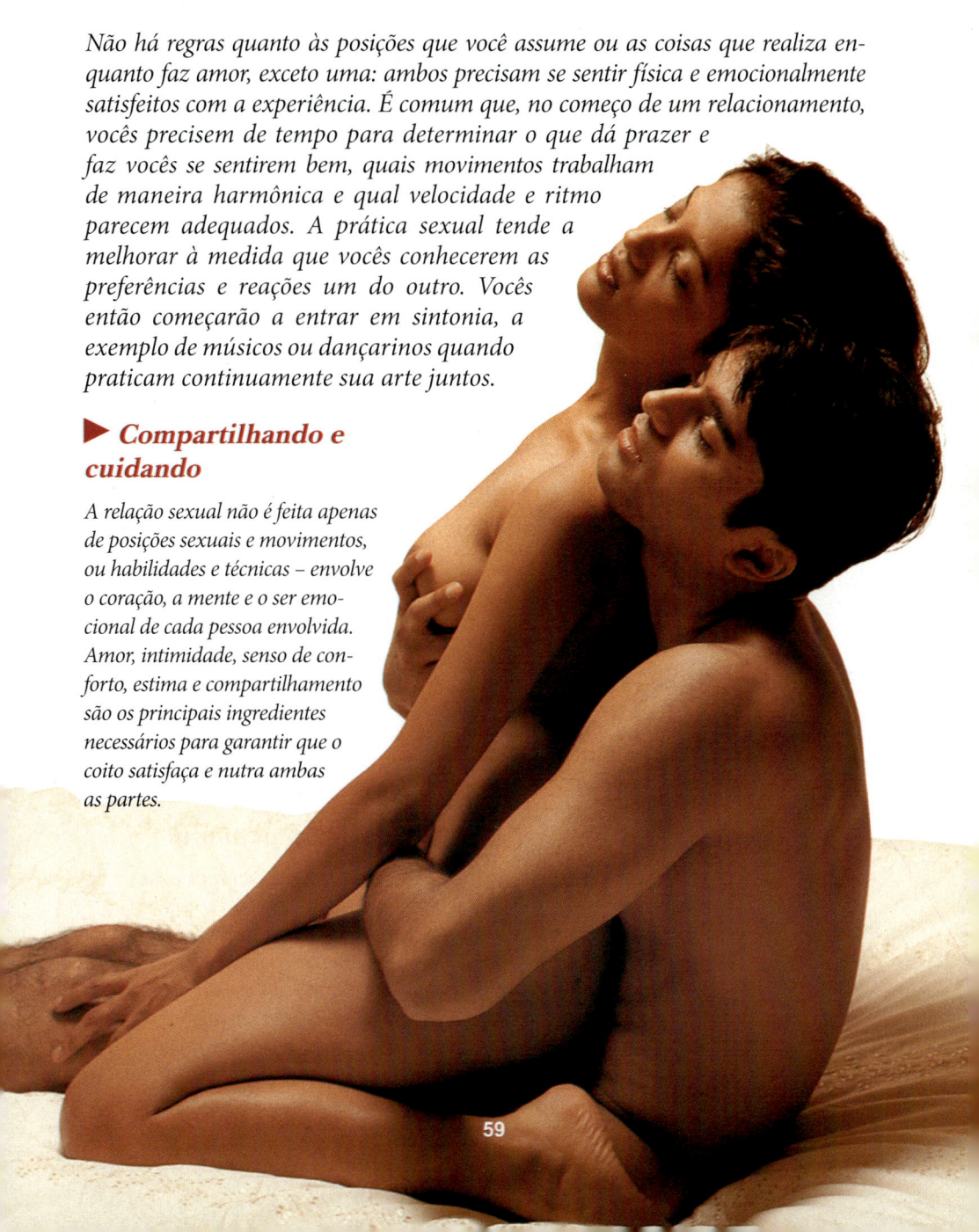

Não há regras quanto às posições que você assume ou as coisas que realiza enquanto faz amor, exceto uma: ambos precisam se sentir física e emocionalmente satisfeitos com a experiência. É comum que, no começo de um relacionamento, vocês precisem de tempo para determinar o que dá prazer e faz vocês se sentirem bem, quais movimentos trabalham de maneira harmônica e qual velocidade e ritmo parecem adequados. A prática sexual tende a melhorar à medida que vocês conhecerem as preferências e reações um do outro. Vocês então começarão a entrar em sintonia, a exemplo de músicos ou dançarinos quando praticam continuamente sua arte juntos.

▶ **Compartilhando e cuidando**

A relação sexual não é feita apenas de posições sexuais e movimentos, ou habilidades e técnicas – envolve o coração, a mente e o ser emocional de cada pessoa envolvida. Amor, intimidade, senso de conforto, estima e compartilhamento são os principais ingredientes necessários para garantir que o coito satisfaça e nutra ambas as partes.

O que aumentará sua compatibilidade sexual não é um conjunto de técnicas impressionantes, tampouco uma única posição sexual, mas sim intimidade e ternura, além de disposição para aprender e estar aberto ao outro. O modo como você faz amor pode mudar de uma ocasião para outra, pois o ato sexual deve refletir no humor e nos sentimentos do momento, e não em seguir um padrão preestabelecido. A relação sexual apaixonada pode ser divertida em uma ocasião, e outra, uma aproximação sensível e delicada combinará melhor com suas necessidades.

Pode ser necessário descartar fórmulas consagradas de fazer amor se novos amantes quiserem continuar sendo espontâneos um com o outro. O que funcionou bem em uma relação passada pode não ser apropriado em um novo relacionamento sexual. O ritmo, os níveis de excitação e as respostas corporais de cada um são únicos – desvendar esses mistérios é a chave.

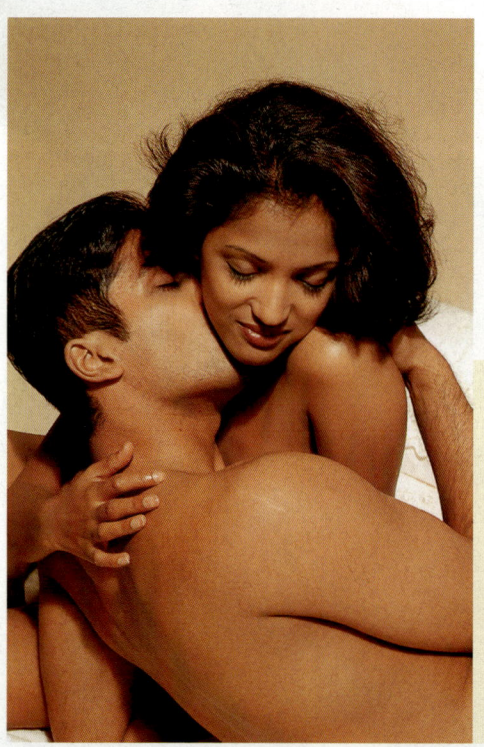

Tempo para explorar

Em um novo relacionamento sexual, dedique bastante tempo à sensualidade, explorando o corpo de seu parceiro durante a relação sexual, de modo que vocês conheçam as reações físicas mútuas. Estar em sintonia um com o outro resulta em prática sexual compatível.

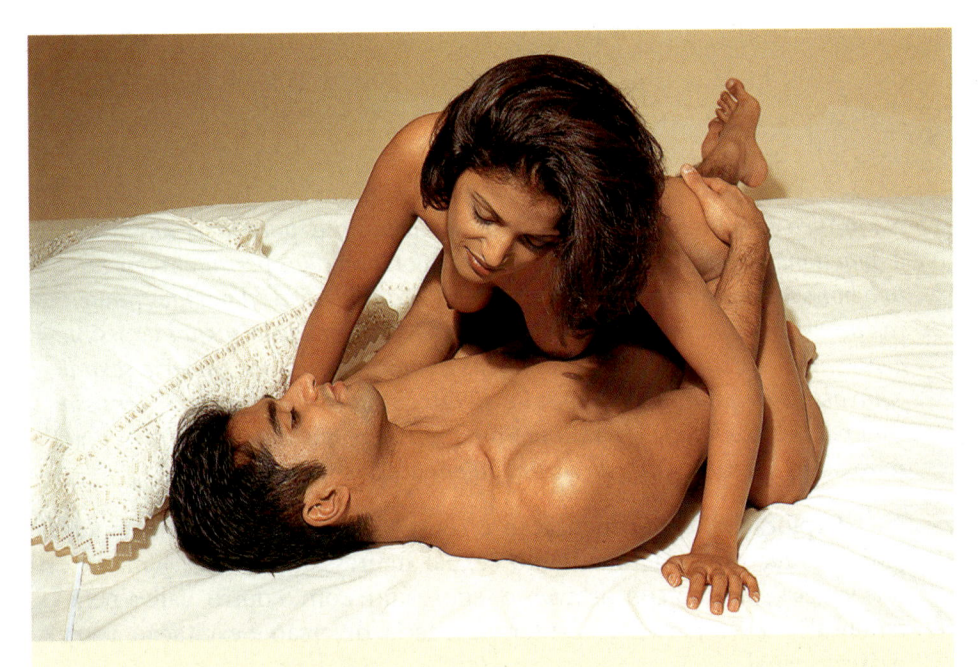

Contato de corpo inteiro

Durante a relação sexual, o contato tátil não deve ser restrito apenas aos genitais. Por exemplo, a parceira do sexo feminino pode usar os seios e os cabelos para acariciar o peito do homem, enquanto oscila o corpo sensualmente de um lado a outro. Continue a tocar e beijar o corpo inteiro durante toda a relação sexual.

Curtindo a sensação de júbilo

Depois de fazer amor, vocês podem se deitar nos braços um do outro, banhados em um rubor de contentamento, descasados, relaxados e nutridos pela experiência. Para algumas pessoas, esse é o momento mais feliz de todos.

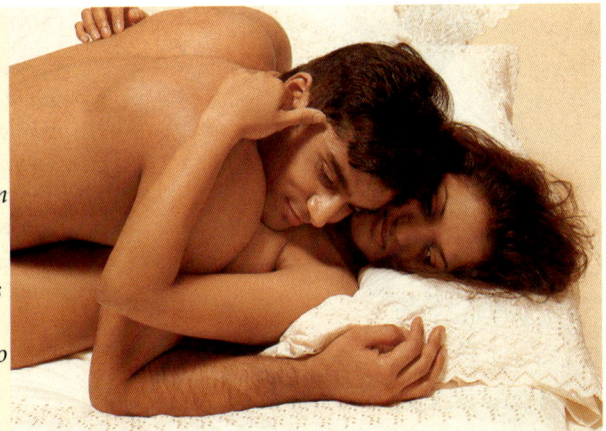

As posições básicas

Na prática comum há um grande número de posições para fazer amor com a qual a maior parte dos casais se sente confortável. Elas permitem que tanto o homem quanto a mulher expressem a sexualidade de diferentes maneiras ao assumir papéis mais ativos ou passivos na relação sexual e, assim, evocar uma variedade de reações físicas e emocionais. Uma parceria sexual equivalente e equilibrada é capaz de dividir os papéis dominante e submisso com relativa facilidade, permitindo uma transferência natural entre os parceiros, seja em uma situação sexual ou em ocasiões diferentes.

Exploração, experimentação e senso de humor são importantes para manter um relacionamento sexual interessante e vivo. Uma vez que vocês se sintam confortáveis e seguros um com o outro, vale a pena tentar algo novo para acrescentar variedade, diversão e excitação à sua prática sexual.

Resumimos aqui as posições básicas para a prática sexual e, nas páginas seguintes deste capítulo, algumas das posições sexuais mais populares usadas por casais durante o sexo com penetração serão discutidas com mais detalhes. Em outros capítulos deste livro você encontrará posições mais ousadas que poderão ser acrescentadas ao seu repertório sexual, assim como ideias sobre o sexo espontâneo e divertido.

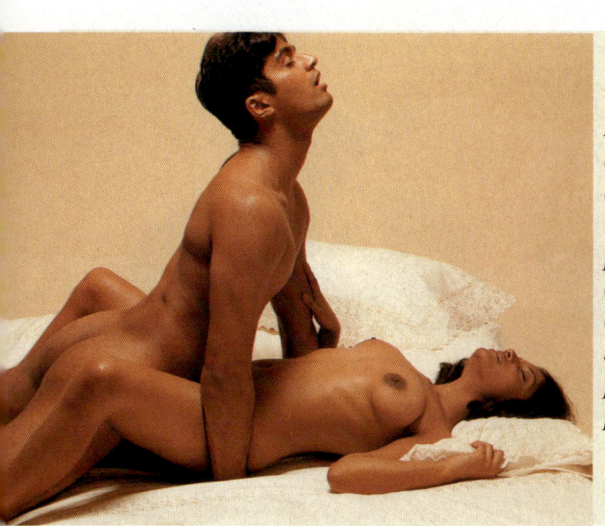

Homem por cima

A posição mais comumente praticada durante o sexo é quando o homem assume o papel mais ativo e se movimenta sobre a parceira. Isso permite a intimidade frente a frente e contato pleno da parte frontal dos corpos. A natureza desta posição significa que o homem assume o papel mais dominante, enquanto o papel feminino é mais submisso.

As posições básicas 63

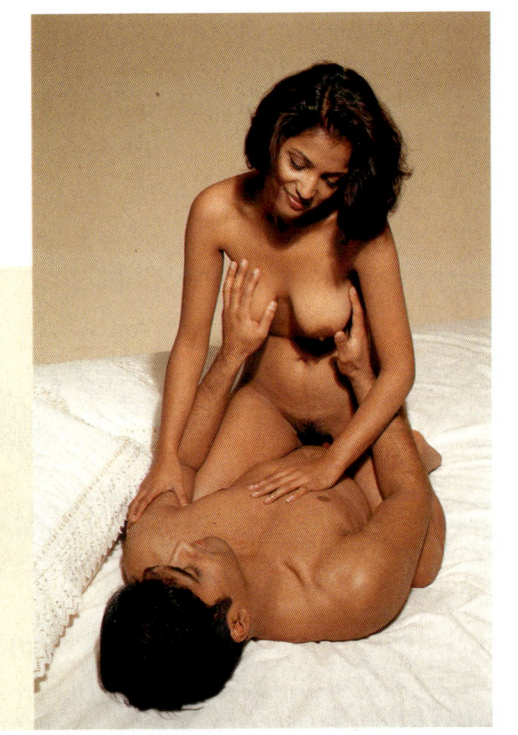

Mulher por cima

A posição da mulher em cima permite que o casal troque os papéis mais ativos e passivos, e os permite experimentar e expressar outros aspectos de sua sexualidade. A mulher tem mais liberdade para se movimentar e é mais capaz de controlar a profundidade dos impulsos do homem e a estimulação de que ela pode precisar para atingir o orgasmo.

Posição sentada

Nesta posição sentada, o casal pode se sentir igual em seus papéis sexuais, pois ela os permite se abraçarem de modo próximo e sentirem-se intimamente unidos. Enquanto os movimentos são, de certo modo, limitados, é uma posição sexual perfeita para uma relação mais meditativa.

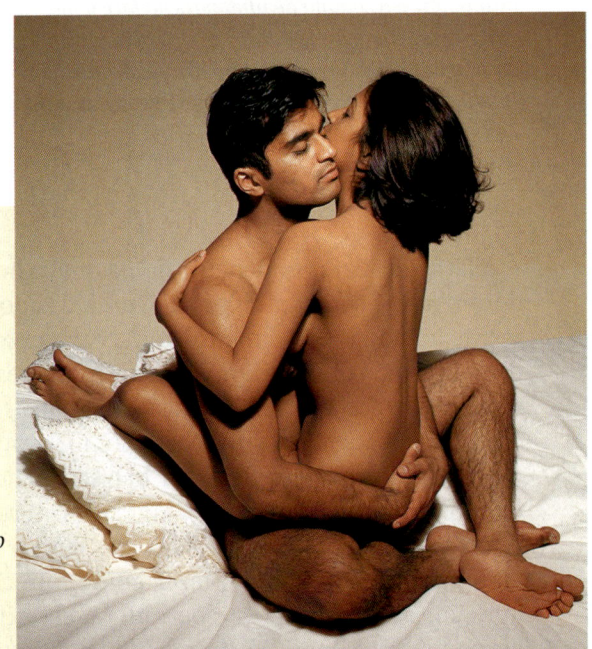

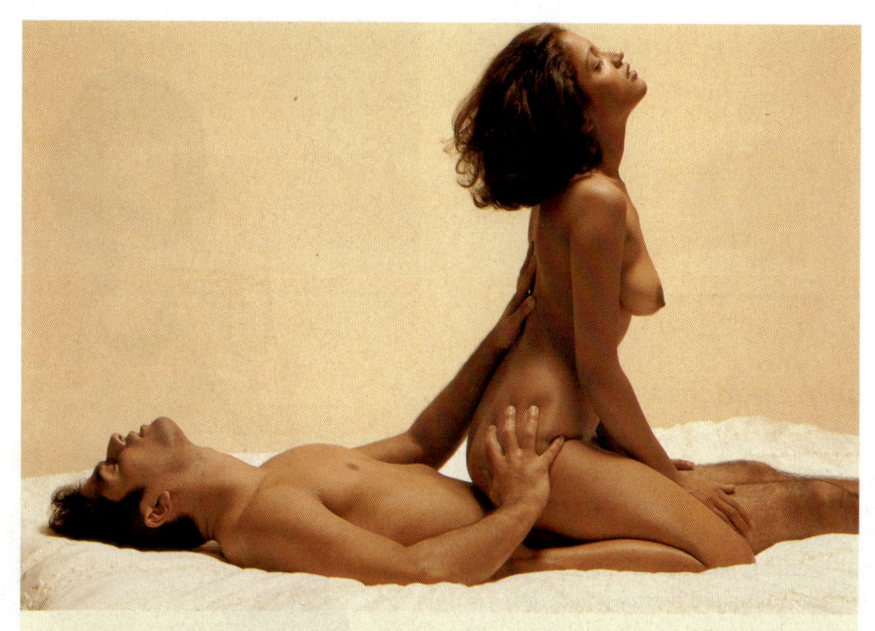

Ajoelhado de trás para a frente

Esta é uma variação da posição da mulher em cima na qual ela ajoelha e monta nos quadris do homem com as costas viradas para ele. Enquanto a posição não possui a intimidade e o contato de uma posição face a face, pode permitir que ambos os parceiros tenham tempo para se renderem profundamente às suas próprias sensações do prazer sexual. O homem também pode acariciar as costas e as nádegas da mulher, ou comprimir as nádegas suavemente para dar a ela mais estimulação erótica.

A posição do homem por cima

A relação sexual com penetração na qual o homem assume o papel mais dominante – sobre a mulher – é uma das posições sexuais mais comumente adotadas. No entanto, por ser uma escolha automática, tem sido disputada nos últimos tempos, pois mulheres sexualmente liberadas estão mais ávidas a dividir a função ativa no sexo.

É popularmente conhecida como "a posição do missionário", um nome dado primeiramente por habitantes de ilhas do Pacífico que testemunharam as "estranhas" atividades matrimoniais de missionários brancos – a esposa deitada de costas com o marido em cima. Os habitantes das ilhas prefeririam fazer amor com a mulher agachada sobre o homem, uma posição que permitia a ela expressar sua sexualidade de forma plena. A "posição do missionário" certamente era a escolha óbvia

As posições básicas

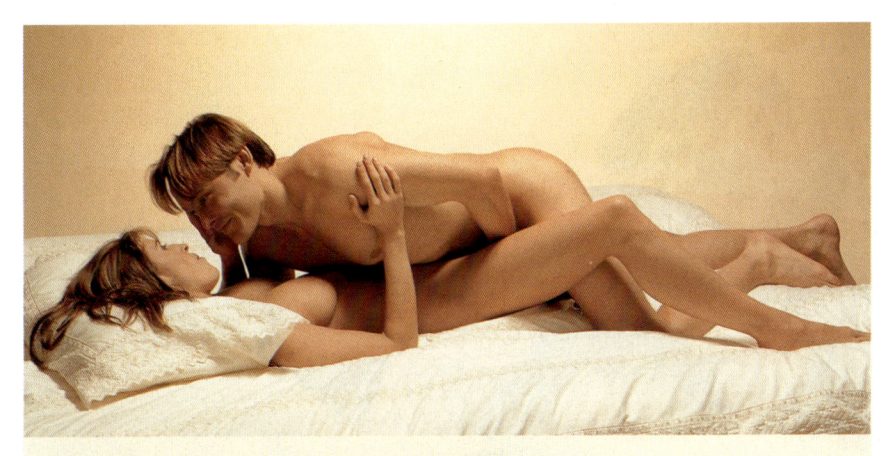

Preparando-se para a penetração

O momento quando os jogos sensuais progridem para a relação sexual é um de transição física e psicológica para o homem e para a mulher. Os dois precisam estar prontos de corpo e mente para este nível mais profundo de intimidade e penetração. Portanto, é importante estar em sintonia com suas próprias reações e as de seu parceiro. Não vá rapidamente para a penetração se algum de vocês não estiver preparado para tal. Se ambos estiverem completamente excitados pelos toques, beijos, palavras e abraços do ato sexual, a vulva da mulher terá inchado e sua vagina terá secretado seus líquidos, em preparação para receber o pênis. O pênis do homem estará ereto e firme, e capaz de penetrá-la. Os dois devem estar abertos emocionalmente e disponíveis um ao outro quando iniciarem o coito.

sempre que o homem assumia o papel dominante na parceria, ou a mulher considerava sua função sexual puramente como um dever.

Continua sendo uma escolha popular para casais sexualmente libertos, provavelmente porque é uma posição muito íntima, na qual cada parceiro permanece frente a frente e em contato visual, permitindo a troca de beijos ternos e provocantes, e palavras de amor. Além disso, oferece íntimo contato físico entre as partes mais erógenas e vulneráveis do corpo, o púbis, o abdome, o peito e os seios.

Uma mulher que, em outras ocasiões, gosta de explorar e expressar a parte mais erótica de sua natureza erótica também pode apreciar relaxar sexualmente em um papel mais submisso e deixar seu parceiro assumir o comando. Enquanto essa posição obviamente combina com um homem que prefere ser o parceiro sexual ativo, ele também deve estar preparado para explorar outras posições caso sua parceira assim desejar.

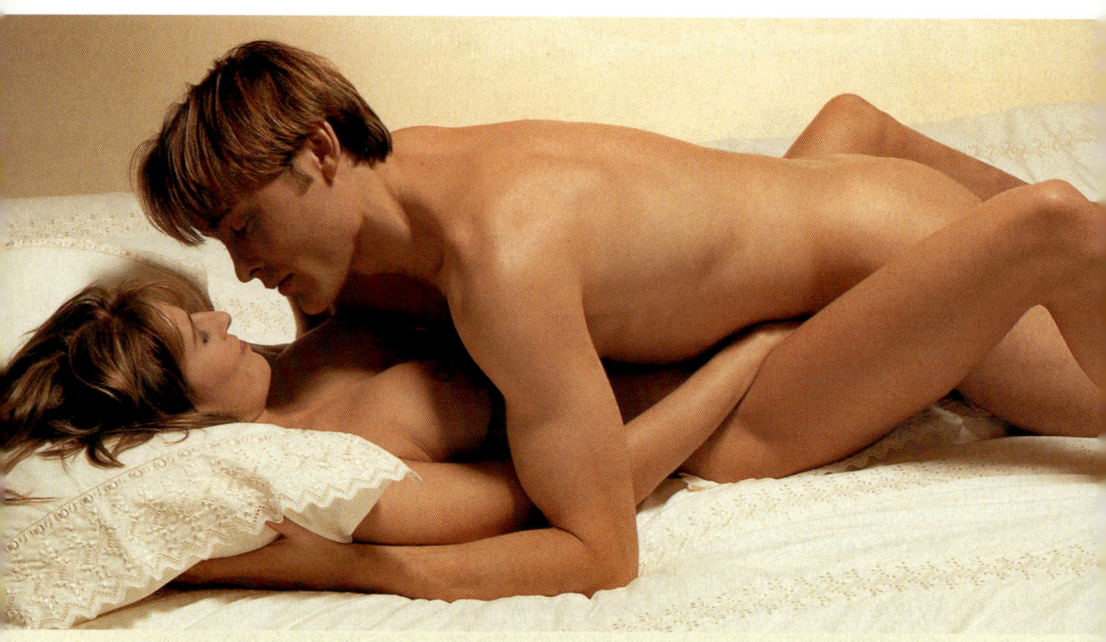

Entrada lenta

Nesta posição básica em que o homem fica em cima, ele está entre as pernas da mulher quando seu pênis começa a penetrar a vagina dela. A mulher permanece deitada de costas e abre as pernas, afastando-as uma da outra para dar ao parceiro espaço para penetrá-la. Manobras lentas e cuidadosas assegurarão que o pênis permaneça na vagina e não escape, o que pode acontecer se qualquer um tentar se movimentar muito rapidamente antes que ambos os corpos tenham ajustado seu encaixe um ao outro. Muitas mulheres amam uma entrada lenta, quando a ponta do pênis entra e demora-se dentro do orifício vaginal. Isso pode dar a ela mais tempo para relaxar, emocional e fisicamente, de modo que sua vagina transborda com o desejo total de ser preenchida. Ela também pode alcançar o escroto do parceiro para acariciar, assim como o corpo do pênis, que está aguardando para entrar.

Para o homem, a vantagem desta posição é que ele tem mais comando sobre seus movimentos pélvicos. O pênis fica em um ângulo confortável para entrar na vagina da mulher, e ele tem melhor controle sobre a profundidade de seus impulsos, o que o permite regular o ritmo, de modo que seja capaz de obter o máximo de estimulação necessária para atingir o orgasmo.

Para certificar-se de que a mulher esteja suficientemente lubrificada para acolher o pênis, o homem pode passar os dedos sobre a vulva e a abertura vaginal da parceira, ou simplesmente perguntar a ela se está pronta para a penetração. Ela pode indicar por meio de palavras, sons ou toques que quer que ele a penetre. Ele então pode guiar o pênis para dentro da vagina.

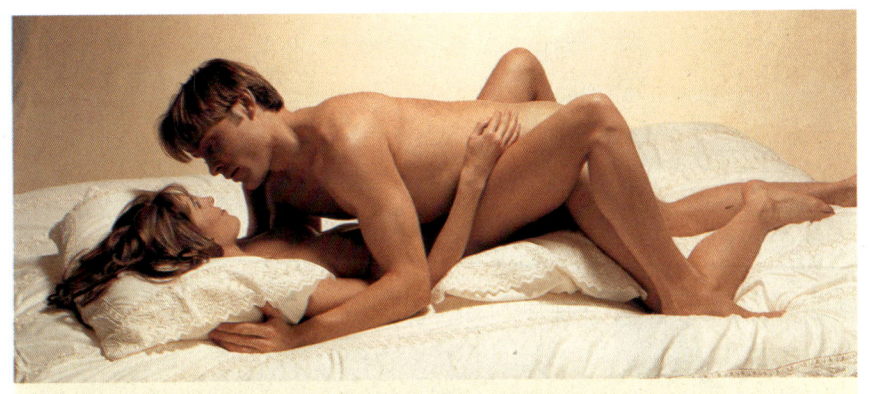

Câmera lenta

O homem pode começar a empurrar com movimentos rasos, movimentando a pelve lenta e suavemente para frente e para trás, permitindo mais tempo para a harmonização. Com a excitação, a primeira parte da vagina se contrai, permitindo agarrar o pênis de modo seguro, acrescentando sensações prazerosas de fricção. No entanto, se o homem estiver em um estado de grande excitação, ele precisa tomar cuidado para não estimular em excesso a ponta de seu pênis – eroticamente sensível – se ele for propenso a ejacular com muita rapidez.

Tornando confortável

Para a mulher, as principais desvantagens da posição com o homem em cima são as restrições aos seus próprios movimentos pélvicos e, a menos que o parceiro tenha consciência de suas ações, a inadequação da estimulação clitoriana – fator importante se ela desejar ser excitada até atingir o orgasmo.

Outras situações podem fazer dessa posição uma escolha imprópria. Se a mulher estiver sofrendo de dor nas costas, ela pode descobrir que fazer amor na posição com o homem por cima pode aumentar ainda mais a compressão. Se o parceiro for muito mais pesado, ela pode se sentir limitada e oprimida pela diferença de tamanho.

Uma mulher grávida pode ficar ansiosa e desconfortável em ter qualquer peso forçando o abdome. Os seios podem ficar particularmente sensíveis à pressão e, nos estágios finais da gravidez, essa posição pode ser simplesmente impossível. Em todos esses casos, se o homem estiver sobre a parceira, ele deve tomar cuidado para não colocar todo o seu peso nela.

A posição com o homem por cima coloca a responsabilidade sobre a performance no parceiro do sexo masculino, e isso pode não ser

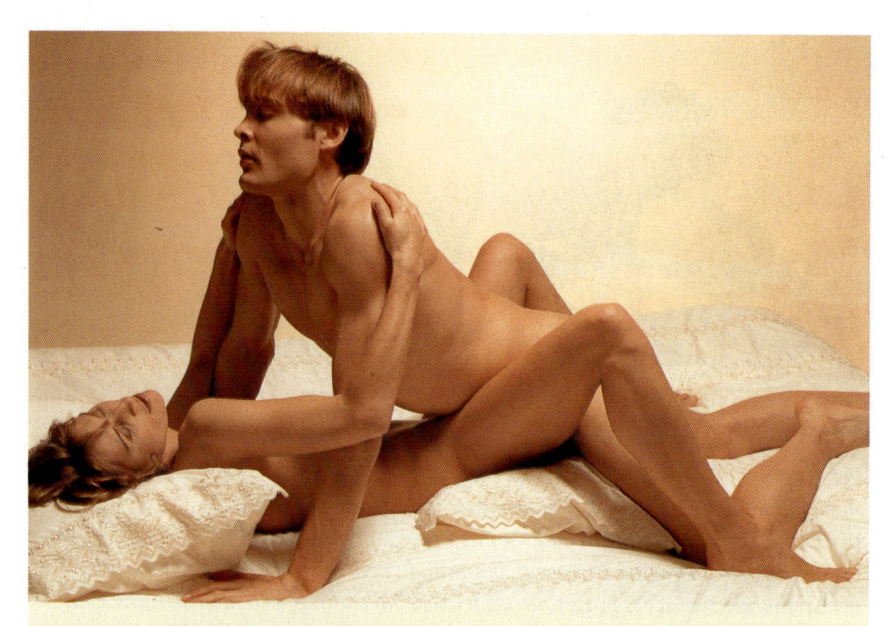

Acrescentando mobilidade

Para a mulher, a mobilidade é mais difícil quando se faz amor na posição com o homem por cima. Ela pode considerar útil se um travesseiro for posicionado sob as nádegas para inclinar sua pelve. Isso dará a ela mais liberdade de movimentos nos quadris e removerá o peso da parte inferior de suas costas. Posicionando os pés com firmeza no colchão, ela pode usar os músculos das pernas para acrescentar alavanca a seus movimentos pélvicos, para aumentar as sensações dos dois e permitir maior estimulação no clitóris enquanto este se esfrega contra o osso púbico do parceiro. Para evitar que o homem a prenda com seu corpo, ele deve sustentar o próprio peso com os braços e as mãos, mantendo o tronco levemente suspenso sobre ela.

adequado caso ele esteja cansado ou sob estresse. Enquanto ele pode desejar intimidade física com a parceira, em um momento como esse é mais preferível que a mulher assuma o papel mais ativo. Além disso, se o homem for propenso a ter ejaculação precoce, seria bom se ele tentasse as posições com a mulher em cima, o que o retardará e proporcionará maior controle sobre esse processo.

Intimidade na relação sexual

O homem deve sempre estar ciente das respostas sexuais de sua parceira e assegurar que a intimidade compartilhada que inspirou a relação não seja subitamente abandonada no calor da excitação. Alguns homens infelizmente consideram a penetração um sinal verde para continuar e perseguir a intenção de ter um orgasmo independentemente do que esteja acontecendo com suas parceiras. Em outras situações, um homem pode estar consciente das necessidades da mulher e começar a realizar uma série de manobras mecânicas com o objetivo de proporcionar a ela um orgasmo, de modo que ele possa prosseguir e atingir o seu também. Nenhum desses comportamentos em particular é desejável ou provavelmente agradará a mulher, pois a relação sexual não é uma corrida ou um programa de ginástica, ou uma questão de pressionar os botões corretos para atingir um resultado final. Tudo diz respeito a duas pessoas se encontrarem e fundirem, respirando e movendo-se juntos, sentindo e respondendo, ambos se abandonando na mesma medida para o prazer físico e emocional completos do momento.

Felizmente, pesquisas recentes mostram que a maioria dos homens sexualmente ativos, embora ainda considere a sexualidade algo misterioso, acredita que a satisfação de suas parceiras é tão importante quanto a sua. Para muitos homens, proporcionar a felicidade no sexo para suas mulheres é a melhor parte de se fazer amor. De acordo com os estudos, a maior parte dos homens realmente acredita que a intimidade e o afeto durante a relação sexual são fatores muito importantes para a felicidade sexual de uma mulher.

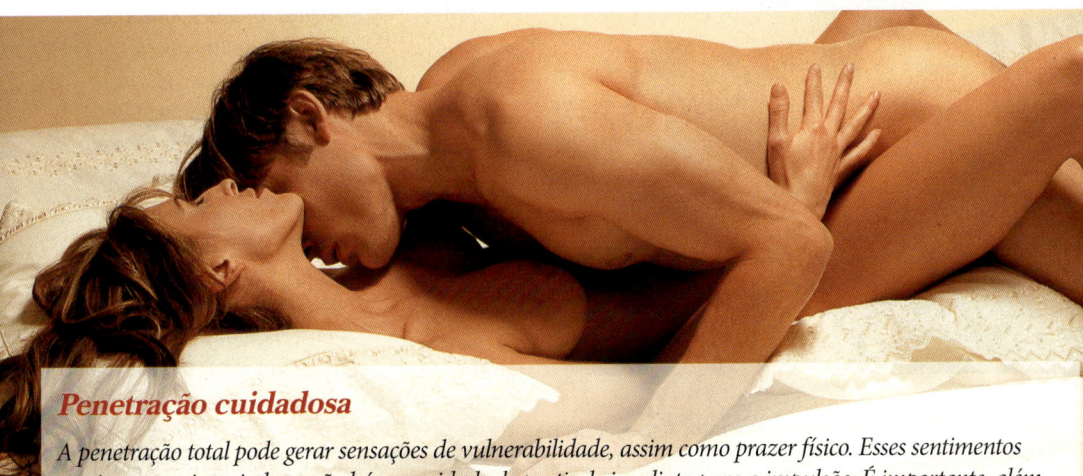

Penetração cuidadosa

A penetração total pode gerar sensações de vulnerabilidade, assim como prazer físico. Esses sentimentos precisam ser vivenciados e não há necessidade de partir de imediato para a impulsão. É importante, além disso, que o homem impulsione profundamente apenas quando a parceira estiver física e psicologicamente preparada para recebê-lo; caso contrário, pode causar desconforto a ela. No início, ela pode posicionar as mãos nos quadris do homem para ajudar no controle dos movimentos pélvicos do parceiro até que ela esteja pronta.

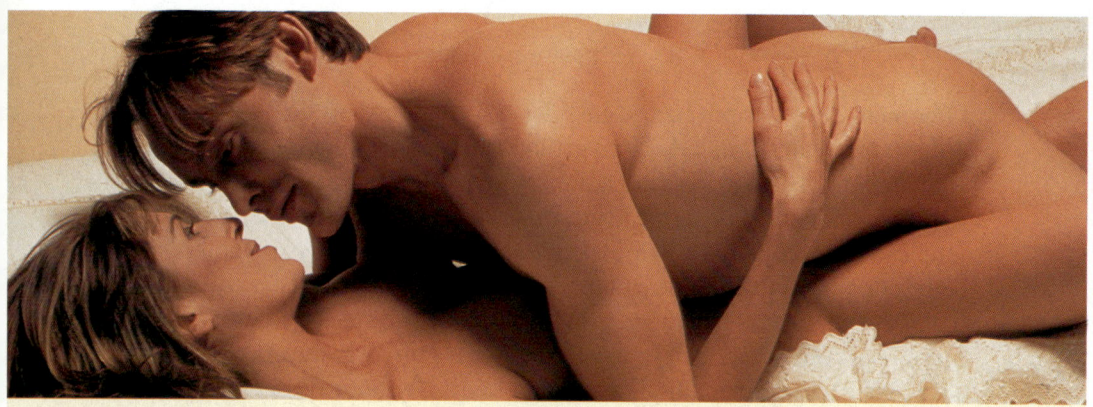

Sexo com sensibilidade

É importante permanecer emocionalmente em contato durante toda a relação sexual. Reduzam o ritmo de vez em quando e olhem profundamente nos olhos um do outro. Ao permitir que a intimidade sentida por ambos seja expressada, de modo silencioso ou com palavras, a relação sexual se tornará mais profundamente satisfatória. As mulheres precisam se sentir emocionalmente fomentadas, assim como fisicamente estimuladas durante o ato sexual. Os homens também se beneficiarão se tentarem entrar em contato com seus sentimentos mais suaves e vulneráveis.

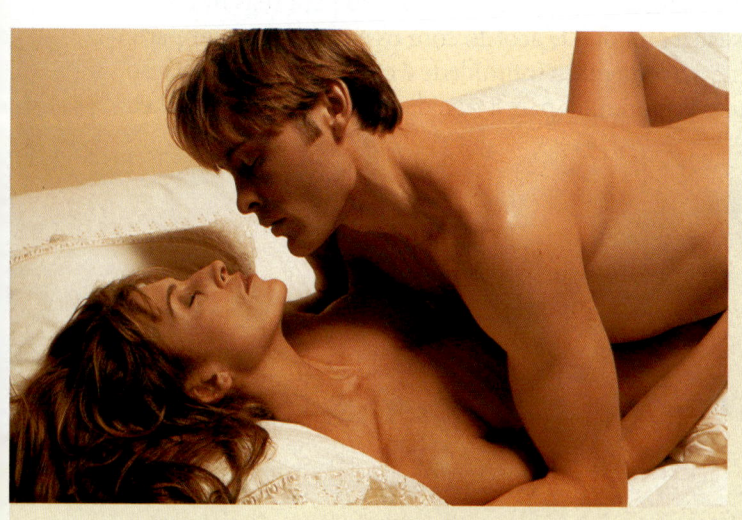

Concentrando-se no interior

Alguns amantes gostam de manter os olhos abertos durante a relação sexual, enquanto outros preferem mantê-los fechados. Se seus olhos estiverem abertos, você pode ter prazer ao olhar o corpo de seu parceiro e observar a excitação e as reações dele/dela. Fechar os olhos enquanto faz amor o leva para outra dimensão de sensualidade, pois você é capaz de se concentrar e apreciar as deliciosas sensações corporais surgindo dentro de si. Para saborear ambas as experiências, mude de uma para outra, de modo que, às vezes, tenha total consciência de seu parceiro e, em outras ocasiões, tenha plena consciência de si mesmo.

Variando os movimentos

Quando os parceiros são sexualmente compatíveis, seu ritmo e movimentos parecem fluir de uma batida para outra, sem esforço orquestrado. Essa harmonia surge quando um casal dedicou tempo suficiente aos jogos sensuais, a fim de atingir plena excitação sexual, ou porque estão familiarizados e confortáveis com o corpo um do outro e compartilham um profundo senso de confiança mútua.

Para vivenciar uma ampla gama de sensações sexuais prazerosas quando o homem estiver por cima, é importante mudar a posição e o ângulo de seus corpos de modo ocasional, além de variar os movimentos pélvicos. O homem deve tomar cuidado para não colocar o pênis para dentro e para fora da vagina em uma regularidade de ritmo e movimento monótonos. Isso pode tornar toda a experiência muito insatisfatória para a parceira, não apenas porque ela pode ser incapaz de receber a estimulação clitoriana de que necessita, mas também porque o ato sexual em si começa a parecer automático e entediante. Quando isso acontece –, e infelizmente às vezes ocorre mesmo nas melhores parcerias sexuais –, a mulher pode começar a pensar em outra coisa. Ela pode abandonar mentalmente o corpo e começar a desejar que todo o episódio acabe logo.

▶ Penetração mais profunda

A penetração profunda pode ser atingida de uma posição na qual a mulher arqueia as costas suavemente, para que a vagina se eleve e abra. O homem pode ajudar levantando e segurando a pelve da parceira, enquanto a puxa levemente em direção a ele. Muitas mulheres consideram muito excitante ter as nádegas suavemente separadas quando nessa posição; o ânus é então exposto e um pouco estendido. Movimentos de penetração nessa posição geram intensas sensações vaginais e, tomando o peso da pelve da mulher com uma mão, o homem pode usar os dedos da outra mão para estimular o clitóris ao mesmo tempo.

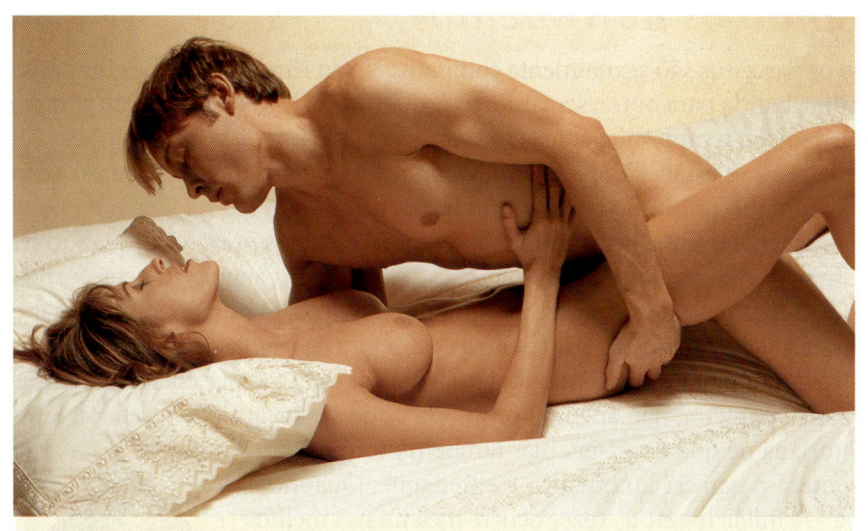

Direção variável

Os ângulos de penetração devem ser modificados durante toda a relação sexual, para produzir uma variedade de sensações e para estimular diferentes regiões da vagina. O homem pode usar a mão para levantar e inclinar a pelve da mulher em uma direção, a fim de que o pênis acaricie a lateral da parede da vagina. A penetração profunda deve apenas ocorrer quando a mulher estiver completamente excitada, e seu útero e colo tiverem se elevado. O homem deve também evitar impulsionar muito profundamente na lateral do colo do útero da parceira.

Os movimentos pélvicos podem ser extravagantes, apaixonados e de impulsão, ou podem ser deliciosamente súbitos, a depender da intensidade da energia sexual em qualquer momento da relação sexual. O homem, obviamente, possui mais liberdade de movimentos nessa posição, mas ambos os parceiros devem tentar atingir sincronia e fluidez nos seus movimentos, para evitar o efeito "batida". Você pode tentar movimentar os quadris de um lado a outro para criar um meneio *sexy*, ou girar ambas as pelves de modo simultâneo para produzir algumas sensações extremamente eróticas e acrescentar um toque de variedade para o movimento comum de "vai e vem".

Se seus movimentos saírem do ritmo, não hesite em dizer ao seu parceiro que você precisa diminuir a velocidade por um momento. Relaxem, respirem juntos e façam contato visual para recuperar a harmonia. Vocês podem permanecer assim por um longo período de tempo, apenas movimentando os quadris o suficiente para assegurar que o pênis receba estimulação suficiente para permanecer ereto dentro da vagina. Deixem as sensações sexuais despertarem novamente e concentrem-se nessas sensações interiores, deixando-as mudarem gradualmente para outro fluxo de movimento novo e tranquilo.

Apreciem a variedade de profundidades nas quais o pênis pode penetrar a vagina. Brinque com penetrações mais rasas e mais profundas. A penetração rasa pode ser muito excitante para ambos os sexos, pois produz fricção na ponta do pênis e estimula os limites externos da vagina, duas regiões ricamente servidas com terminações nervosas eroticamente carregadas.

A penetração profunda produz reações emocionais mais poderosas, criando uma intensa sensação de preenchimento e conexão entre os parceiros. Acrescente pimenta e vitalidade à sua vida sexual apreciando e experimentando com impulsos, posições, pressões e ângulos variados para gerar máximo prazer para ambos. Deixe o sexo ser ousado e divertido.

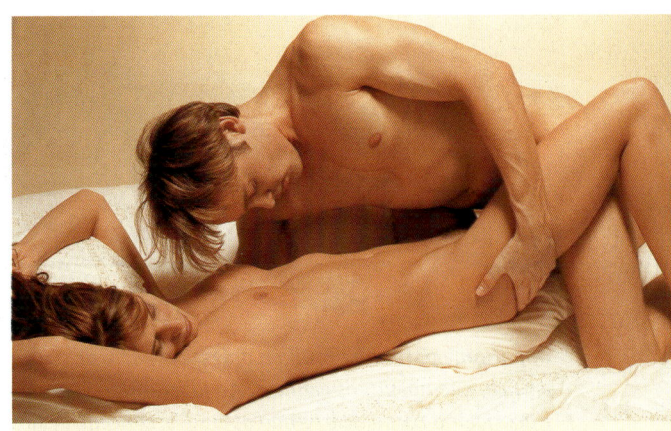

Observe e aprecie

Observar os movimentos do pênis entrando e saindo da vagina da mulher pode ser extremamente erótico para ambos os parceiros. Ao afastar o corpo dele um pouco em relação ao dela, os parceiros conseguem apreciar esta estimulação visual. Para torná-la mais excitante, varie a velocidade e a profundidade dos impulsos penianos. Para o homem, deixar a mulher observar suas ações pode fazê-lo se sentir muito potente.

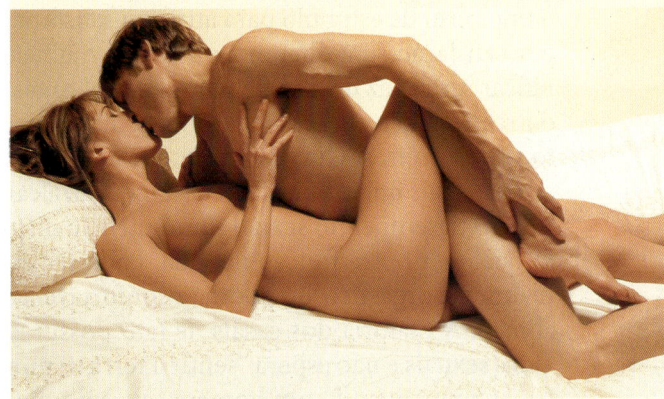

Aproximação angular

Nesta posição, o homem desloca seu peso para um lado, usando uma mão como apoio, e introduz o pênis na vagina de um ângulo levemente lateral. Isso permite que a mulher use mais seu corpo e possa acariciar a coxa do homem com a perna e o pé, ao mesmo tempo em que ele, por sua vez, os acaricia. Os homens também gostam de ser tocados e acariciados durante a penetração, em especial no peito e nos mamilos.

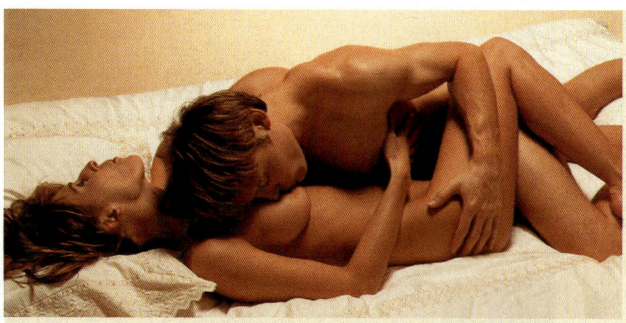

Acaricie o corpo dela

A sensualidade do corpo inteiro não deve terminar apenas porque a relação sexual começou. Isso é especialmente importante para uma mulher, pois cada parte de seu corpo é sensível à estimulação erótica, não apenas os genitais. Ao fazer amor, você deve continuar a beijar, lamber e acariciar o corpo dela, e não apenas se concentrar nos movimentos de impulsão. Quando ela estiver excitada, a sensação de seus lábios e língua nos seios e mamilos pode deixá-la doida de excitação. Ela também pode gostar de ter as nádegas seguradas, comprimidas e acariciadas.

A satisfação da mulher

Muito embora a mulher assuma um papel mais passivo na relação sexual quando seu parceiro está na posição por cima, é importante que ela receba o tipo certo de estímulo para atingir a satisfação sexual. O que se entende por satisfação será diferente para cada mulher. Para muitas, poderá significar ser capaz de atingir seu potencial orgástico pleno, enquanto para outras pode ser a necessidade de se sentir tão igualmente envolvida quanto seus parceiros. Outras diriam que a intimidade emocional e física é o aspecto mais importante da relação sexual, alcançando ou não o orgasmo.

O desempenho sexual é tão sujeito a disposição e mudanças quanto qualquer outra função na vida. Pode ser extático, apaixonado e mutuamente orgástico, ou pode ser confortável e cômodo – mais como um abraço. A maioria dos casais de fato possui uma visão realista de suas vidas sexuais e não espera "sentir a terra se mover" em todas as ocasiões. No entanto, quando um homem está em uma posição mais dominante, em cima, ele precisa exercitar certo controle de consciência sobre seus movimentos e nível de excitação. Ele pode precisar diminuir o ritmo de tempos em tempos, para que a duração da relação sexual e o envolvimento da parceira proporcione realização para ambos.

Quanto tempo deve durar é uma questão para o casal envolvido, mas a resposta provavelmente estará em como cada pessoa se sente sexual e emocionalmente realizada durante e depois de uma relação sexual.

As posições básicas 75

Entrada lateral e por trás

Esta é uma posição sexual excitante e que acrescenta prazer à mulher por causa da pressão do corpo do homem contra a parte posterior da coxa e a vulva. O homem penetra a mulher parcialmente de lado e parcialmente da parte posterior do corpo dela, de modo que a perna da parceira é lançada para cima e envolve o quadril do homem. Ele precisará apoiar seu peso com ambas as mãos.

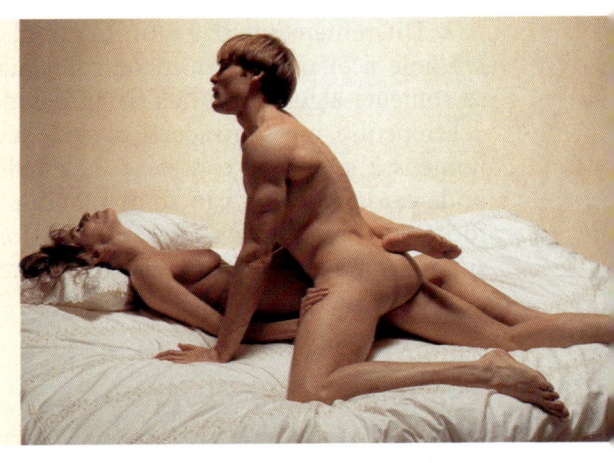

Puxando-o para perto

Beijos e afagos devem continuar, não importa o quão intenso tenha se tornado o contato genital. A mulher pode acariciar e animar as costas do homem, correndo os dedos para cima e para baixo da espinha dorsal. Ela gostará do abraço próximo, do toque e do beijo em seu pescoço e rosto. Esta posição, na qual o homem é puxado para perto da mulher, é particularmente útil se o pênis do homem for curto e incapaz de penetrar a vagina muito profundamente.

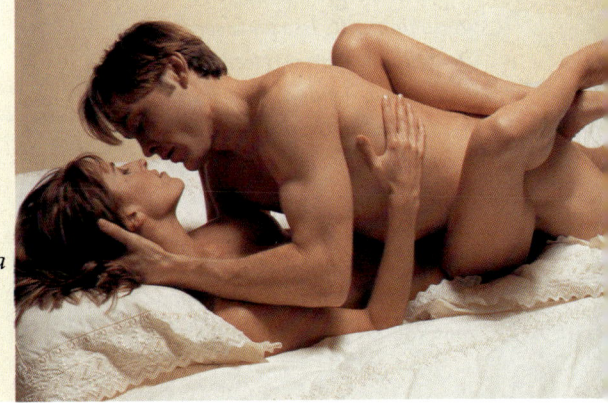

Puxando para perto

Enquanto estiver sob o homem, a mulher pode querer ficar mais envolvida na ação. Uma maneira é ela passar as pernas em torno das costas do homem, puxando-o para perto dela. Isso fará com que os genitais de ambos fiquem muito próximos, criando uma fricção prazerosa no clitóris, em especial quando os movimentos pélvicos são circulares ou balançam de um lado a outro. No entanto, trata-se de uma posição que não pode ser prolongada, pois os movimentos do homem são, de certa forma, restritos, e pode se tornar cansativo para a mulher.

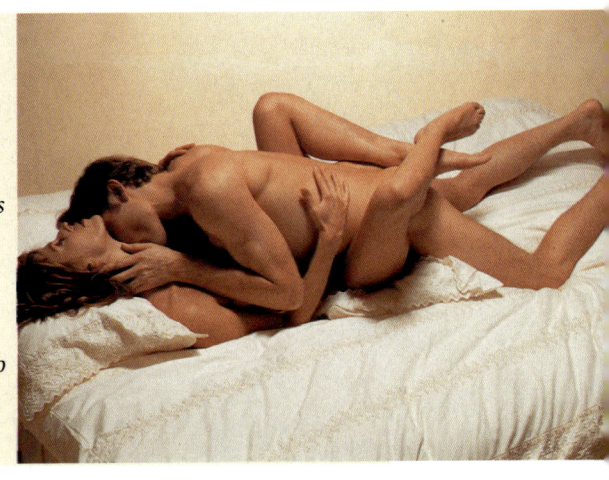

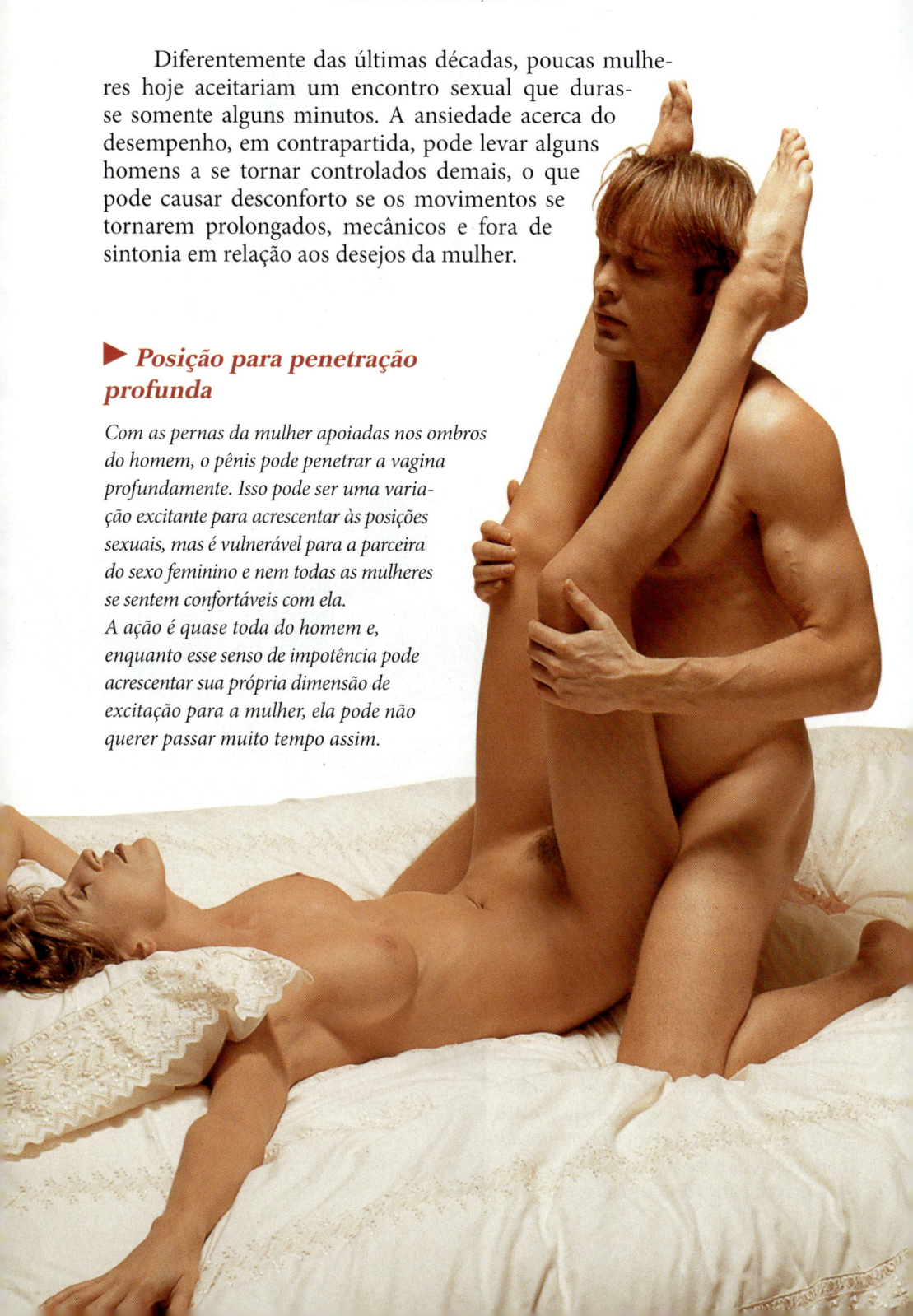

Diferentemente das últimas décadas, poucas mulheres hoje aceitariam um encontro sexual que durasse somente alguns minutos. A ansiedade acerca do desempenho, em contrapartida, pode levar alguns homens a se tornar controlados demais, o que pode causar desconforto se os movimentos se tornarem prolongados, mecânicos e fora de sintonia em relação aos desejos da mulher.

▶ Posição para penetração profunda

Com as pernas da mulher apoiadas nos ombros do homem, o pênis pode penetrar a vagina profundamente. Isso pode ser uma variação excitante para acrescentar às posições sexuais, mas é vulnerável para a parceira do sexo feminino e nem todas as mulheres se sentem confortáveis com ela.
A ação é quase toda do homem e, enquanto esse senso de impotência pode acrescentar sua própria dimensão de excitação para a mulher, ela pode não querer passar muito tempo assim.

As posições básicas 77

Maior conhecimento sexual e abertura mudaram alguns padrões básicos do comportamento sexual masculino. Apenas três décadas atrás, Alfred Kinsey, famoso pesquisador de sexologia, afirmou em seus estudos que a maioria dos homens entrevistados considerava perfeitamente normal ejacular dentro dos primeiros dois minutos de penetração. Nos dias atuais, a maior parte dos homens é muito mais bem informada a respeito das reações sexuais das mulheres e sua capacidade de atingir orgasmos, e é de praxe um homem perguntar à sua parceira como pode dar a ela maior prazer.

O mais importante é que ambas as pessoas continuem a explorar seu potencial para o prazer, permitindo-se ser mais espontâneas, embora constantemente sensíveis aos sentimentos e reações um do outro.

Enquanto o homem permanecer sobre a mulher, ele deve se certificar de que ela consegue adaptar seus movimentos para aumentar o prazer e que tanto o clitóris quanto a vagina estejam sendo estimulados. Isso pode ser feito permitindo contato contínuo entre o osso púbico do homem e o clitóris da mulher, ou ele pode aplicar pressão suave com a mão à vulva da parceira ou acariciar o clitóris sensitivamente com os dedos.

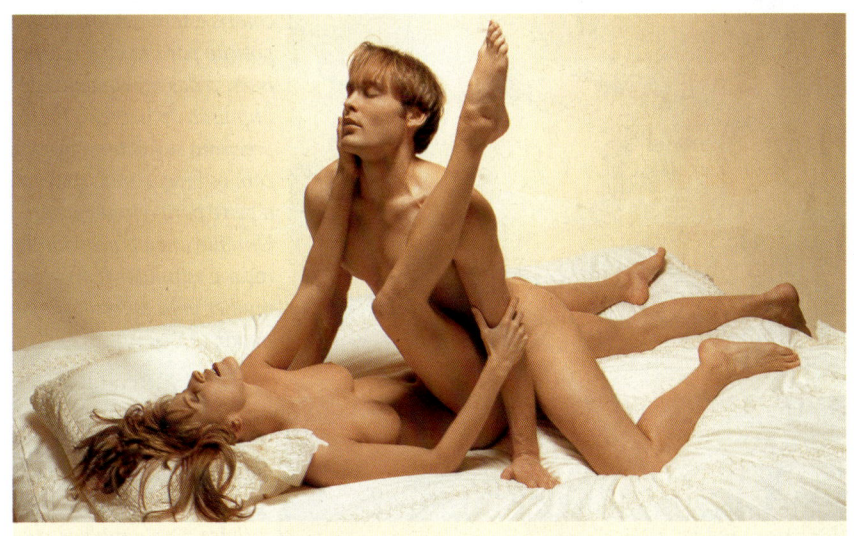

Levantando uma perna

Uma variação mais confortável da posição com as pernas elevadas é o homem levantar uma das pernas da parceira sobre o ombro dele. Ele então é capaz de impulsionar e movimentar o corpo com mais facilidade, enquanto também aumenta a pressão sobre a coxa e a vulva da parceira. A mulher precisa conseguir estar flexível para permanecer relaxada e, como a penetração profunda também é possível, a posição deve apenas ser adotada quando ela estiver plenamente excitada.

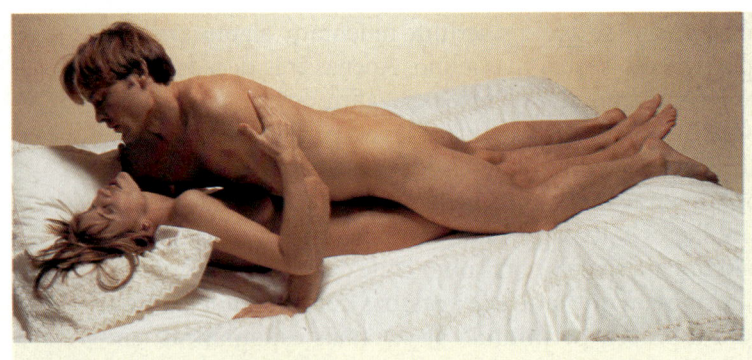

Pressão crescente

Aqui as pernas da mulher estão entre as do homem, enquanto ele aperta as coxas dela com as suas próprias. Embora ela tenha pouquíssima mobilidade nesta posição, a pressão adicional em sua vulva é muito estimulante, enquanto o pênis se encaixa firmemente dentro da vagina. Para aumentar a estimulação, ela pode fazer alguns movimentos circulares ou contrair seu assoalho pélvico e músculos vaginais para empregar mais pressão no pênis.

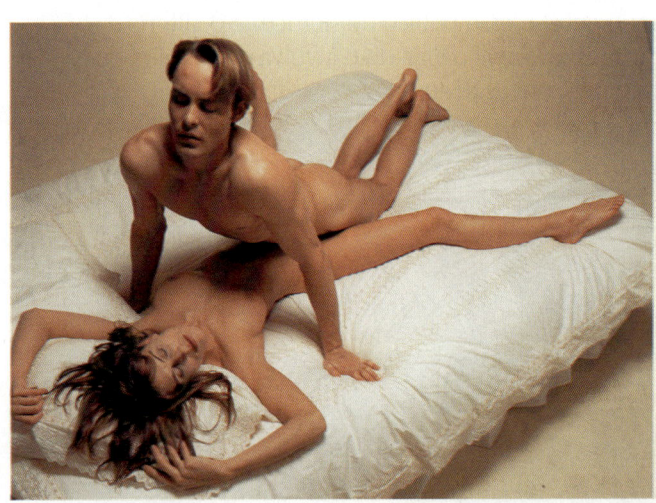

Abertura completa

Se as pernas da mulher estiverem retas e abertas por completo, o clitóris estará em uma boa posição para receber estimulação intensa dos movimentos de impulsão do homem. Ele precisará sustentar o próprio peso com os braços enquanto balança a pelve para a frente e para trás. Um movimento provocante irá roçar e estimular toda a vulva da mulher para estimulação ainda maior.

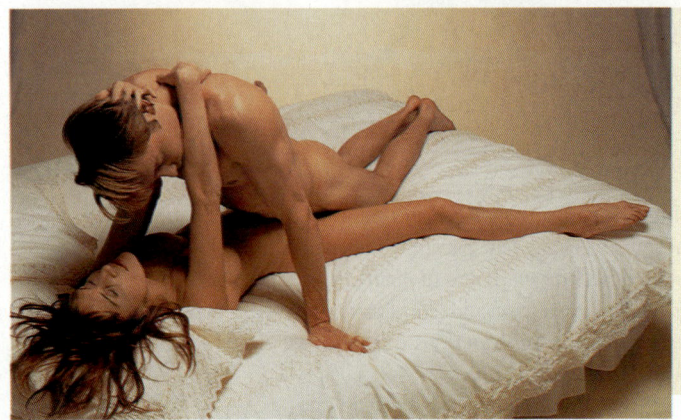

Segurando firme

Embora esta posição não permita muita movimentação pélvica para a mulher, ela pode esticar os braços para segurar o parceiro ao redor do pescoço e dos ombros e trazê-lo para perto. Algumas mulheres gostam de arranhar as costas do parceiro à medida que se excitam – ele também gostará disso se não for muito bruto.

Contato corporal próximo

Enquanto o homem estiver na posição mais ativa e dominante sobre a parceira, ela também pode aplicar força puxando-o em sua direção e envolvendo-o nos braços, de modo que ele se renda ao abraço dela. Durante toda a relação sexual deve sempre haver momentos próximos, íntimos e apaixonados de contato corpo a corpo.

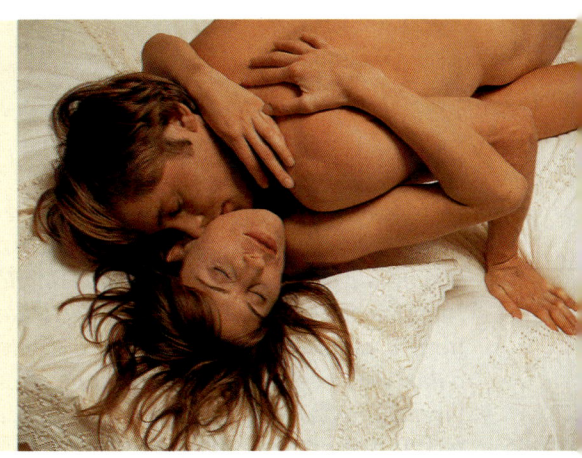

Simon, 57 anos, divorciado, professor, pai de três filhos: Qual aspecto o excita mais em uma mulher? "Os olhos e a voz." Do que você mais gosta na relação sexual? "A ideia de me fundir com outra pessoa." Quando você atinge seus orgasmos mais potentes? "Quando não estou muito cansado. Depende do quão íntimo e seguro me sinto em relação a minha parceira."

Dean, 23 anos, solteiro, estudante: Qual aspecto o excita mais em uma mulher? "Beleza e uma sensação de afeto entre mim e a mulher pela qual me sinta atraído." Do que você mais gosta na relação sexual? "A intimidade." Quando você atinge seus orgasmos mais potentes? "Quando estou apaixonado. Se é um encontro casual, é mais uma liberação de tensão."

Terry, 42 anos, divorciado, carteiro: Qual aspecto o excita mais em uma mulher? "Os olhos, o cheiro, os seios, sua feminilidade." Do que você mais gosta na relação sexual? "A intimidade, a ligação, expressar nosso amor." Quando você atinge seus orgasmos mais potentes? "Em um relacionamento bom o sexo é mais intenso; ou se eu fiquei um período sem transar. Também é um clima bom, sinceridade pura, não é algo que possa ser planejado."

Paul, 30 anos, solteiro, decorador: Qual aspecto o excita mais em uma mulher? "Tudo, e todos os tipos de mulher!" Do que você mais gosta na relação sexual? "A intimidade, dar e receber prazer." Quando você atinge seus orgasmos mais potentes? "Com minha atual namorada."

Expressando nossa sexualidade

De todos os lugares, o quarto nunca deve ser um campo de batalha para disputa de poder. Portanto, assumir as posições dominante e submissa ou os papéis sexuais ativo e passivo deve ser uma questão para os amantes decidirem após conduzirem uma exploração compartilhada e alegre rumo ao que parece natural, prazeroso, satisfatório e sexualmente criativo para ambos. Atualmente, a maioria os casais gosta de trocar posições e papéis sexuais, pois isso permite vivenciar todas as nuances de sua natureza sexual, a qual apresentará características feminina e masculina, independentemente do gênero. É assim que deve funcionar, uma vez que os homens e as mulheres hoje estão fugindo do gênero condicionado em todos os demais aspectos de suas vidas também.

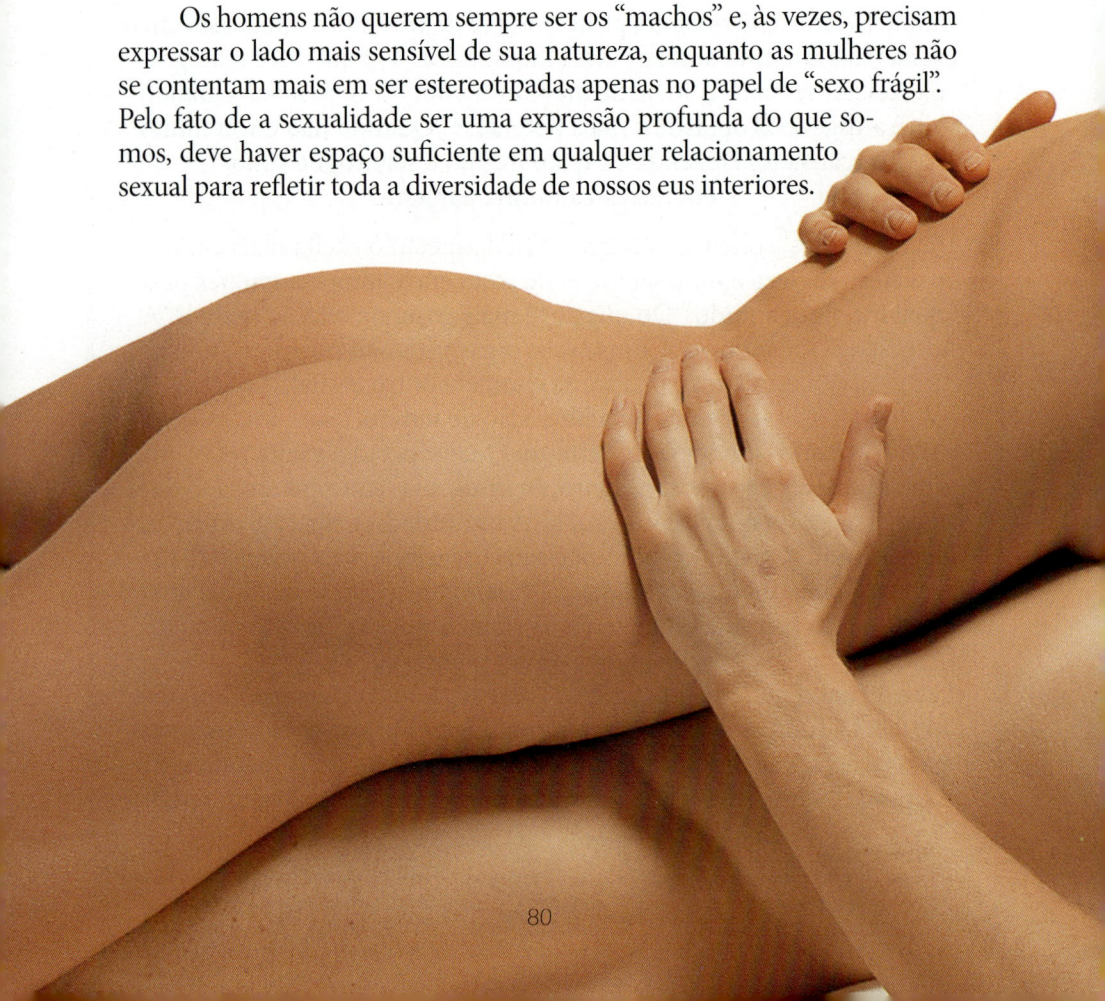

Os homens não querem sempre ser os "machos" e, às vezes, precisam expressar o lado mais sensível de sua natureza, enquanto as mulheres não se contentam mais em ser estereotipadas apenas no papel de "sexo frágil". Pelo fato de a sexualidade ser uma expressão profunda do que somos, deve haver espaço suficiente em qualquer relacionamento sexual para refletir toda a diversidade de nossos eus interiores.

▼ Um aperto provocante

Quando a mulher está fazendo amor com seu parceiro em uma posição por cima, ela pode se inclinar em direção ao parceiro para um contato sensual pele com pele, abaixando o corpo para cobrir o do homem. Ela pode beijá-lo e acariciá-lo e, ao mesmo tempo, movimentar a pelve de um lado a outro ou para a frente e para trás para roçar a vulva no osso púbico do parceiro. Se as coxas dele estiverem entre as pernas da mulher, ela pode apertá-las suavemente entre as dela para gerar mais pressão provocante.

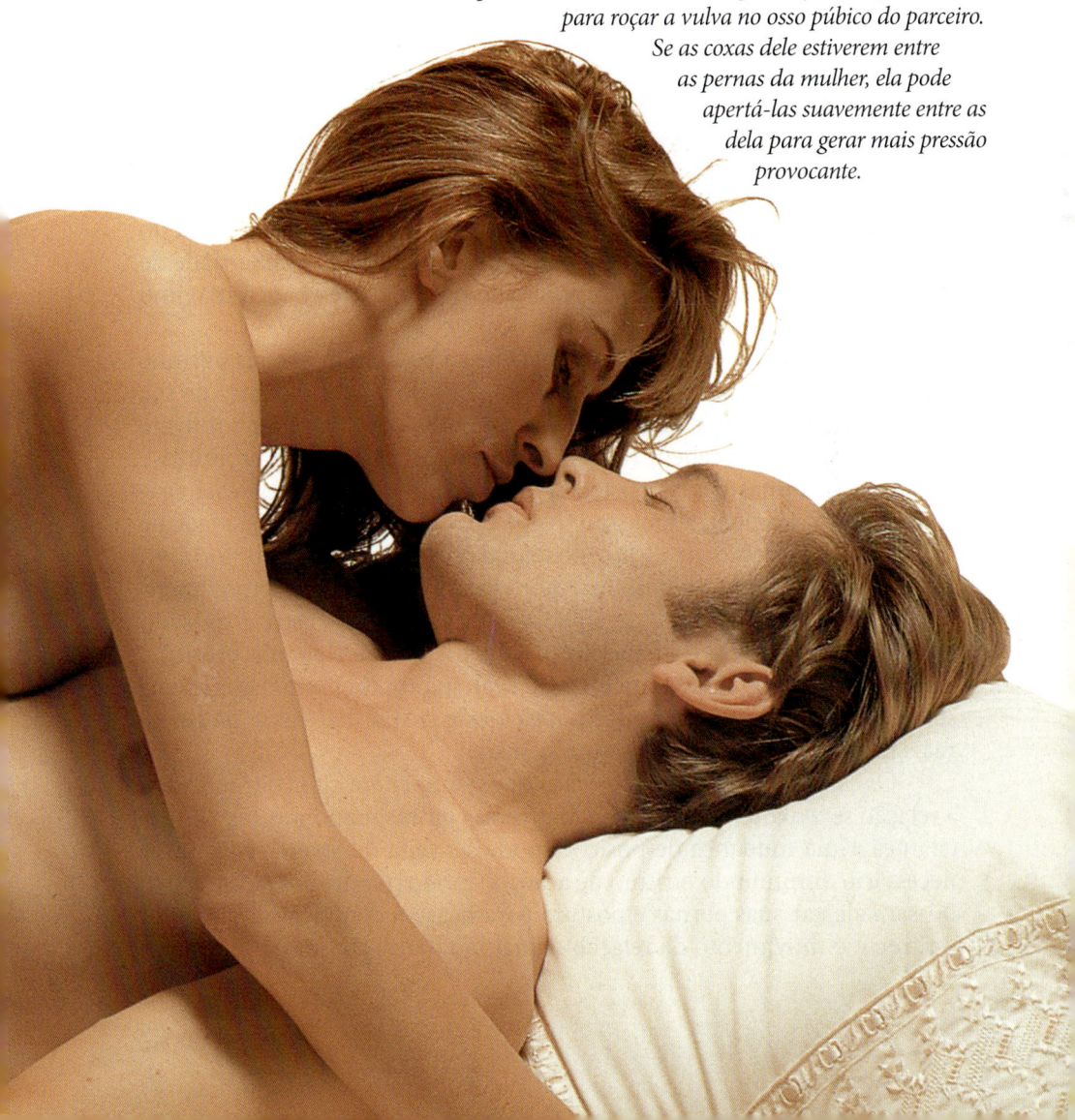

Durante as últimas três décadas, as mulheres tiveram mais liberdade sexual do que nunca antes. Isso se deve, em parte, à oferta de métodos contraceptivos eficientes, que reduziu sua preocupação com gravidez indesejada e as libertou dos constrangimentos de sua biologia para curtir o sexo por motivos de pura intimidade e prazer. Além disso, as mulheres atualmente sabem que têm uma capacidade orgástica igual, se não maior, à dos seus parceiros do sexo masculino. Já se foram os dias em que uma mulher com apetite sexual era considerada uma aberração de seu gênero.

As mulheres querem e esperam ter uma vida sexual satisfatória, além de assumir o controle de seus corpos para tal. Embora seja verdade absoluta que para uma mulher os aspectos emocional, sensual e estimulante de um relacionamento continuam sendo parte integrante de sua felicidade sexual, ela pode também desejar atingir o auge do puro prazer físico durante a relação sexual, para a qual seu corpo foi especialmente desenhado.

A posição com a mulher em cima

Uma mulher tem a capacidade de expressar sua sensualidade e erotismo natos em grande estilo nas posições sexuais em que esteja por cima do que o homem, quando assume o papel ativo. Ela tem mais liberdade de movimento, é menos sobrecarregada pelo peso e pode obter o máximo de estimulação para a excitação orgástica.

A maioria das posições ilustradas nesta seção não apenas permite que a mulher curta o prazer de colocar o pênis do parceiro dentro de sua vagina, mas também a escolha de movimentos com os quais a vulva e o clitóris também recebem fricção adequada. A penetração profunda é possível em muitas dessas posições, em particular quando ela está agachada sobre o homem, ao mesmo tempo em que tem mais capacidade de controlar a profundidade de acordo com o que ela considera confortável.

Para o homem, ter a mulher por cima, controlando os movimentos, pode vir a ser um grande alívio, em especial se ele estiver cansado ou desejar uma pausa do papel de protagonista. Não é apenas erótico e visualmente estimulante para ele observar sua mulher expressar a sensualidade de maneira tão poderosa; ele pode gostar de relaxar na faceta mais passiva de sua própria natureza sexual.

Os casais podem usar a posição com a mulher em cima durante toda a relação sexual ou incorporá-la em diversas outras manobras sexuais excitantes. Uma mudança de posições pode ser feita de forma elegante, se necessário diminuindo o ritmo de ação, de modo que ambos os parceiros possam ajustar suas pernas e postura para ficarem confortáveis. Quando o ritmo e o movimento da relação sexual são harmoniosos e fluidos, um

Mudança relaxante de papel

Se o homem estiver deitado sob a mulher, ele não tem mais que se preocupar com seu peso sobre o corpo da parceira ou em manter um desempenho sexual. Pode ser um alívio para o homem ser capaz de render-se em um papel mais passivo e relaxar completamente enquanto recebe os afagos delicados e confortantes. Ela pode beijá-lo suavemente em todo o rosto e acariciar delicadamente sua cabeça, ao mesmo tempo em que gira a pelve para manter a estimulação genital para que todo o corpo do homem comece a se fundir ao dela.

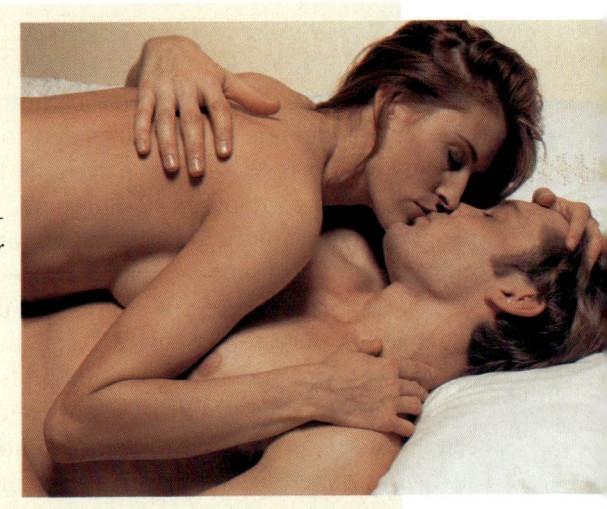

Estímulo sensual

Muitas mulheres gostam da possibilidade de estender as preliminares até a relação sexual, e esta posição permite continuar a proporcionar estimulação erótica em diferentes partes do corpo do homem. Mesmo quando estiverem fazendo amor, ela pode beijar e lamber, descendo pelo corpo dele, estimulando-o em picos ainda maiores de excitação. Passar a língua pelos mamilos do homem e depois dar um sopro quente neles o deixará maluco. Se ela estiver apenas movimentando a pelve suavemente a essa altura, pode contrair os músculos vaginais ao redor do pênis para aplicar uma pressão extremamente prazerosa nele, assim como aumentar suas próprias sensações genitais.

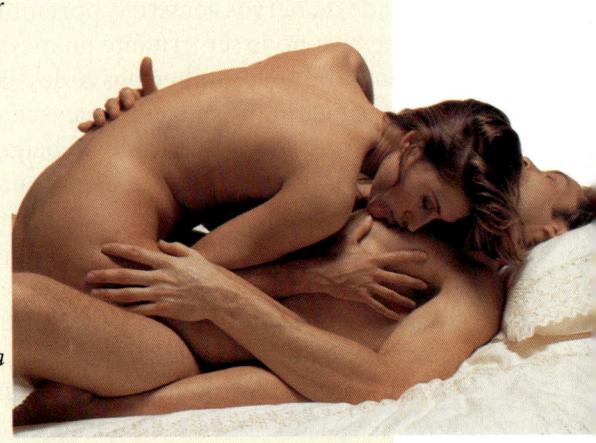

casal pode mudar as posições com frequência, sem ter que interromper a penetração. No entanto, às vezes pode ser necessário que o homem retire o pênis de dentro da vagina por alguns momentos para evitar movimentos desajeitados.

    A posição com a mulher em cima exige certos cuidados por parte da parceira de sexo feminino, visto que ela se abaixa em direção ao pênis do parceiro. Movimentos súbitos, abruptos ou rápidos realizados por ela antes que ele encontre um encaixe confortável pode machucá-lo ao curvar o pênis em um ângulo agudo. Ela precisa também ficar atenta ao conforto do homem caso se lance em um movimento desinibido.

Estimulação clitoriana

Muitas mulheres reclamam que os homens ignoram seu clitóris, concentram-se demais no impulso dentro da vagina ou concentram-se demais o clitóris, excluindo o restante do corpo. Essa parece ser uma situação decepcionante para o homem. Felizmente há uma maneira de proporcionar à mulher o estímulo clitoriano de que ela necessita, sem que ela sinta estar sendo "ligada" como um carro antes de uma corrida.

 É importante que a mulher continue recebendo estimulação clitoriana ao longo de toda a relação sexual e durante o orgasmo. Isso pode ser feito por meio de posições que podem ser assumidas por qualquer parceiro e que dão à mulher liberdade de movimento e permitem que sua vulva seja pressionada contra o osso púbico do homem. Durante o sexo com penetração, o homem ou a mulher também podem pressionar ou estimular sensualmente o clitóris com a mão. Acariciar os lábios vaginais e o monte púbico também estimulará o clitóris e pode ser mais estimulante e divertido do que pressioná-lo diretamente. No entanto, lembre-se de que o clitóris é um órgão delicado que possui uma alta densidade de nervos sensíveis, portanto a fricção sem controle ou pressão excessiva pode ser irritante ou mesmo dolorosa.

 Embora uma mulher possa desejar e precisar de estimulação clitoriana para atingir o auge de sua excitação sexual, ela pode não querer recebê-la sem toques delicados e beijos conferidos ao resto do corpo. Isso também vale para os seios, que quando afagados, beijados e lambidos durante a relação sexual podem levar ao êxtase sexual, embora ela não queira que eles sejam o único objeto de atenção enquanto o resto do corpo é ignorado. Todas as partes do corpo de uma mulher são erógenas, e ela pode ser bastante excitada também pela profundidade emocional da relação sexual.

 A maioria das mulheres provavelmente diria que gostaria que todos os toques eróticos e delicados e carinhos das preliminares continuassem após a penetração, somados à medida exata de estimulação clitoriana – e querem que suas relações sexuais sejam excitantes, embora relaxantes e espontâneas.

 Elas não querem sentir que estão sendo programadas para um orgasmo por estimulação mecânica excessiva ou que toda a sua sensualidade está sendo negligenciada.

Controlando a penetração

Enquanto a mulher está se movimentando para cima e para baixo no pênis do homem, ela consegue controlar a profundidade de sua penetração na vagina. Ela pode tentadoramente levantar-se, de modo que a ponta do pênis fique presa apenas à extremidade da vagina, tomando cuidado para que ele não escorregue para fora. Ela pode então fazer movimentos sutis de sobe e desce para aumentar a estimulação nessas regiões genitais com grande quantidade de terminações nervosas, ou então pode abaixar-se para que o pênis preencha toda a vagina de maneira satisfatória. Ainda mais prazer é gerado se ela brincar com a variação entre os níveis mais profundos e rasos de penetração, surpreendendo o parceiro frequentemente com suas mudanças de movimento. Se a essa altura o homem se erguer para lamber, beijar os sugar os mamilos da mulher, ele pode levá-la ao limite do êxtase orgástico.

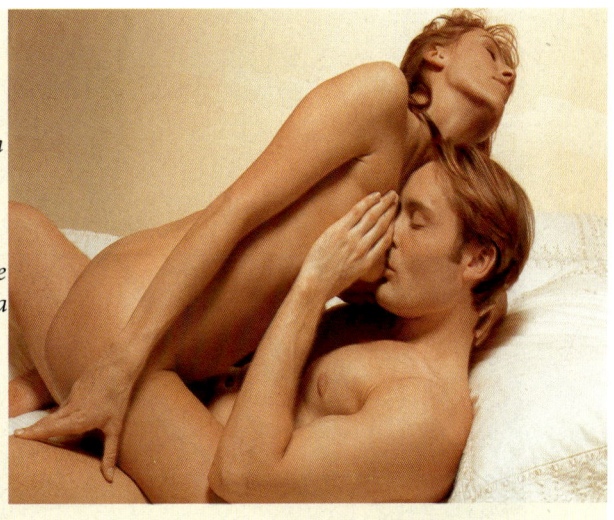

Giros pélvicos

A estimulação genital intensa pode ser atingida uma vez que a mulher afasta seu corpo em relação ao do parceiro e começa a girar a pelve em movimentos variáveis, a fim de obter o máximo de estimulação vaginal e clitoriana. Embora o contato entre os corpos dos amantes se torne menos íntima, a excitação aumenta ainda mais quando ambos se entregam a suas próprias ondas de prazer e movimento. Ela pode oscilar o corpo de um lado a outro, de modo que o pênis ereto do parceiro toque todas as partes da parede vaginal e ela consiga roçar a vulva no osso púbico dele para aumentar a pressão no clitóris. Embora os movimentos do homem sejam mais restritos nessa posição, ele pode mexer a pelve para aumentar o efeito ou utilizar o pé para alavancar a parte inferior do corpo para cima e para baixo, a fim de adicionar movimentos profundos de impulsão. Ele também deve usar as mãos para afagá-la.

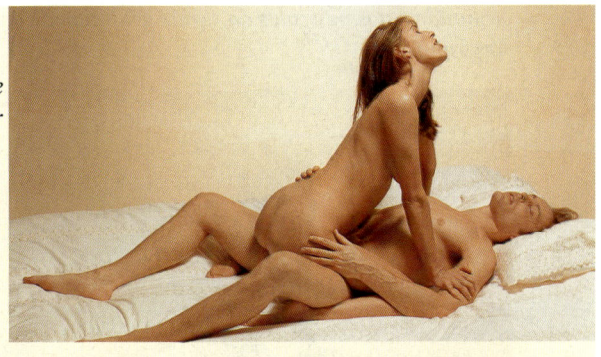

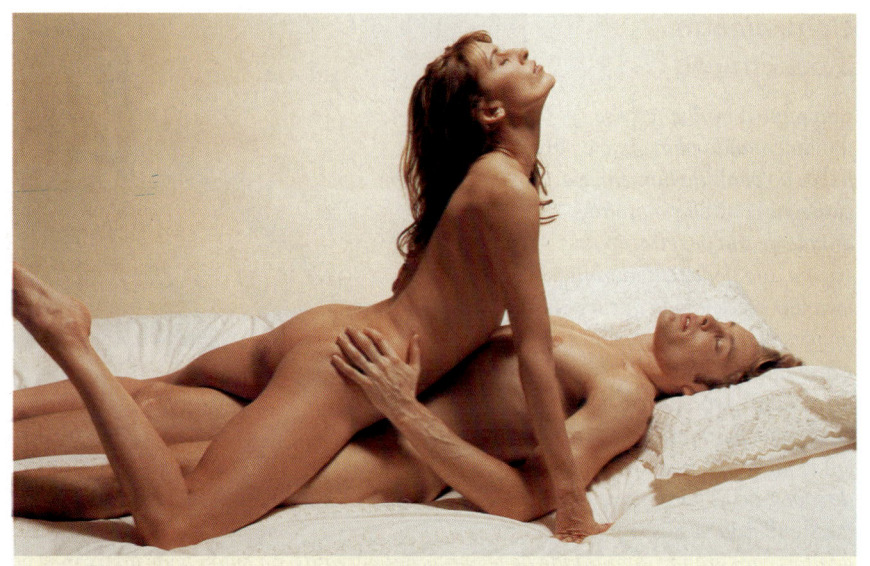

Aumentando a carga sexual

Para manter uma pressão constante e estimulante no clitóris, a mulher pode erguer as costas e empurrar sua vulva em direção ao osso pélvico do homem, curvando-se sobre ele sem se movimentar durante alguns instantes. Ela pode intensificar seu prazer contraindo os músculos das nádegas e das coxas, contraindo dessa forma os músculos vaginais, a fim de envolver o pênis – o que aumentará a carga sexual em seus próprios genitais. Criar esse tipo de tensão voluntária nos músculos da região genital pode levar algumas mulheres ao orgasmo.

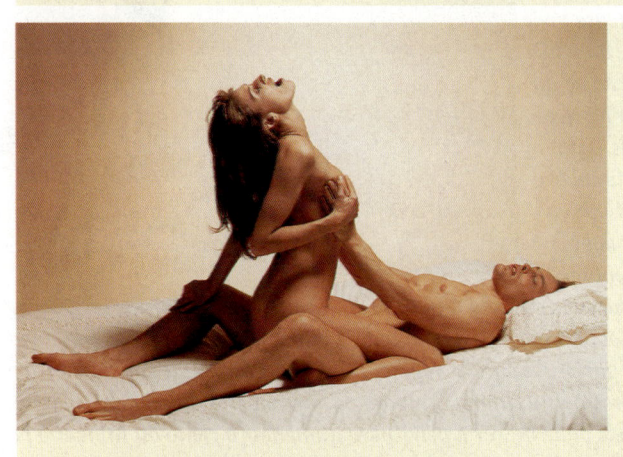

Liberdade de expressão

A mulher possui uma enorme capacidade de experimentar a satisfação sexual. Nessa posição, na qual ela monta no homem, ela é livre para se movimentar e expressar-se plenamente sem inibição ou restrição de movimentos. Ela consegue levantar-se e abaixar-se sobre o pênis, possibilitando que ele a penetre profundamente. Além disso, ela pode tocar a vulva no osso púbico do homem em movimentos giratórios para proporcionar mais estimulação ao clitóris. Enquanto ela se entrega ao êxtase, o homem pode tocar seus seios e mamilos.

Carinhos provocantes

Enquanto o homem permanece deitado nessa posição, ele pode usar as mãos para acariciar e afagar todo o corpo da parceira. Ele também pode aumentar a excitação da mulher tocando sua vulva ou esfregando o clitóris enquanto ela se movimenta sobre ele. Ela consegue, ao mesmo tempo, esticar as mãos para trás para acarinhar o escroto com suavidade, o que certamente aumentará o prazer dele.

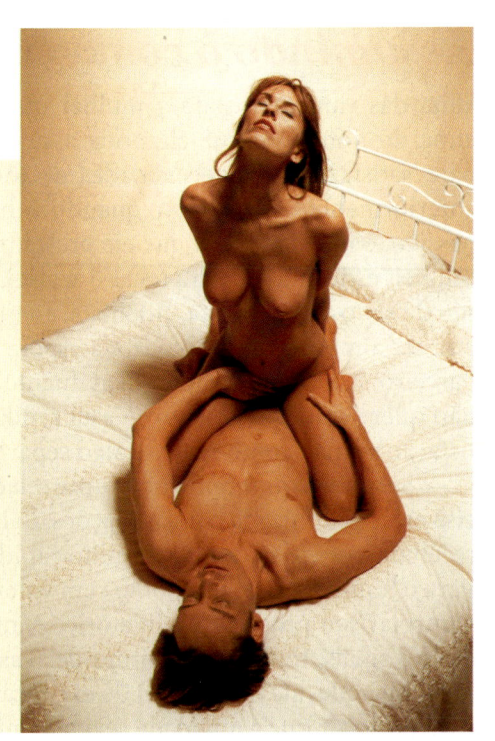

Movimentos de êxtase

Quando uma mulher se sente confiante o suficiente para assumir um papel sexual mais ativo, ela realmente pode se entregar à sua energia sexual orgástica. De repente, seu corpo está livre, e ela pode se movimentar, virar e balançar, de modo que as ondas de prazer possam percorrer cada parte do seu corpo. Se ela tiver um parceiro que aprecia sua expressão de êxtase, a experiência pode ser intensamente erótica para ambos.

Se ela for realmente desinibida, pode até gritar, gemer e até bradar e rir de tempos em tempos, e tudo isso pode ser muito excitante para um homem que não teme ver energia sexual feminina e poderosa ser desprendida. Ou então ela pode se movimentar de modo muito suave e sensual, acariciando e beijando seu parceiro, provocando-o com movimentos divertidos e estimulantes e tocando profundamente o coração de seu homem com sua feminilidade delicada e aflorada.

Assumindo o controle

Uma das vantagens para a mulher quando ela assume a posição por cima do homem é que ela pode assumir o controle dos movimentos para satisfazer suas necessidades de todas as maneiras mencionadas anteriormente. Além disso, quando o homem desempenha um papel passivo, é mais provável que ele preste mais atenção a todo o corpo da mulher, esticando-se para tocar e acariciá-la, pois pode renunciar à tensão de ser o protagonista. Ademais, ao mesmo tempo, uma mulher precisa ter a mesma atenção que ela espera de seu homem quando ele é o parceiro sexual dominante. Exatamente como uma mulher, o homem não quer sentir que seu corpo está sendo usado simplesmente para satisfação sexual, como se fosse algo separado de seu ser como um todo.

Se ambos quiserem curtir uma relação sexual longa, a mulher precisa estar sintonizada com as reações do homem, para que a estimulação recebida por ele não induza muito rapidamente ao limiar do orgasmo. Para o homem existe um ponto sem volta em que ele não consegue mais controlar seu processo ejaculatório. A mulher deve permanecer atenta a esses sinais, reduzindo o ritmo de seus movimentos ou até permanecendo parada, até que o nível de excitação tenha diminuído o suficiente para permitir que a atividade sexual continue.

Entretanto, homens predispostos a ejaculação precoce podem se beneficiar de ter suas parceiras por cima deles, já que é provável que isso crie menos estimulação intensa do pênis e desacelere o processo ejaculatório.

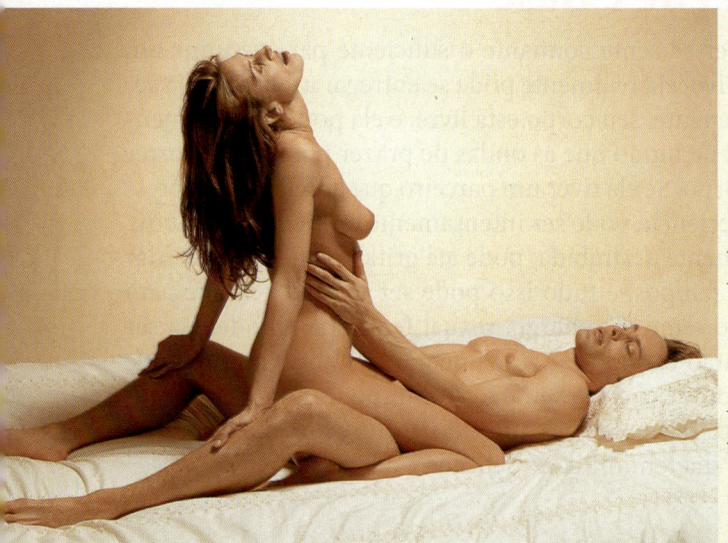

Diminua o ritmo

Mesmo no auge do prazer é maravilhoso reduzir o ritmo de ação para simplesmente sentir as sensações que estão se intensificando como ondas pulsantes no corpo. A mulher pode firmar as costas, segurar as pernas do homem atrás de si e então respirar profundamente com seu amante. Nesta posição, o pênis exercerá sua pressão contra a parede frontal da vagina para aumentar a estimulação no ponto G da mulher.

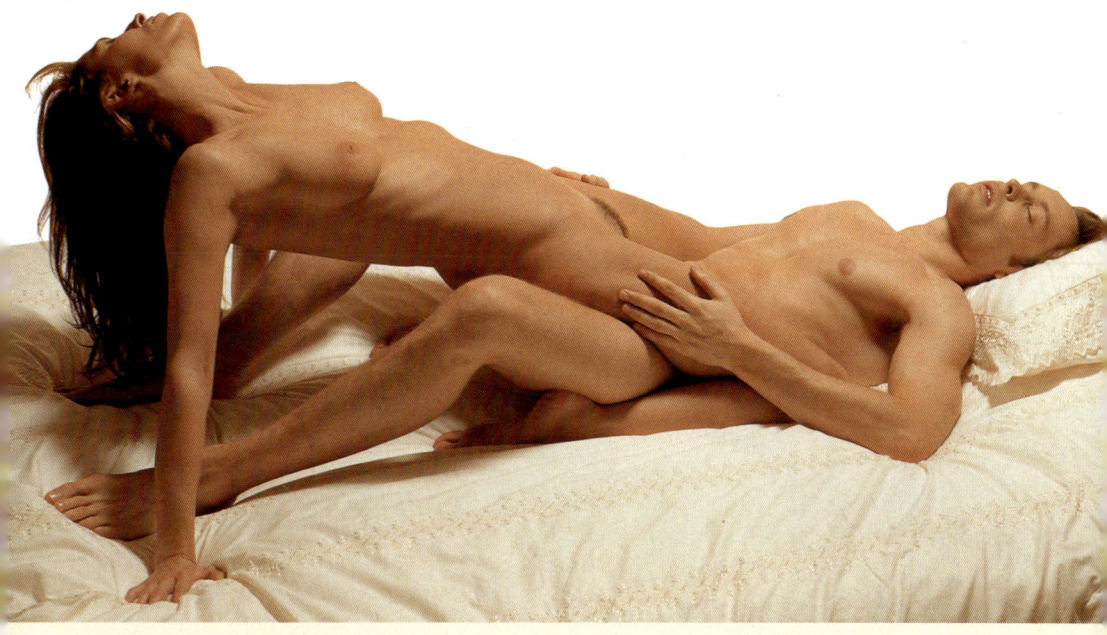

Varie dos movimentos

Ao abaixar as costas suavemente, a mulher pode arquear e esticar todo o tronco enquanto se curva em direção ao apoio das coxas esticadas do parceiro e sustenta o próprio peso nos braços. Com a pressão do pênis contra a parede frontal da vagina ela pode se balançar para a frente e para trás com pequenos movimentos para estimular essa região extremamente erógena. Ela agora está expondo sua vulva ao parceiro, e ele pode acariciar ternamente essa área tão íntima, além das coxas da mulher.

Abrindo-se para o prazer

Se a mulher for flexível o suficiente, ela pode se curvar para trás nessa posição quase de ioga, na qual a cabeça repousa no colchão, aos pés de seu parceiro, e os braços estão abertos e angulados de modo que a parte frontal do corpo esteja completamente aberta e esticada. Isso permitirá que mulher respire muito profundamente, para que todo o seu corpo inspire vitalidade. Ela agora está em uma posição perfeita para o parceiro tocar e acariciar sua barriga e coxas, antes de afagar e esfregar seu clitóris e lábios para dar a ela grande deleite e possivelmente levá-la ao orgasmo.

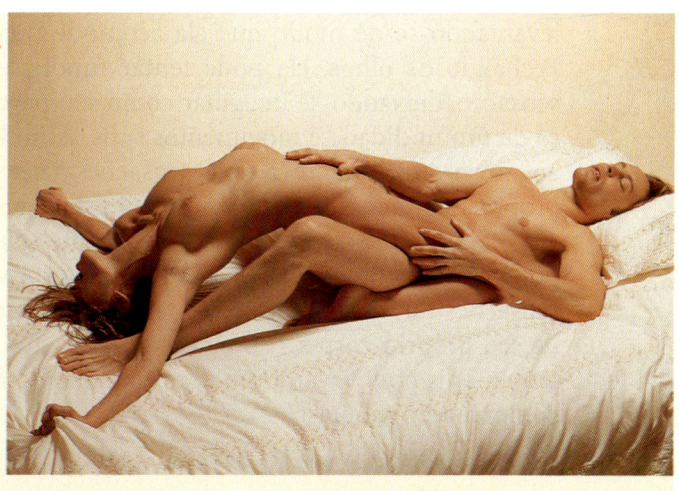

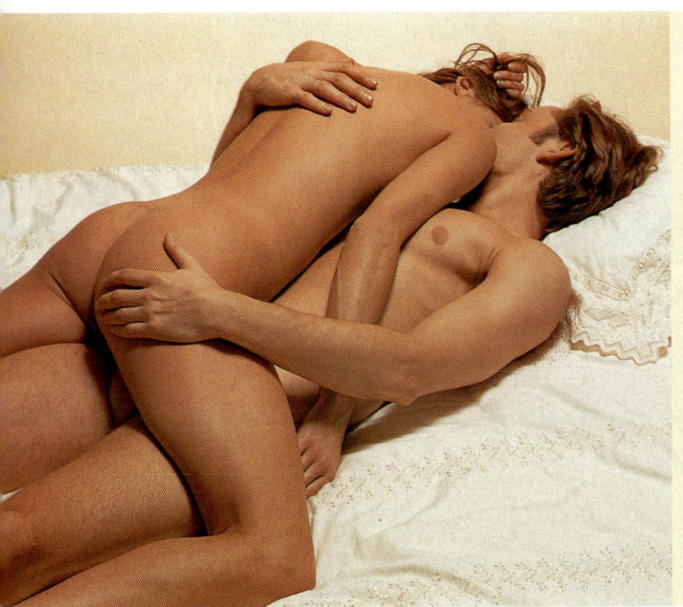

Momentos de fusão

Entre as ondas de atividade de alta energia e movimentos arrebatadores é sempre maravilhoso descansar um pouco em uma posição que leva ambos de volta a uma sensação de amálgama e fusão um com o outro. O homem pode se sentir feliz por envolver sua parceira novamente nos braços, levando a suavidade do corpo dela para perto do seu. Esses são momentos valiosos de tranquilidade e silêncio na relação sexual, nos quais ambas as pessoas podem respirar juntas em harmonia, conectando-se de modo profundo por meio do amor e da intimidade compartilhada por ambos.

Exercício sensorial

Enquanto a mulher monta em seu homem, ela pode começar a se mover lentamente para cima e para baixo no pênis do parceiro, embaixando-se para que o órgão penetre profundamente sua vagina, e em seguida levantando-se de modo que ela acomode quase que apenas a ponta. Fechando os olhos, ela pode tentar fundir-se inteiramente em cada sensação, deixando-se imaginar como seu parceiro sente cada mudança de profundidade e movimentos sutis. A mulher também pode pedir ao parceiro que descreva essas sensações para ela. Gradualmente, essas próprias sensações se transferirão para sua consciência sexual.

Se a mulher se tornar extremamente sensível a seu parceiro, ela pode de fato começar a sentir o que ele está vivenciando, como se as sensações que recebe no pênis também estivessem ocorrendo dentro de seu próprio corpo. É uma experiência que certamente vale a pena tentar, pois pode levar a um aprofundamento da satisfação sexual e da compreensão mútuas.

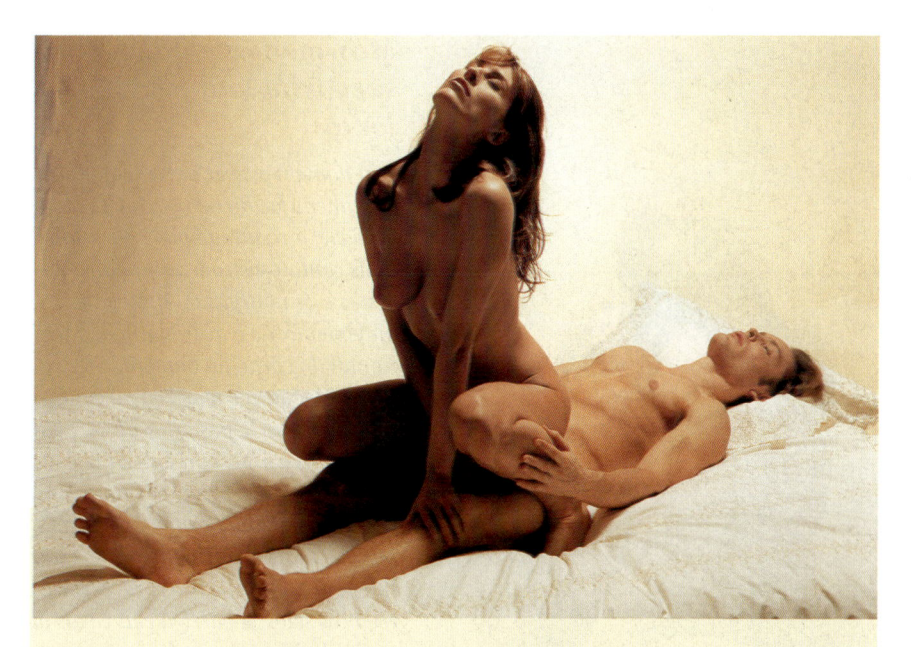

Novos ângulos de prazer

Nesta posição, a mulher agacha ou ajoelha com as costas viradas para o parceiro. Embora haja menos intimidade, pois não é possível um ver o rosto do outro, pode ser uma variação muito excitante para acrescentar ao repertório sexual. A mulher deve se abaixar cuidadosamente em direção ao pênis, de modo que este entre em sua vagina em um ângulo confortável. A penetração pode ser muito profunda em quaisquer posições em que a mulher esteja agachada sobre o homem; portanto, deve-se tomar cuidado para evitar movimentos de penetração que podem fazer com que o pênis bata no colo do útero. Para manter a posição agachada, a mulher precisará ser relativamente flexível nos quadris e nas pernas – montar ajoelhada sobre o homem pode ser mais fácil para ela. A vantagem desta posição é que a mulher fica livre para estimular seu próprio clitóris, enquanto o homem se rende às sensações prazerosas dos movimentos da parceira.

Sentindo-se confiante

Há algumas mulheres que simplesmente não se sentem confortáveis em tomar a iniciativa no sexo ou adotar a posição superior durante a relação. Pode haver todos os tipos de motivos para isso e nenhuma mulher deve se sentir obrigada a fazer algo que a deixe pouco à vontade.

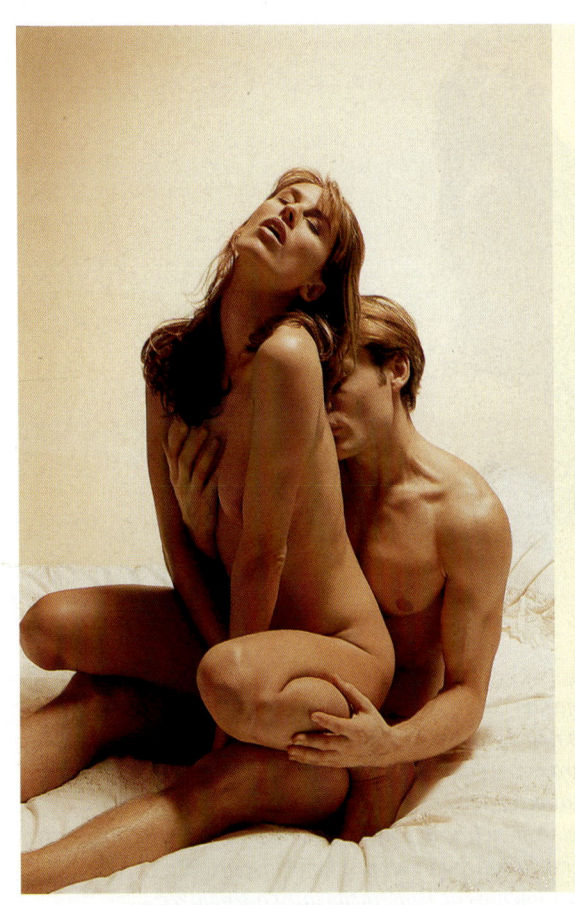

Movimentos sensualmente lentos

Se o homem estiver sentado quando a mulher ajoelha ou agacha de costas para ele, o resultado pode ser muito mais contato físico e intimidade. As costas e as nádegas da mulher se movimentarão e acariciarão a parte frontal do corpo do homem, e ele poderá beijá-la e afagá-la. O contato íntimo na parte posterior do corpo da mulher será especialmente prazeroso para ela, pois essa região é amplamente negligenciada durante as posições sexuais mais tradicionais. O homem também pode esticar os braços para tocar os seios, a barriga e as coxas da parceira. Usando os pés e as pernas para alavancar seus movimentos pelo pênis, ela pode particularmente gostar de saborear a sensualidade e os movimentos lentos dessa posição. Além disso, pode continuar a estimular seu próprio clitóris ou acariciar ternamente o escroto do parceiro.

Caso se trate apenas de constrangimento, vale a pena conquistar a confiança para fazer uma tentativa, e é quase certeza que o homem amará a nova variação e a chance de deitar-se e apreciar. Se, contudo, o homem insistir em sempre assumir o papel sexual dominante, pode ser um sintoma de um problema mais profundo no relacionamento. Nenhuma mulher deve deixar-se sentir sexualmente reprimida, e, caso ela se sinta assim, o casal pode se beneficiar em discutir os problemas cuidadosamente ou buscar aconselhamento com um terapeuta especializado em relacionamentos.

Uma mulher pode relutar em assumir a posição por cima do homem por causa de um senso de baixa autoestima em relação a seu corpo. Talvez ela seja acanhada para se expor de modo tão atrevido para seu parceiro, ou talvez ela sinta estar acima do peso e também pesada

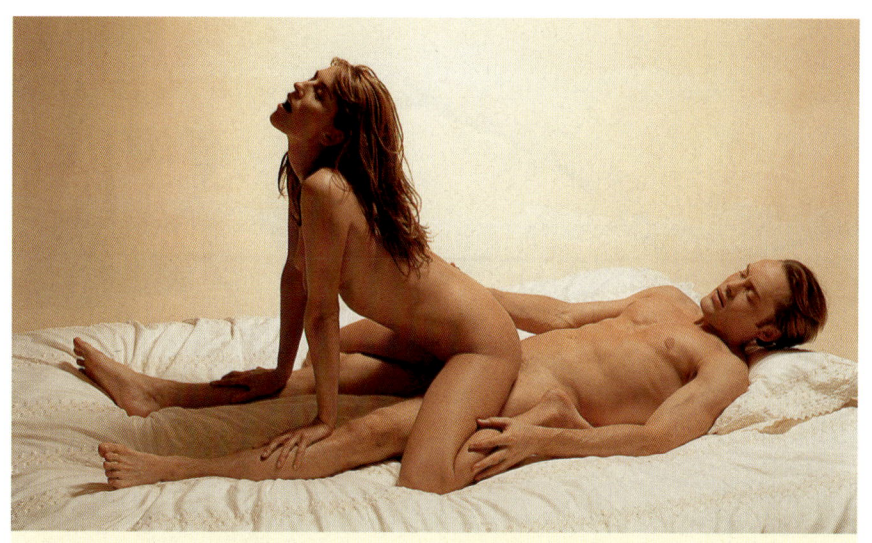

Variações visuais

Embora muitas mulheres possam se sentir acanhadas em expor suas nádegas e coxas de modo tão proeminente a seus parceiros, ambos os sexos podem considerar esta variação da posição com a mulher por cima e com as costas viradas para o homem uma parte muito excitante das suas preliminares. Em particular, um homem pode ser muito estimulado de maneira visual ao olhar as nádegas da parceira, em especial se ela estiver ajoelhada e curvando-se, o que as deixa expostas. A estimulação suave na região anal da mulher feita com os dedos pode também aumentar sua excitação sexual, embora por motivos de higiene os dedos não devam tocar a vagina até as mãos serem lavadas. Os movimentos da mulher podem se tornar bastante ativos nesta posição, pois ela se levanta e abaixa no pênis, ou pode levantar-se de modo provocante para que a parte inferior da vagina envolva apenas a ponta do pênis, a fim de realizar movimentos pequenos, porém deliciosamente sensuais e eroticamente excitantes.

para subir em seu homem. A maioria das mulheres faz julgamentos críticos sobre seus corpos, porém é mais comum do que nunca que essas opiniões não sejam partilhadas por seus parceiros.

Sentir-se bem em relação a seu corpo tem mais a ver com seu amor-próprio do que com seu peso verdadeiro. Você pode ser grande e bonita, ou magra e bonita, se estiver realmente em contato com sua beleza interior. No entanto, se suas preocupações com sua imagem estiverem de fato interferindo em seu relacionamento sexual e impedindo-a de expressar-se com todo o seu potencial, é válido fazer algo a respeito.

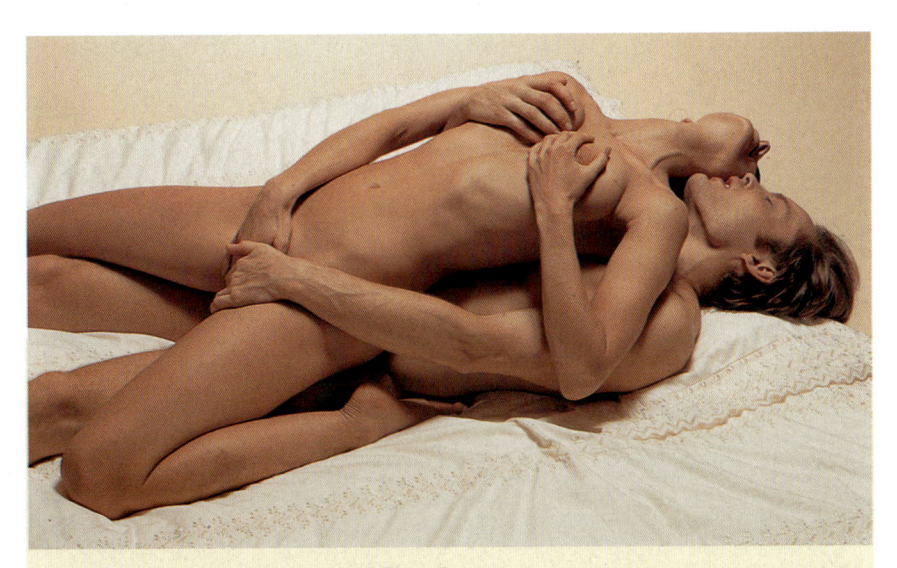

Contato corporal intensificado

Se a mulher for leve e flexível o suficiente, ela pode dar continuidade à posição anterior, curvando o corpo novamente e deitando-se sobre o tronco do parceiro. Isso os fará retomar um contato muito íntimo quando a parte superior do corpo da mulher afunda em frente ao do homem. O casal, nessa posição, deve passar algum tempo relaxando de modo profundo e respirar junto, permitindo uma sensação de fusão física e emocional. A pressão do pênis dentro da vagina repousará na parede frontal desta, proporcionando uma estimulação intensa no ponto G da mulher. Visto que não há movimento nessa posição, a mulher pode contrair os músculos vaginais ao redor do pênis para aplicar contrações prazerosas nele. A posição aberta e exposta do corpo da mulher significa que ambos podem tocar e acariciar os seios e a vulva ao mesmo tempo.

Uma dieta balanceada, contendo muitas frutas, vegetais e grãos dará a você vitalidade e energia e vai ajudar a estabilizar seu peso. Exercícios irão fortalecer seus músculos, dando a você energia extra para algumas das manobras sexuais mais excitantes. Tonificar seu abdome, nádegas e coxas não só fará você se sentir bem, mas aumentara sua agilidade e capacidade de realizar uma excitante variedade de posições sexuais. Fazer exercícios para o assoalho pélvico irá beneficiar seu controle dos músculos vaginais para deleite seu e do seu homem, e pode aumentar a intensidade do seu orgasmo.

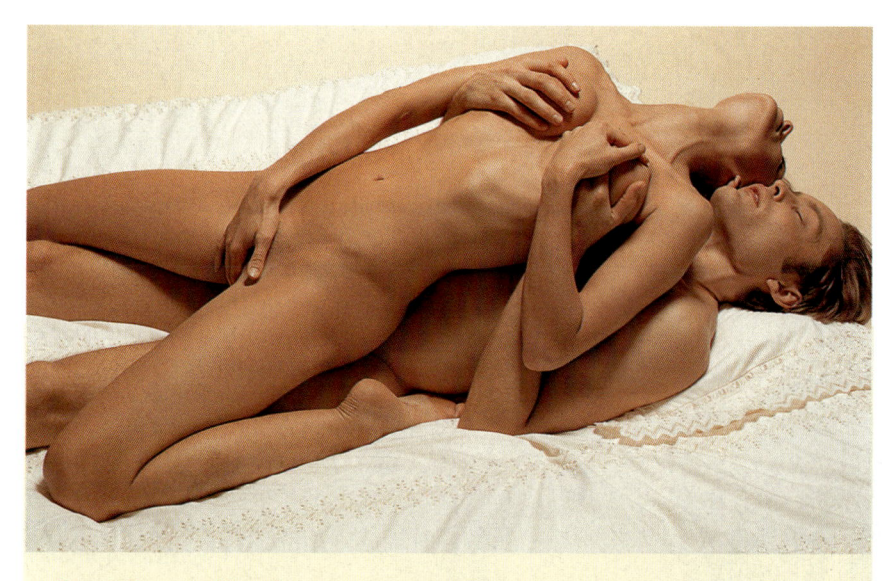

Carícias estimulantes

Quando a mulher abaixar a parte posterior do corpo em direção ao peito e a barriga do parceiro, como na posição descrita anteriormente, ela também pode se masturbar com facilidade para atingir o ápice de excitação ou orgasmo, ao mesmo tempo em que o homem acaricia e apalpa os seios e os mamilos da parceira. Isso pode ser extremamente excitante para o homem, pois este sente as ondas de prazer que percorrem o corpo da mulher vibrarem em sua pele, enquanto ela se rende às contrações involuntárias contra o apoio firme do corpo dele.

Posições sentadas

As posições sentadas permitem que o homem e a mulher se sintam igualmente envolvidos em sua relação sexual, além de acrescentar uma dimensão emocional e física diferente à sua vida sexual. A posição em si não permite muita movimentação e é mais comumente empregada entre uma manobra e outra ou quando o casal precisa encontrar uma conexão mais tranquila durante a penetração. Embora possa gerar uma sensação muito profunda de intimidade e ligação entre ambas as pessoas, permitindo-os ter contato visual e corporal próximos. Segurar um ao outro e respirar juntos pode ser emocionalmente satisfatório. Além disso, pode transformar a excitação e a emoção da relação sexual em algo transcendental: uma experiência compartilhada de característica mais meditativa de amálgama e união de mente, corpo e espírito.

▼ Troca íntima

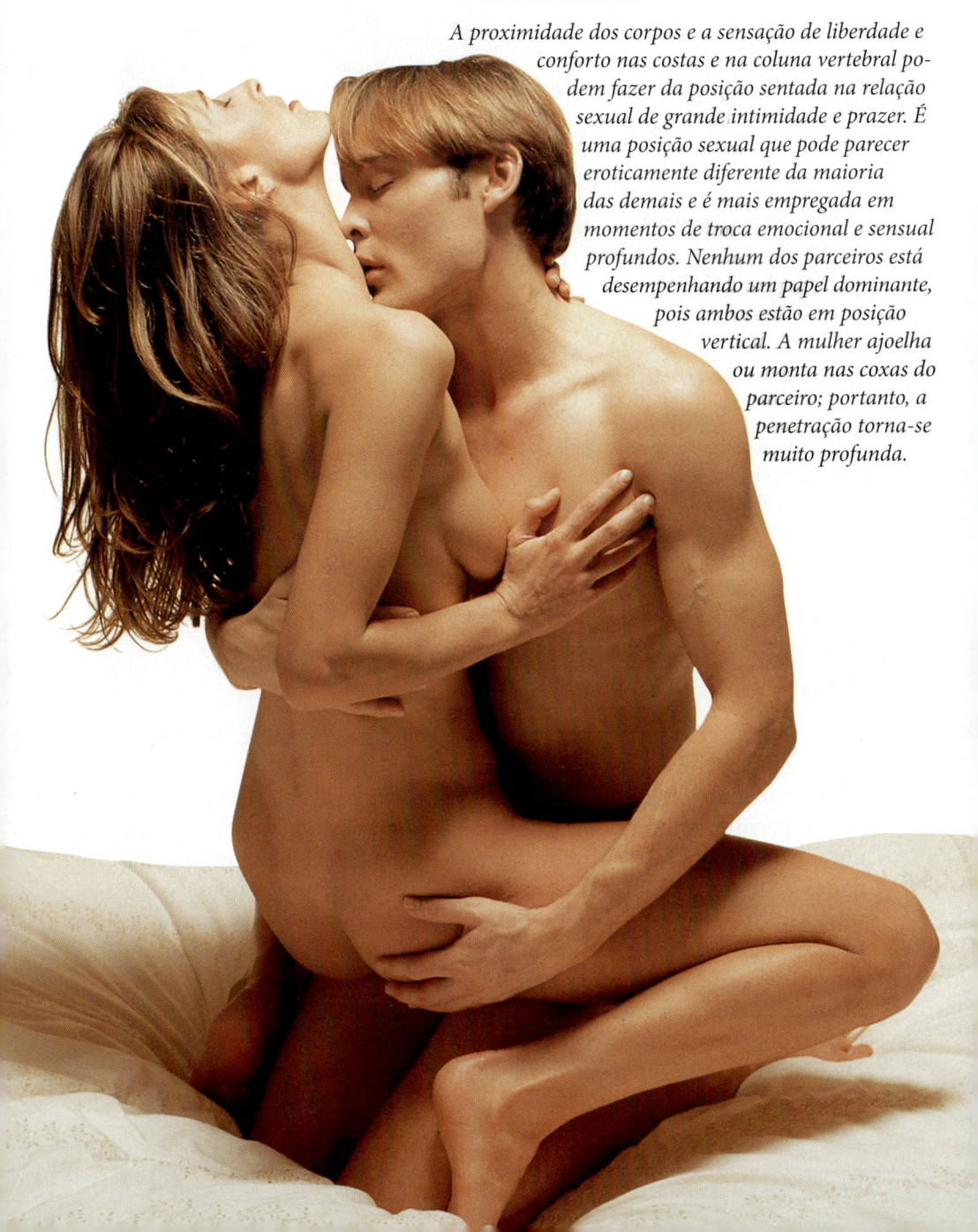

A proximidade dos corpos e a sensação de liberdade e conforto nas costas e na coluna vertebral podem fazer da posição sentada na relação sexual de grande intimidade e prazer. É uma posição sexual que pode parecer eroticamente diferente da maioria das demais e é mais empregada em momentos de troca emocional e sensual profundos. Nenhum dos parceiros está desempenhando um papel dominante, pois ambos estão em posição vertical. A mulher ajoelha ou monta nas coxas do parceiro; portanto, a penetração torna-se muito profunda.

Atitudes sexuais das mulheres

Vanessa, 27 anos, solteira, designer gráfica. Qual aspecto mais a excita em um homem? "Seu humor, os olhos, sua sensualidade." O que você mais gosta na relação sexual? "A delicadeza e intimidade, muitos carinhos e beijos." Quando você atinge seus orgasmos mais potentes? "Quando confio plenamente minha vulnerabilidade a meu parceiro".

Renuka, 31 anos, casada, secretária. Qual aspecto mais a excita em um homem? "Senti-me atraída por meu marido porque ele era bonito e gentil." O que você mais gosta na relação sexual? "Quando ele assume o controle e é poderoso e forte. Faz com que me sinta feminina." Quando você atinge seus orgasmos mais potentes? "Quando estamos relaxados e não estou preocupada com as crianças".

Deidre, 42 anos, divorciada, psicóloga. Qual aspecto mais a excita em um homem? "Seu carisma, a aparência e sua autoestima." O que você mais gosta na relação sexual? "Gosto de quase tudo, especialmente se pudermos dar risada e nos divertirmos". Quando você atinge seus orgasmos mais potentes? "Quando estou apaixonada".

Carolyn, 22 anos, casada, mãe de um bebê. Qual aspecto mais a excita em um homem? "Fisicamente eu diria que é a altura, o corpo e as nádegas. Emocionalmente diria que é sua habilidade em se comunicar e me amar." O que você mais gosta na relação sexual? "Quando é lento e suave, embora bastante erótico." Quando você atinge seus orgasmos mais potentes? "Quando fazemos amor no mesmo ritmo e sintonia e nos sentimos especialmente íntimos em relação ao outro".

Freda, 35 anos, solteira, *designer*. Qual aspecto mais a excita em um homem? "Tudo, gosto de tudo." O que você mais gosta na relação sexual? "Quando é quente, apaixonada e sensual." Quando você atinge seus orgasmos mais potentes? "Quando me sinto à vontade o suficiente para gritar e geralmente deixar acontecer".

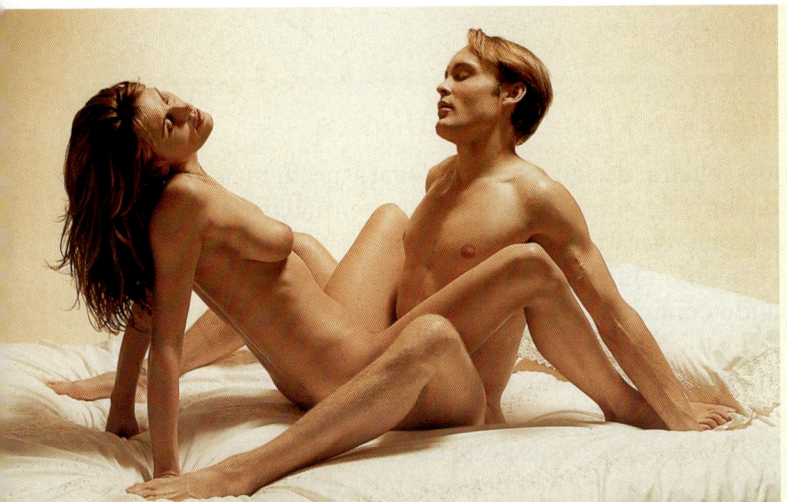

Sexualidade sincronizada

Enquanto se faz amor em posições sentadas, podem ser realizados mais movimentos se o casal separar os corpos, curvando-se para trás e sustentando o próprio peso nos braços e nas mãos. A mulher pode usar a força dos músculos da perna para subir e descer no corpo do pênis, enquanto o homem pode fazer movimentos de penetração em direção à parceira. A posição mais separada dos corpos também permite que o homem estimule o clitóris da mulher com os dedos.

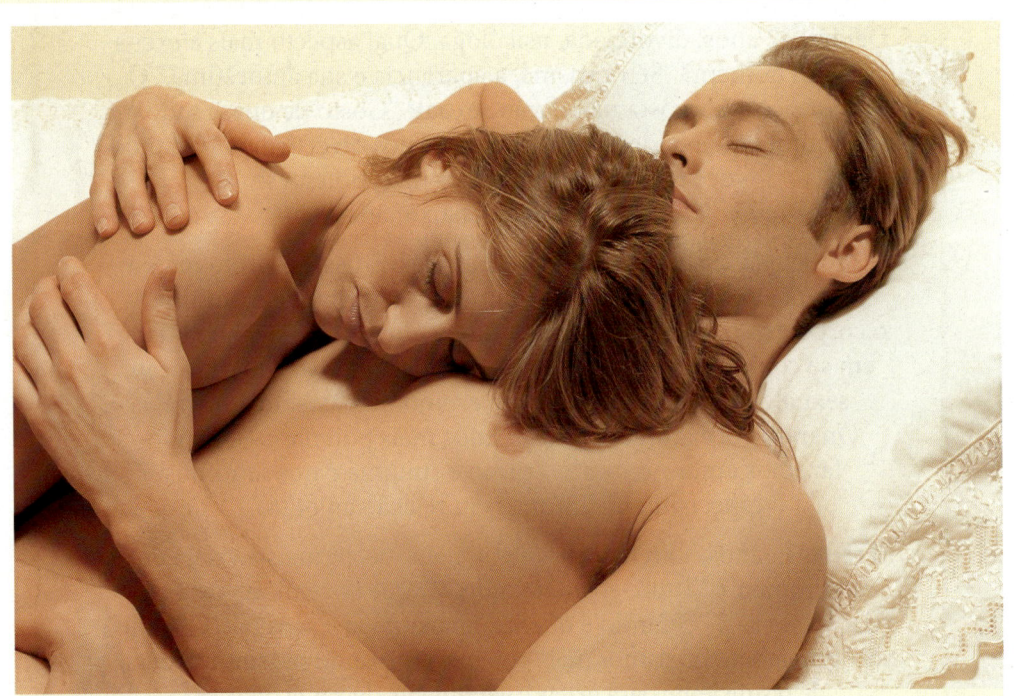

Dissolvendo-se harmoniosamente

A intimidade e a igualdade das posições sentadas fazem delas umas das mais satisfatórias e prazerosas do repertório. Essa relação sexual harmoniosa pode levar o homem e a mulher a vivenciar uma sensação profunda e alegre de união, o que pode ser belamente resolvido e reforçado ao se afundarem um nos braços do outro e deitarem silenciosamente, juntos, em repouso radiante.

Orgasmo

O orgasmo é o clímax da relação sexual – a doce libertação de sensações poderosas que são descarregadas quando a excitação sexual atinge o seu auge. Tanto para o homem como a mulher pode ser a experiência física mais deliciosa e alegre. O orgasmo não precisa ser apenas uma questão genital – uma libertação prazerosa de tensão sexual reprimida vinda da região pélvica. É possível que todo o corpo se renda às ondas pulsantes de energia orgástica.

O orgasmo não é apenas um processo físico, e sim uma experiência holística. É capaz de abarcar tudo o que diz respeito ao ser humano, envolvendo também nosso amor, nossas emoções e nossa natureza espiritual.

No entanto, seria errado tomar por certo que todos os orgasmos devem deixar a sensação de que a "a Terra tremeu". Haverá muitas ocasiões em que os momentos de clímax e ejaculação se parecerão mais com segundos suaves de libertação ou vibrações delicadas nos órgãos sexuais, uma vez que o orgasmo refletirá bastante seu humor no momento, se você está cansado ou sob estresse, ou em sintonia com o parceiro. Pode até mesmo ser, às vezes, uma verdadeira fonte de desapontamento e proporcionar um sentimento de decepção. Honestamente, a exploração e a experimentação

▶ **Um momento de fusão**

Tanto o homem quanto a mulher podem se sentir como se estivessem derretendo, fundindo-se e deixando-se levar por algo que é ainda maior do que eles mesmos. O ego de cada um é dissolvido por alguns momentos e, por essa razão, o orgasmo é descrito como uma experiência potencialmente transformadora.

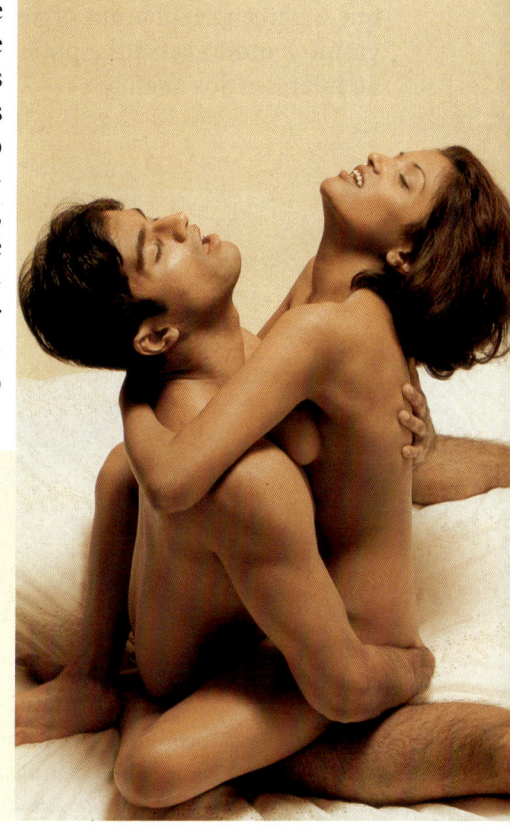

ajudarão a maioria dos casais a melhorar sua capacidade de ter orgasmos e a encontrar uma compatibilidade maior em sua relação sexual.

O mais importante de tudo é não deixar o orgasmo se tornar uma obsessão durante o ato sexual. Considerá-lo o objetivo da relação sexual pode gerar tensões no corpo e na mente, prejudicando a alegria do momento e interferindo efetivamente no processo orgástico. O orgasmo pode ser a cereja do bolo, mas o bolo por si só também é delicioso e deve ser apreciado!

Variedade orgástica

Não é necessário haver sexo com penetração para se chegar ao orgasmo. Ele pode ser atingido por meio da automasturbação, a masturbação mútua e o sexo oral. Durante a penetração, às vezes, um casal pode optar por mudar para o sexo oral a fim de completar a experiência orgástica. Um homem que sabe que pode não manter a ereção ou que possivelmente ejaculará muito rapidamente, pode até realizar *cunilíngua* para que a parceira tenha um orgasmo, antes de penetrá-la. Portanto, o orgasmo é muito versátil e pode ser adaptado ao ânimo do indivíduo ou ao interesse dos amantes.

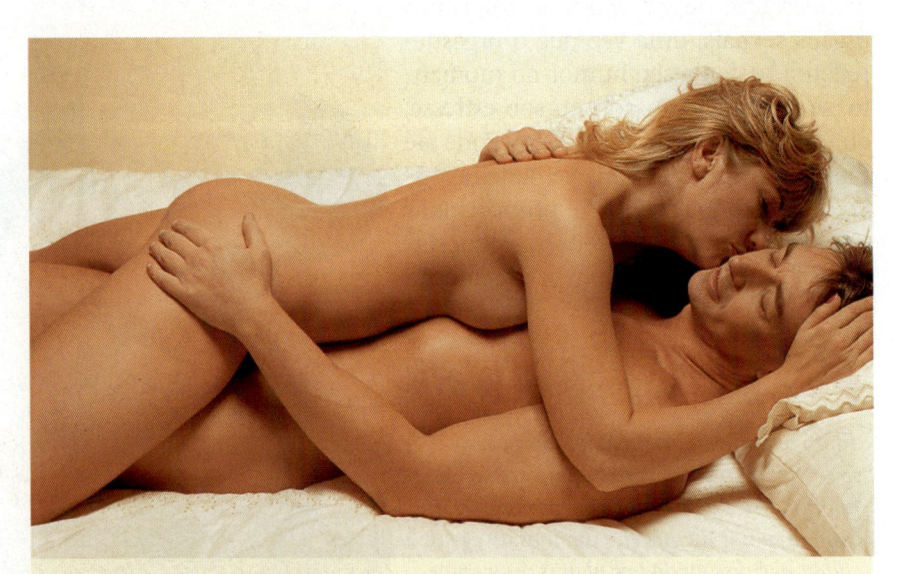

Busque novos picos

Tornem-se mais sensuais e relaxados um com o outro, de modo que seus corpos comecem a ressoar juntos. Experimentem posições diferentes para fazer amor e vejam quais podem levá-los aos maiores picos de excitação.

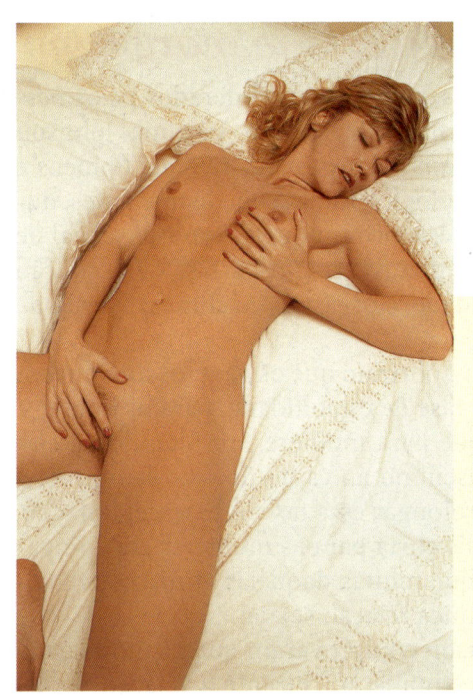

Autodescoberta

Com certa frequência, a automasturbação é recomendada como um exercício para pessoas que estão encontrando dificuldade em atingir o orgasmo com um parceiro sexual. Ao levar a si mesmo ao orgasmo, você pode aprender exatamente de qual tipo de estimulação gosta e também ficar mais relaxada com seus próprios órgãos genitais e respostas corporais.

Variando o orgasmo

Em algumas ocasiões um homem pode optar por não ejacular dentro da vagina da parceira. O sexo com penetração talvez seja imprudente por causa de uma infecção ou pelo risco de gravidez, ou então o casal talvez queira acrescentar um pouco de variedade a seu repertório. Nesses casos, o homem pode atingir o orgasmo no início e em seguida ejacular sobre a barriga da parceira, ou até entre os montes macios e quentes de seus seios. (Não é necessário dizer que ele deve apenas fazer isso com o consentimento da parceira).

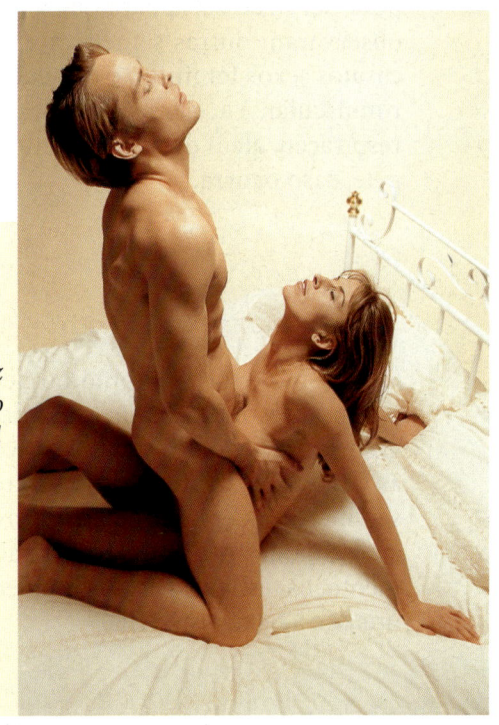

A resposta do corpo durante o orgasmo

Estudos sobre o comportamento sexual humano liderados pelos pesquisadores norte-americanos William Masters e Virginia Johnson durante a década de 1950 revelaram pela primeira vez que homens e mulheres seguem um padrão psicológico muito semelhante antes, durante e depois do orgasmo. Eles descobriram que a resposta sexual de homens e mulheres divide-se em quatro estágios: a fase de excitação ou estimulação; a fase de estabilidade; o orgasmo ou clímax; e a fase de desfecho ou recuperação.

No entanto, eles também descobriram que os gêneros diferem em muitos aspectos. Por exemplo, a fase de estabilidade, para os homens, pode ser muito mais curta do que para mulheres, resultando na ejaculação do parceiro de sexo masculino antes do de sexo feminino, a menos que ele se esforce para prolongar essa fase. A fase de desfecho, ao contrário, pode ser muito mais curta para as mulheres em comparação aos homens, permitindo que muitas daquelas atinjam diversos orgasmos durante apenas uma única relação sexual.

Além disso, Masters e Johnson comprovaram que o clitóris é tão erógeno quanto o pênis e sua estimulação durante a relação sexual pode ser necessária para que a mulher atinja o orgasmo. Eles também observaram outras semelhanças notáveis entre as respostas fisiológicas nos sexos feminino e masculino – como o aumento da tensão neuromuscular, a aceleração do ritmo cardíaco, da pressão sanguínea e da respiração, além de um vermelhidão ou rubor que pode se espalhar na pele, caso ocorra.

Resposta física nos homens

O orgasmo é disparado no homem quando a tensão muscular em seu corpo e a estimulação nervosa dos órgãos sexuais atinge o pico de orgasmo chamado de "ponto sem volta". Exatamente antes da ejaculação, as contrações rítmicas dos músculos ao redor da próstata, as vesículas seminais e os epidídimos empurram líquidos seminais e esperma para a base da uretra – o bulbo uretral – onde eles se misturam. Nesse momento, os testículos estão completamente elevados, e a abertura entre a uretra e a bexiga se fecha.

▼ O prazer aumenta

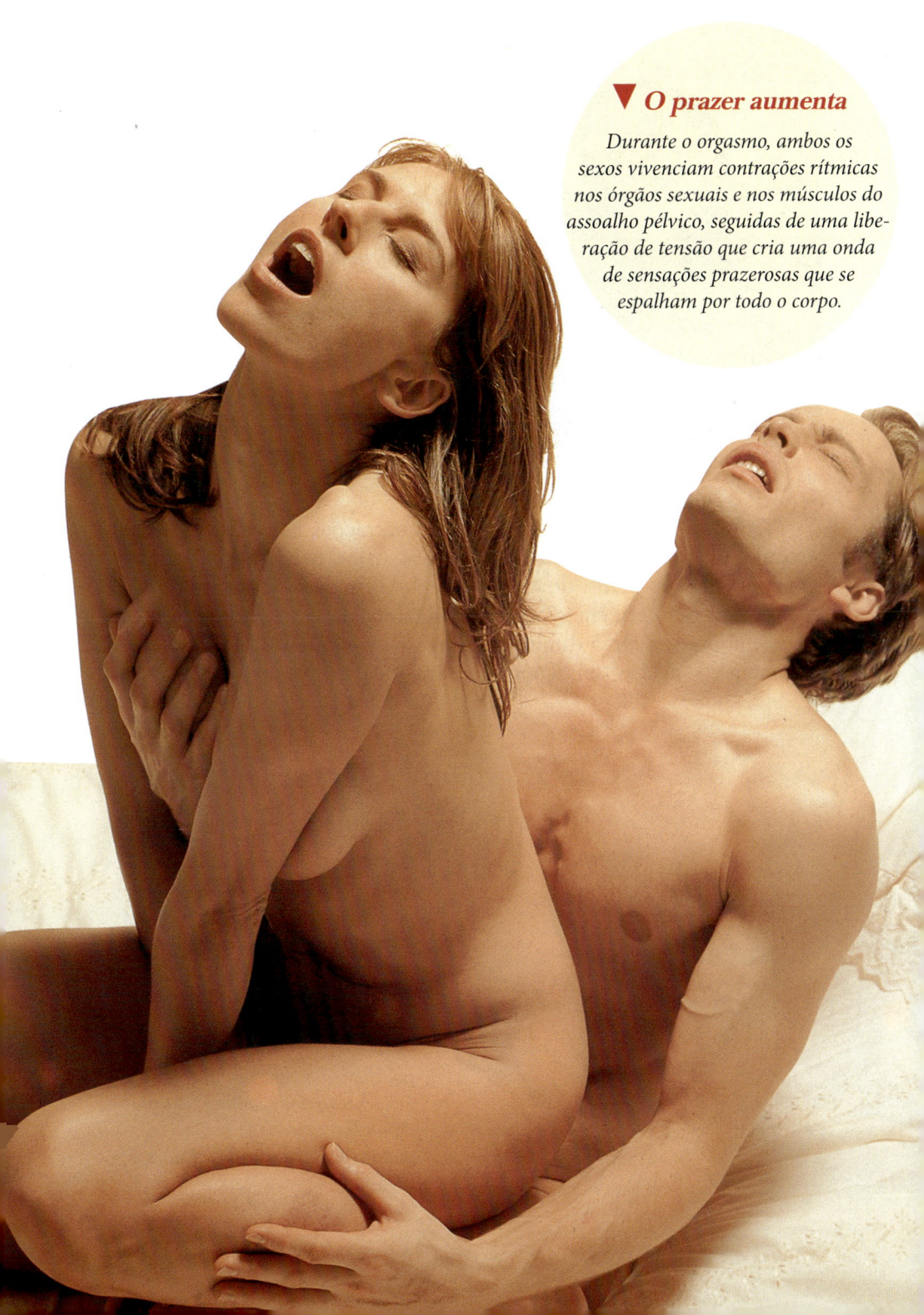

Durante o orgasmo, ambos os sexos vivenciam contrações rítmicas nos órgãos sexuais e nos músculos do assoalho pélvico, seguidas de uma liberação de tensão que cria uma onda de sensações prazerosas que se espalham por todo o corpo.

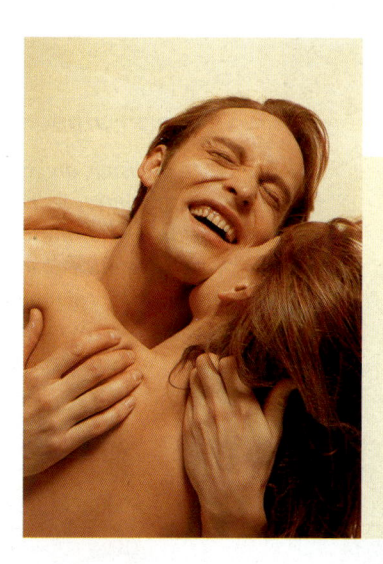

Espasmos de prazer

Alguns homens parecem ter contrações sexuais apenas em sua região genital, enquanto outros as sentem por todo o corpo. Durante esses momentos de êxtase, um homem pode gritar ou gemer, e seu rosto pode se contorcer por alguns instantes, como resultado dos espasmos musculares.

Durante a ejaculação, as intensas contrações rítmicas do bulbo uretral e os espasmos dos músculos do assoalho pélvico bombeiam o sêmen através do pênis, de cuja ponta ele jorra. Essas contrações ejaculatórias acontecem em sucessão rápida. Inicialmente, pode ser muito forte, embora sua força diminua progressivamente. Ao mesmo tempo, o homem vivencia as sensações intensamente prazerosas do orgasmo.

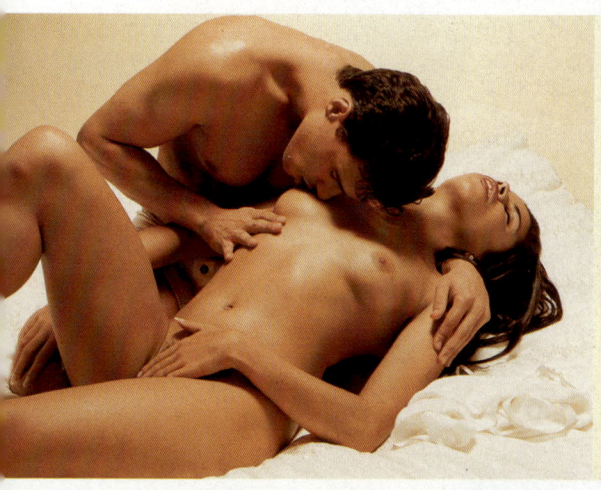

Estimulação extra

Se um homem ejacular antes de a mulher atingir o clímax e então perder a ereção, ela não conseguirá atingir o orgasmo a menos que seja proporcionada mais estimulação – por ele ou por ela mesma. Isso pode acontecer com o homem realizando cunilíngua ou estimulação manual no clitóris da parceira. Ele pode beijar, acariciar e lamber o corpo da mulher, alternadamente, enquanto ela se masturba até atingir o orgasmo.

Resposta física nas mulheres

As mulheres nem sempre chegam ao orgasmo, mesmo que tenham alcançado um nível alto de estimulação durante a excitação e a fase de estabilidade. Para tal, há inúmeras razões. Algumas mulheres podem não atingir o orgasmo durante a relação sexual ou durante um episódio particular de atividade sexual, mas isso não diminui necessariamente o prazer que vivenciaram durante as outras fases da relação sexual e podem se sentir sexualmente realizadas na mesma medida. Além disso, uma mulher pode ser mais facilmente distraída por seus pensamentos ou preocupações nesse estágio, no qual até o esforço de tentar atingir um orgasmo pode ser contraprodutivo.

A maioria das mulheres não atinge o orgasmo apenas com a fricção vaginal e precisa de estimulação clitoriana mais direta durante a penetração, seja com pressão habilmente aplicada pelo osso púbico do homem, por seus próprios movimentos ou por estimulação oral ou manual extra.

Quando as condições estiverem propícias para a mulher ter um orgasmo, ela pode começar a sentir como se uma sensação intensa de calor se espalhasse do clitóris para todo o seu corpo, além de uma pulsação em sua vagina e nos músculos da região pélvica.

Quando essa tensão atinge o seu auge, ela dá lugar a contrações rítmicas e fortes que podem ocorrer na região inferior da vagina, no útero e ao redor do ânus. Essas ondas de sensação, para muitas mulheres, podem pulsar em todo o corpo. As primeiras contrações são as mais fortes, mas podem ser seguidas por uma série de pulsações mais moderadas – mais parecidas com os tremores que geralmente precedem um terremoto.

Perdendo o controle

Nesse momento, a mulher perde o controle voluntário sobre os músculos; seu rosto pode contrair e até os dedos das mãos e dos pés podem se enrolar. É comum nos momentos de clímax que a mulher gema ou grite, ou até afunde as unhas nas costas do parceiro.

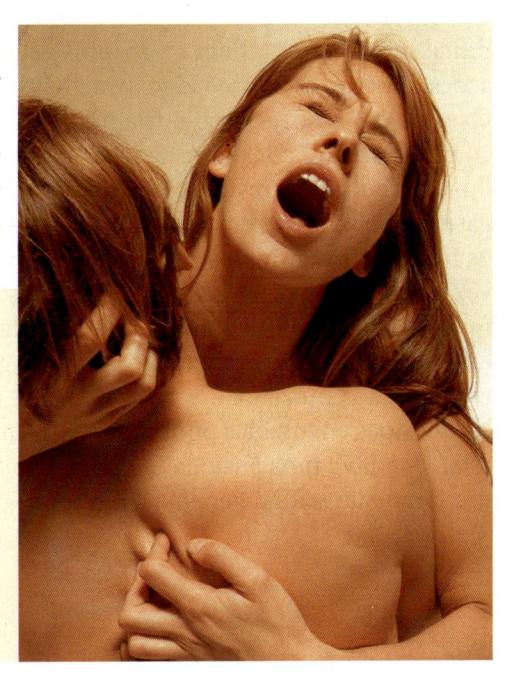

Essas contrações involuntárias funcionam como uma bomba para liberar a região genital que sofre de vasoconstrição, como se a mulher quase alcançasse o momento de clímax, mas o orgasmo é interrompido, por algum motivo. Essa sensação reprimida de tensão nos genitais pode fazer com que a mulher se sinta fisicamente muito desconfortável e emocionalmente desapontada, e ela pode tanto esperar que essa sensação fisiológica cesse por si só ou que seu parceiro a leve ao orgasmo por meio de estimulação oral ou manual, caso ele já tenha ejaculado. Como alternativa, ela pode se masturbar para alcançar o clímax.

Fingindo orgasmos

É de grande valia mencionar aqui que muitas mulheres se sentem obrigadas a fingir orgasmos, fazendo com que seus parceiros equivocadamente acreditem que elas atingiram o clímax. Às vezes, uma mulher fará isso para terminar uma relação sexual por estar entediada ou cansada, e pelo fato de os esforços de seu parceiro em agradá-la a estarem pressionando de maneira desnecessária. Talvez seu nível de excitação tenha baixado, e seus líquidos vaginais secado, e assim a relação sexual prolongada a está deixando dolorida. Qualquer que seja o motivo, uma mulher pode fingir um orgasmo para agradar ao parceiro e confortar o ego sexual dele.

Muitas mulheres, por vários tipos de motivos, consideram muito difícil serem honestas em momentos delicados como esses. Em tais situações, o orgasmo falso é algo semelhante a uma "mentirinha inocente". Os problemas surgem se o fingimento de orgasmos for um padrão de comportamento constante na vida sexual de um casal. Nesse caso, é melhor que a mulher revele a seu parceiro que não consegue chegar ao orgasmo enquanto fazem amor. Juntos, então, eles podem explorar todos os tipos de preliminares para proporcionar maior prazer à mulher. Talvez eles precisem dedicar mais tempo aos jogos sensuais, de modo que a mulher fique mais plenamente estimulada, ou então podem experimentar diferentes posições sexuais para que a parceira receba o tipo certo de estimulação clitoriana – a posição com a mulher por cima pode ajudar. As questões envolvidas podem ser ainda mais profundas (possivelmente relacionadas a uma ansiedade), e a busca por ajuda profissional vinda de um terapeuta sexual beneficiaria a mulher e até mesmo o parceiro.

Orgasmos múltiplos

Pelo fato de a fase de desfecho ou recuperação ser muito curta para as mulheres – com duração de apenas poucos segundos, em alguns casos – algumas conseguem atingir orgasmos múltiplos, um atrás do outro, durante o sexo. Isso não é possível para os homens, pois a fase de recuperação masculina vai desde vários minutos até muitas horas. No entanto, há muitas mulheres que se sentem saciadas após atingir um orgasmo e, a exemplo dos homens, perderão temporariamente o interesse em prosseguir na relação sexual, embora sua excitação possa retornar pouco tempo depois.

Há um número considerável de discussões acontecendo nos meios de comunicação a respeito da capacidade feminina de atingir orgasmos múltiplos. Por um lado, trata-se de informação útil, uma vez que alerta homens e mulheres do fato de que a sexualidade feminina é poderosa e profunda. Não se deve esquecer que a natureza orgástica das mulheres só foi plenamente reconhecida pelos cientistas e médicos ocidentais há 50 anos.

Entretanto, a obsessão com os orgasmos múltiplos pode causar problemas por criar tensões para homens e mulheres. Um homem pode acreditar que seu desempenho sexual é um fracasso se a parceira não atingir determinada cota de orgasmos, enquanto a mulher pode acreditar que há algo faltando nela, pelo fato de não conseguir atingir orgasmos repetidas vezes. Todos os casais que se amam podem se beneficiar ao explorar seu potencial sexual pleno, porém, basicamente, sua capacidade orgástica deve ser medida em termos de qualidade, e não quantidade, assim como todos os demais aspectos do sexo.

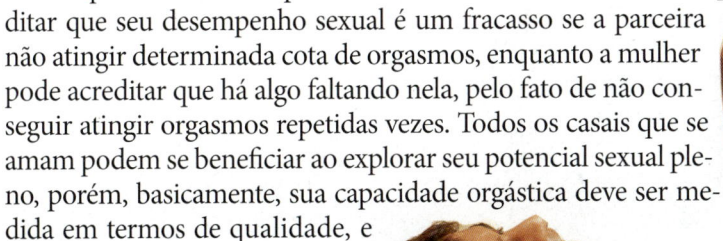

Prolongando a fase de estabilidade

Se o homem for capaz de prolongar a fase de estabilidade da relação sexual – ao atrasar ou privar-se de ter um orgasmo –, a mulher pode conseguir atingir o clímax sucessivas vezes. Essa capacidade de ter orgasmos múltiplos varia de uma mulher para outra.

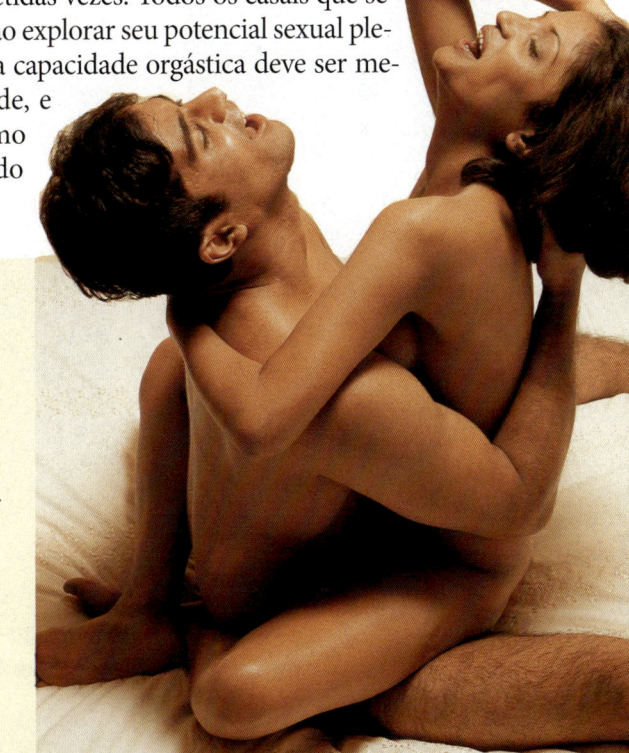

O ponto G

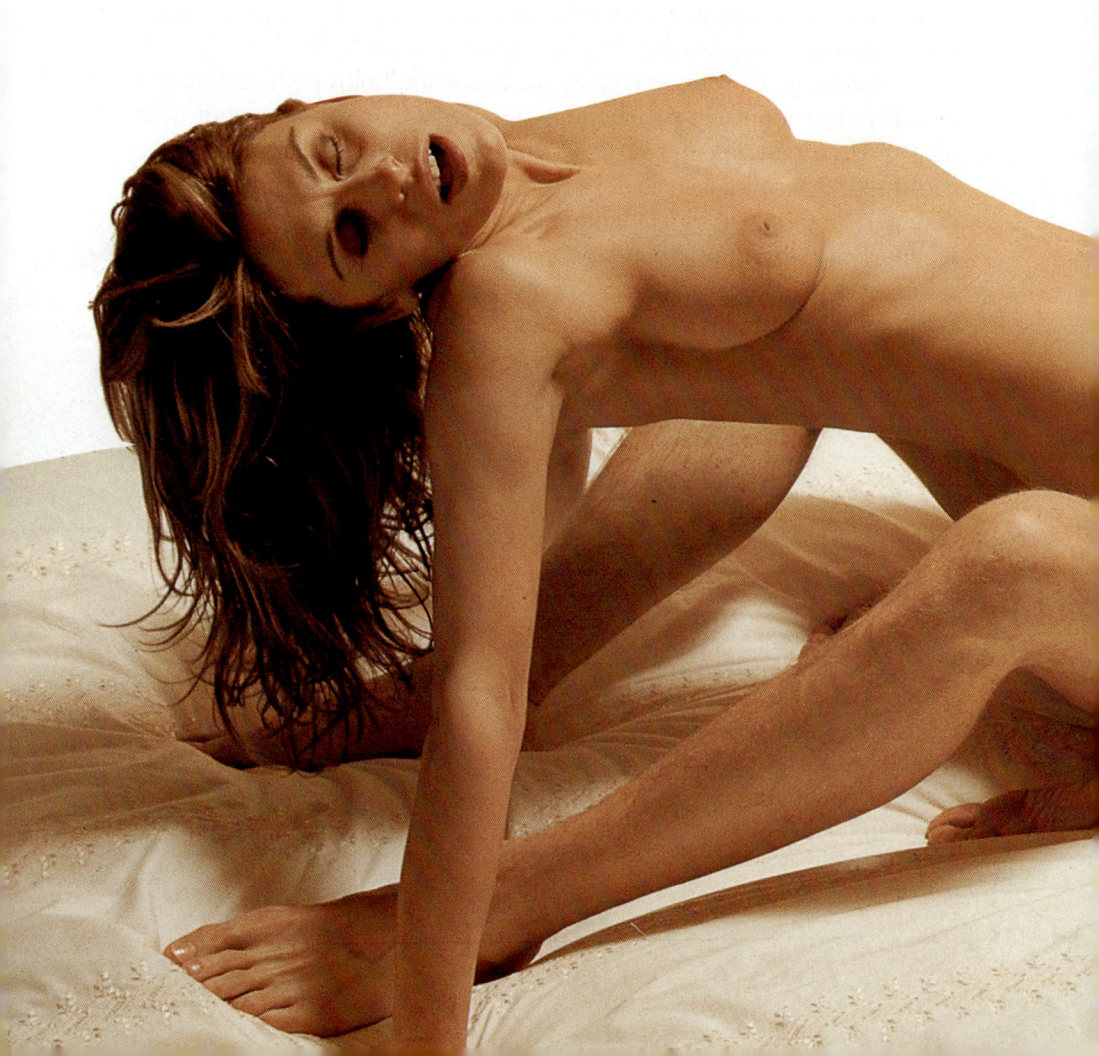

Sabemos agora que o clitóris é a parte mais eroticamente sensível do corpo da mulher e que desempenha um papel fundamental em seu processo orgástico. Porém, nos últimos anos, tem havido muitos debates sobre o ponto G feminino, assim chamado por ter sido descoberto pelo ginecologista alemão Ernst Gräfenberg. Alega-se que a pressão sobre o ponto G, que é um complexo de terminações nervosas localizado na parede frontal da vagina, induz uma forma particularmente intensa de orgasmo vaginal. Os estudos de Gräfenberg foram ainda mais além, afirmando que, quando o ponto G é estimulado de maneira adequada, a uretra ejacula um fluido transparente que não tem "características urinárias". Essa descoberta excitante foi contestada por outros médicos e cientistas, que continuam a acreditar que o fluido não se distingue da urina. Muitos médicos também negam a existência do ponto G feminino. Contudo, não há evidências para que sugiram isso; pelo menos em algumas mulheres, esse feixe de nervos disparador de orgasmos de fato existe. Definitivamente vale a pena explorar.

▼ Estimulando o ponto G

O ponto G pode ser estimulado em posições sexuais nas quais o pênis do homem é esfregado contra a parede frontal da vagina – desde que o parceiro consiga manter essa ação durante algum tempo. Na posição mostrada aqui, a mulher inclina-se para trás para permitir que o pênis pressione de modo firme o ponto G.

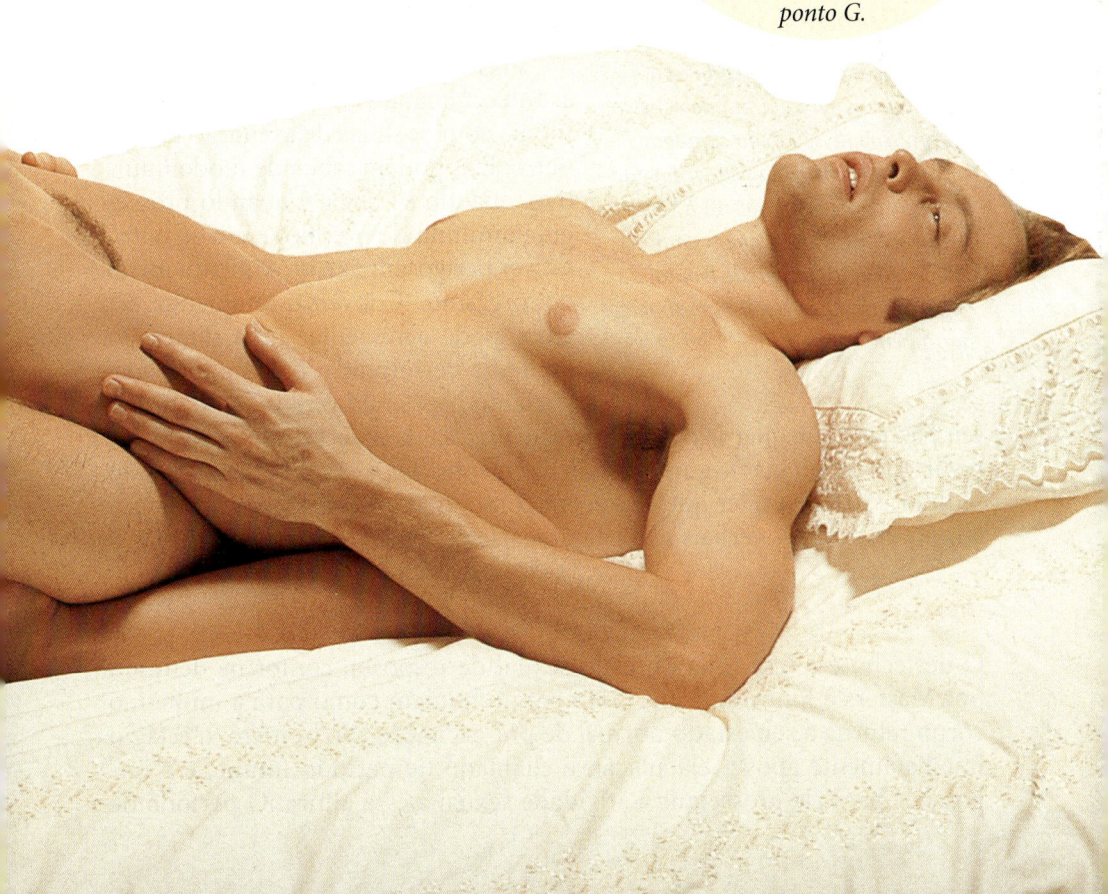

Orgasmos simultâneos

Um homem e uma mulher terem orgasmos simultaneamente pode ser uma experiência máxima na relação sexual, mas não absolutamente necessária para uma vida sexual satisfatória. A maioria dos casais pode ter um relacionamento sexual extremamente feliz sem sequer atingir orgasmos simultâneos.

Caso ocorra de o homem ejacular primeiro, ele pode continuar a estimulação em sua parceira, para que ela atinja o clímax com técnicas orais e manuais. Como alternativa, se a mulher atingir o orgasmo antes do homem, ela geralmente é fisicamente capaz de continuar a relação sexual e pode se dedicar ao prazer de seu parceiro. Ela pode até atingir o clímax mais uma vez, caso seja multiorgástica.

Os orgasmos simultâneos podem acontecer quando o casal estiver em harmonia com os sinais de excitação um do outro. Eles podem saber, de modo intuitivo, quando se deter e quando prosseguir, diminuindo o ritmo se um ou outro estiver perigosamente próximo do início do orgasmo. Conversar enquanto faz amor pode acrescentar uma dimensão excitante de intimidade compartilhada, portanto não tenha vergonha de dizer a seu parceiro que quer ir devagar ou que precisa de mais estimulação, ou de pedir que ele ou ela "segure por um momento". Diga essas coisas de modo sedutor; você não quer que elas soem como uma ordem. Depois de algum tempo, esses sinais verbais se tornarão parte de seu jogo amoroso.

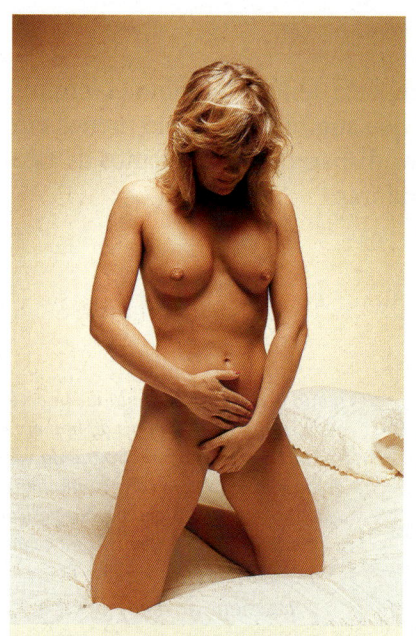

Localizando o ponto G

Você pode explorar delicadamente sua própria vagina, a fim de verificar se a pressão de seu dedo consegue encontrar o ponto mágico – ou pode pedir para que seu parceiro o faça para você. Afirma-se que o ponto G está localizado na parede frontal da vagina, a cerca de 5 a 7,5 centímetros da sua entrada.

Desfecho

O desfecho é a fase final do ciclo sexual de resposta, conforme definido por Masters e Johnson. Nele, tanto para o homem como para a mulher, o corpo retorna a seu estado normal de pré-excitação. No homem, o estágio imediatamente após a ejaculação é chamado de período imune, e é impossível para ele prosseguir a atividade sexual a essa altura. O período de tempo que essa fase dura varia bastante de um homem para outro, mas, na maioria dos casos, aumenta com a idade.

A maior parte dos homens se sente exausta depois do orgasmo e precisa de um período de recuperação, em geral recolhendo-se ou dormindo. Porém, após o orgasmo, a mulher pode, comumente, permanecer em um estado de excitação sexual após atingir o clímax e pode querer que a relação sexual continue. Como explicado, a mulher geralmente consegue continuar e alcançar mais orgasmos.

A principal diferença entre os gêneros logo após o orgasmo é que o homem é mais propício a precisar de paz e tranquilidade, enquanto sua parceira precisa que a intimidade continue, mesmo que só na forma de abraços, carinhos e conversa. Essa diferença fundamental nas reações masculinas e femininas nos momentos imediatamente após fazer amor pode gerar problemas reais em um relacionamento. É óbvio que ambos têm necessidades que devem ser satisfeitas.

Se um homem constantemente se "desliga" após o orgasmo, é provável que sua parceira interprete as ações como um sinal de que ele não se preocupa com ela. O comportamento do homem pode se traduzir em uma experiência vazia e nula para a mulher, e esta pode se sentir amargamente rejeitada. Para o homem, sua necessidade de descanso pode ser suprema e, temendo não conseguir atender às exigências de sua parceira, pode se afastar ainda mais dela.

Se o comportamento pós-sexo estiver abalando a harmonia de sua vida sexual, é realmente de grande valia conversar sobre o problema. É melhor tentar compreender as necessidades e opiniões de seu parceiro, em vez de ficar zangado e na defensiva.

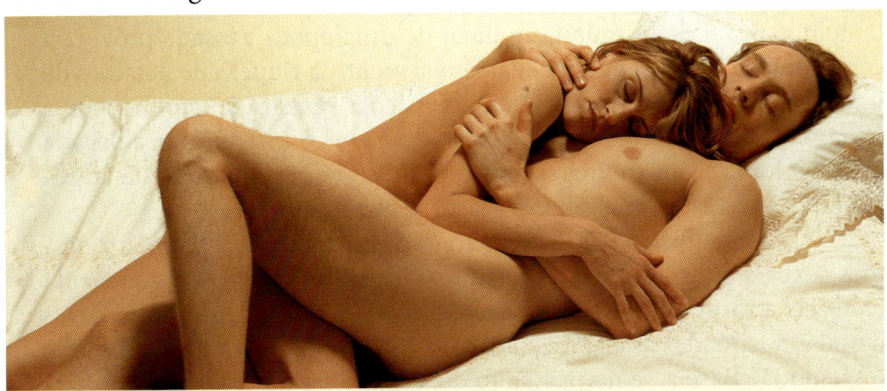

Curta a intimidade

Na fase de conclusão após o orgasmo, um casal pode se deitar um nos braços do outro, simplesmente curtindo sua presença física próxima e a intimidade do momento, permitindo-se relaxar profundamente.

Relações sexuais ousadas

Não há nada de novo quanto a posições sexuais ousadas, apesar do excesso de informações atualmente em voga. Textos e manuscritos detalhados sobre as melhores formas de alcançar felicidade no âmbito sexual, além de descrições detalhadas de posições e práticas sexuais surgiram em muitas culturas antigas, inclusive na Índia, na China e no Oriente Médio. Alguns desses textos tratavam da busca do prazer sensual e erótico, enquanto outros eram textos de literatura médica com o objetivo de auxiliar casais a encontrar saúde e felicidade sexual; outros se referiam a práticas sexuais relacionadas à yoga por meio das quais homens e mulheres conseguiam atingir um estado de consciência espiritual mais elevado.

O *Kama Sutra*, de Vatsyayana, escrito na Índia por volta do século IV depois de Cristo, é um dos textos mais famosos com informações abertas e precisas sobre como atingir a satisfação sexual. Sua primeira versão em língua inglesa foi traduzida do sânscrito pelo grande explorador Vitoriano, Sir Richard Burton, em 1883, e impresso de modo particular para a Sociedade Kama Sastra de Londres e Benares. Na época, essa organização dedicava-se à aquisição e à tradução de textos que abordassem o amor erótico.

Foi somente em 1964, no entanto, que o texto foi amplamente publicado no Oriente, quando suas descrições abertas acerca do comportamento sexual da burguesia indiana de uma época passada provocou certo rebuliço entre o público. Particularmente, a riqueza de detalhes de uma variedade de práticas eróticas e posições sexuais de fato instigou a imaginação dos leitores. A publicação do *Kama Sutra* durante a década de 1960 foi um dos muitos acontecimentos daquela década que anunciaram uma atitude mais aberta à sexualidade.

O *Kama Sutra*, na verdade, não se destina apenas a abordar questões sexuais, mas também a louvar as virtudes e complementar a vida com arte, prazer e atividades recreativas que provavelmente eram consideradas adequadas às classes abastadas e privilegiadas da Índia durante o século IV. Baseia-se no princípio do *kama* – ou desejo – que é a celebração das sensações físicas e do desejo pelo amor. No contexto espiritual, isso pode ser compreendido como o anseio de ser unir ao Divino.

É a parte a respeito da união sexual, contudo, que englobou a separação entre cultura e história, tornando-a significativa e relevante para os leitores modernos. O *Kama Sutra* não evita a discussão explícita sobre sexualidade, embora abrace as morais sociais de sua época, algumas das quais podem parecem estranhas ao leitor contemporâneo.

Ele fala, de modo imparcial, sobre todos os aspectos do comportamento erótico, inclusive como tocar e acariciar, a arte de beijar, morder e arranhar, variação de posições sexuais, temáticas de dominação e submissão, sexo oral e até anal. Não se trata de um livro para pessoas inibidas, puritanas ou que estejam satisfeitas com a posição do missionário.

Ele encoraja os leitores a explorar todos os aspectos de sua sexualidade, desde os instintos irracionais até as expressões mais sensíveis e delicadas do amor sexual; destaca para os homens sobre a importância de satisfazer sexualmente uma mulher, aborda as posições com a mulher por cima e comenta que a adoção de certos tipos de comportamentos sexuais deve "[...] gerar amor, amizade e respeito nos corações das mulheres".

A posição em pé

Entre as muitas posições de penetração sugeridas pelo Kama Sutra *está aquela chamada "congresso suspenso". Trata-se de uma posição em pé na qual os amantes se sustentam, um contra o outro ou escorados a uma parede. Se vocês optarem por tentar a posição em pé, use-a para acrescentar variedade e ousadia às suas demais manobras sexuais, em vez de como a única posição para relações sexuais, pois, ao mesmo tempo em que é divertida e sensual, também pode se tornar desagradável e cansativa – especialmente para o homem. É necessário que a mulher seja mais leve do que o parceiro, pois ele a levanta e a segura com firmeza. Ela pode erguer as pernas e colocá-las ao redor dos quadris do homem e agarrá-lo pelos ombros e pelo pescoço, enquanto ele sustenta as nádegas e as costas da parceira com as mãos.*

Explorando a variedade

Para descrever as posições sexuais com o tipo de detalhe prático que aparece nesta seção do livro, é necessário adotar uma espécie de aproximação clínica em relação ao assunto – o que apresenta a tendência infeliz de separar a atividade sexual de seu amplo contexto de carinho, intimidade, suavidade e paixão. Ao discutir os movimentos, os ângulos de penetração e as diversas técnicas de excitação para ambos os parceiros, há o risco inevitável de diminuir a maravilha de se fazer amor a um guia "como se faz", talvez mais parecido com um manual de ginástica ou de como manter a forma física.

Ninguém pode dizer a duas pessoas qual é a maneira correta de transarem – a relação sexual é seu próprio ato de criatividade e uma expressão de sua aparência emocional, psicológica e física. Como um casal quer fazer amor ou o que eles exigem de uma relação sexual depende das necessidades individuais ou do relacionamento. Tais necessidades podem mudar de um dia para o outro, de um ano para o outro, ou de uma parceria para outra. Dizer a alguém o modo de melhor atingir um orgasmo pode não abordar todas as emoções que também integram a sexualidade de cada pessoa, ou mesmo tocar a vulnerabilidade e o amor compartilhados que certamente são a essência de um relacionamento sexual verdadeiramente satisfatório.

Até mesmo nas parcerias mais carinhosas, determinados padrões podem ser estabelecidos, de modo que a relação sexual se torne repetitiva e até entediante. A exploração e a variedade podem intensificar uma relação sexual, assim como qualquer outro aspecto de uma vida criativa. Há também questões físicas simples que envolvem a sexualidade, que as pessoas podem simplesmente não conhecer ou compreender plenamente, pois é, em geral, difícil ou constrangedor conversar sobre os mínimos detalhes do desempenho sexual.

Então, por exemplo, um homem pode se considerar um amante experiente, muito embora seus esforços olímpicos na cama ainda não satisfaçam sexualmente sua parceira, porque que as posições que ele prefere não proporcionam a estimulação necessária para que a mulher atinja um orgasmo. Esta, por si só, pode não compreender exatamente por que não consegue alcançar o auge de sua excitação, mesmo sentindo-se atraída por seu parceiro e até gostando das mesmas posições e de todas as outras sensações que elas provocam.

Exemplos disso são as diversas posições aqui apresentadas, nas quais as pernas da mulher estão em posição vertical e apoiadas nos ombros do homem. Essa posição pode ser excitante para ambos, pois o

Posição em pé avançada

Para tornar a posição em pé um pouco mais acrobática e ousada, a mulher pode descer o corpo lentamente em direção ao chão, sustentando a parte superior do corpo com as mãos, enquanto o parceiro segura a parte inferior do corpo e o quadril da parceira de modo firme. Ele então pode movimentar a pelve da mulher suavemente para a frente e para trás, a fim de gerar sensações de impulsão. Essa é uma posição sexual excitante e incomum, mas deve ser tentada apenas por amantes flexíveis e em boa forma física. Não deve ser mantida por muito tempo antes de os parceiros se cansarem. O homem deve ajudar cuidadosamente a mulher a se levantar, prestando atenção para que ela não desloque as costas ou, como opção, ele pode lenta e suavemente ficar de joelhos até que consiga posicionar as costas da mulher no chão.

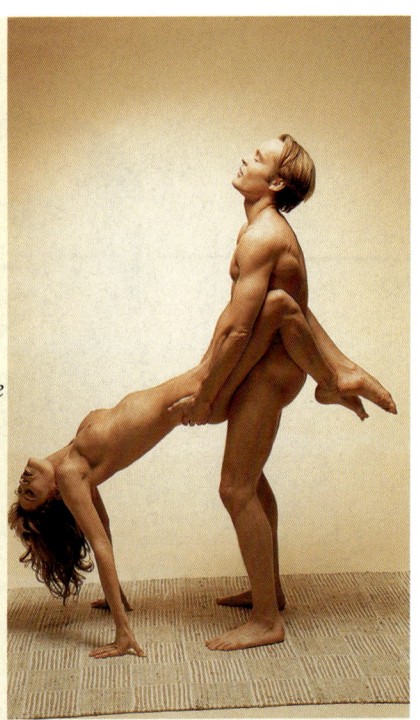

homem se sente poderoso e potente, enquanto a mulher pode gostar da sensação de entregar seu corpo aos impulsos do parceiro. Mesmo assim, essa posição impede a possibilidade de receber estimulação clitoriana direta e é improvável que a leve ao orgasmo, então não é ideal prosseguir com ela por muito tempo. Conhecer as variações sutis das posições proporciona aos parceiros uma gama maior de opções, além de maior compreensão sobre como satisfazer suas próprias necessidades sexuais e emocionais e as do outro.

Penetração profunda

Algumas das posições sexuais mais ousadas dependem que o homem seja consideravelmente mais ativo do que sua parceira e que comande quase todos os movimentos da relação sexual. As posições mostradas nestas páginas exigem que as pernas do parceiro que desempenha a função passiva sejam mantidas no alto ou empurradas em direção ao corpo, para trás. Trata-se, em sua maioria, de variações da posição com o homem por cima, embora a última imagem mostre como inverter os papéis, de modo que o homem assuma a postura mais passiva e tradicionalmente feminina de lançar as pernas para trás.

◀ Comande a ação

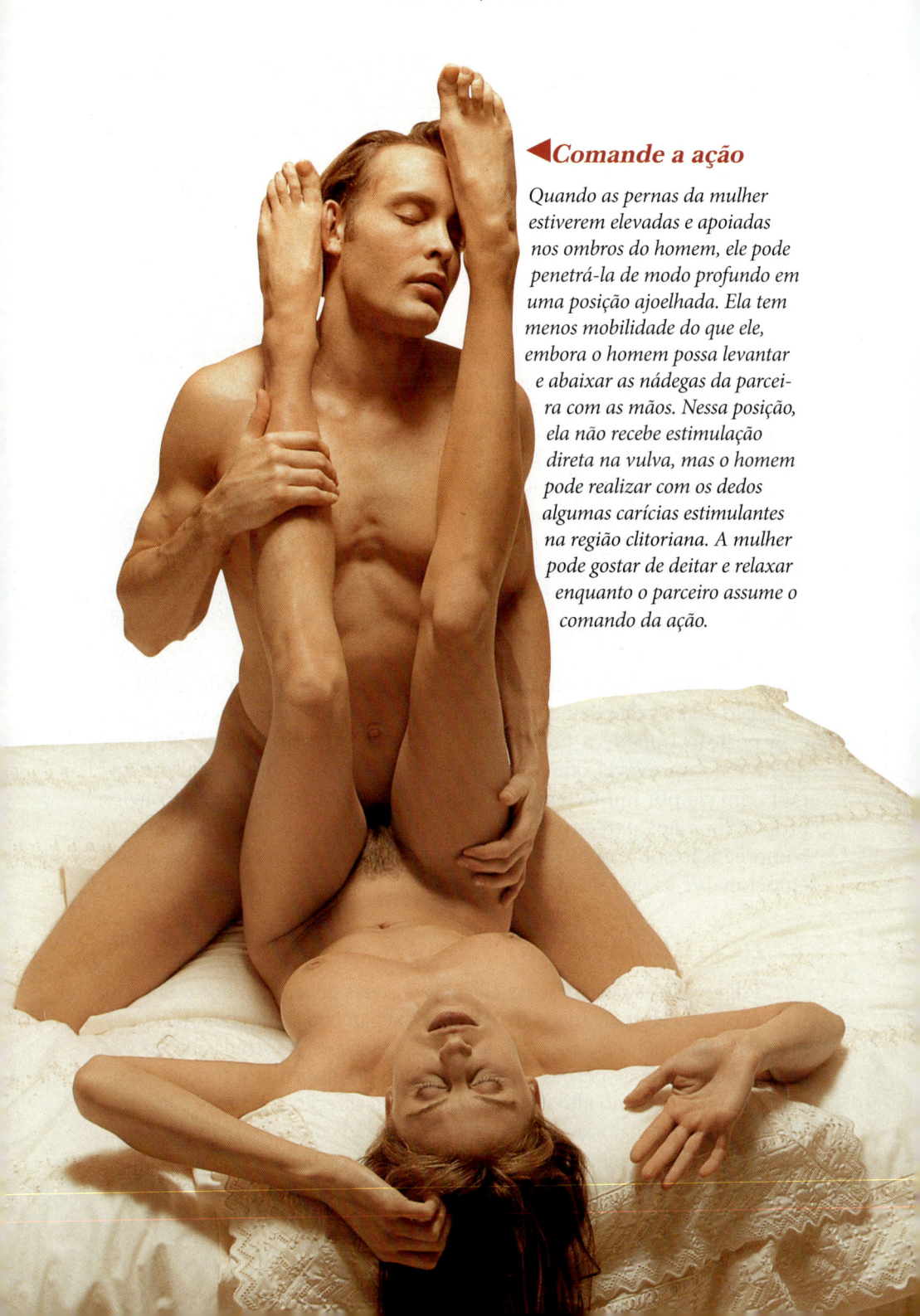

Quando as pernas da mulher estiverem elevadas e apoiadas nos ombros do homem, ele pode penetrá-la de modo profundo em uma posição ajoelhada. Ela tem menos mobilidade do que ele, embora o homem possa levantar e abaixar as nádegas da parceira com as mãos. Nessa posição, ela não recebe estimulação direta na vulva, mas o homem pode realizar com os dedos algumas carícias estimulantes na região clitoriana. A mulher pode gostar de deitar e relaxar enquanto o parceiro assume o comando da ação.

Quando a mulher assume essa posição passiva, ela precisa ter articulações e membros flexíveis para que permaneça confortável; aconselha-se, também, que o homem não mantenha a parceira nessa posição durante muito tempo. Tal posição é mais bem usada como uma variante interessante de outros movimentos, que proporciona à mulher maior flexibilidade de movimentos. Além disso, pelo fato de a vulva não estar em contato direto com o corpo do parceiro, é provável que não receba estimulação clitoriana direta nessa posição, portanto, é improvável que ela leve ao orgasmo da mulher – outro bom motivo para o homem não adotá-la por muito tempo.

Entretanto, o homem pode estimular o clitóris da parceira com a mão e acariciar o corpo dela enquanto realiza essa posição sexual mais ousada, mas isso deve ser feito apenas de modo carinhoso e sensual. A maioria das mulheres não gosta da sensação de ser tocada de maneira mecânica e prefere que a estimulação venha de uma sequência de movimentos natural e fluida.

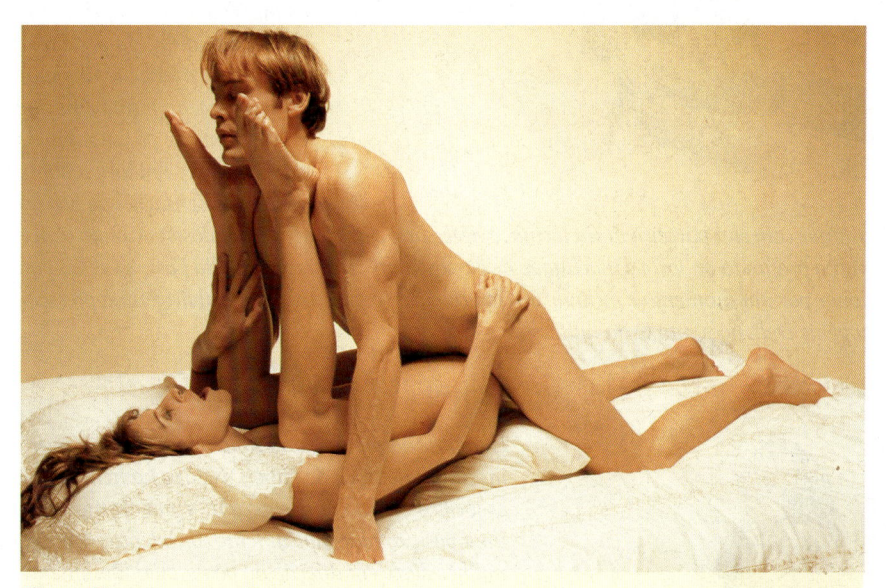

Rendição completa

Para uma penetração vaginal profunda, a mulher pode levar as pernas em direção ao corpo e dobrar os joelhos para repousar os calcanhares nos ombros do parceiro. O homem pode então se curvar em direção à mulher, empurrando as pernas dela mais para trás, ao mesmo tempo em que sustenta o próprio peso com os braços e impulsiona a pelve de modo livre. Mais uma vez, a mulher consegue se movimentar muito pouco nessa posição, mas pode gostar de se render às sensações de impulso. Para uma penetração mais fácil, ele pode levantar os quadris da mulher, colocando um travesseiro sob as nádegas dela.

A sensação de prazer que deriva dessas posições acrescenta variedade, permite a penetração profunda – o que pode ser muito excitante para ambos os parceiros – e o homem consegue expressar sua força e potência, além de impulsionar a pelve de modo livre. A mulher possivelmente gostará das sensações de rendição e "abandono" que podem acompanhar tais posições – e para obter o máximo de prazer com elas, deve relaxar totalmente o corpo e entregar-se por completo aos movimentos do parceiro.

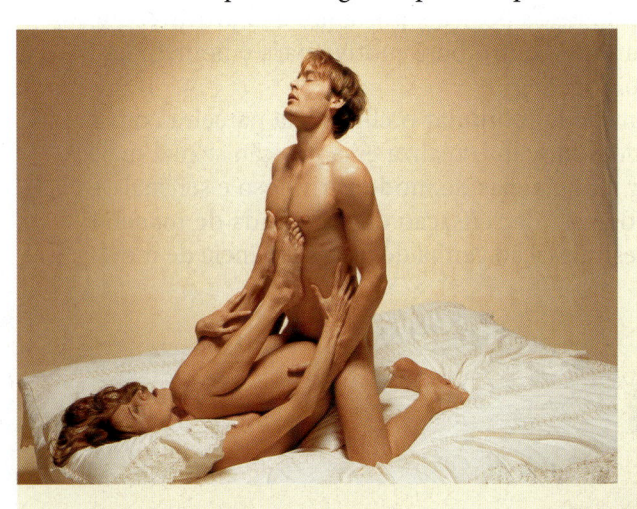

Posição de poder

O corpo da mulher se tornará ainda mais compacta se ela levar os joelhos em direção aos seios e posicionar as solas dos pés confortavelmente sobre o peito do homem. Essa posição proporciona pouca estimulação clitoriana, pois a vulva é afastada do parceiro e os movimentos da mulher são limitados. No entanto, ela pode considerar a poderosa oscilação dos movimentos de seu parceiro muito emocionantes e ficar contente por se submeter a um papel passivo. Embora o homem possa gostar das sensações de poder e força ao fazer amor com sua parceira dessa forma, é necessário que ele seja cuidadoso para não penetrá-la de modo muito profundo ou forte e machuque o colo do útero da parceira. Nessa posição, se ele parar de impulsionar por um momento e inclinar um pouco o corpo para trás, pode aplicar uma pressão excitante com seu pênis ereto no ponto G da mulher.

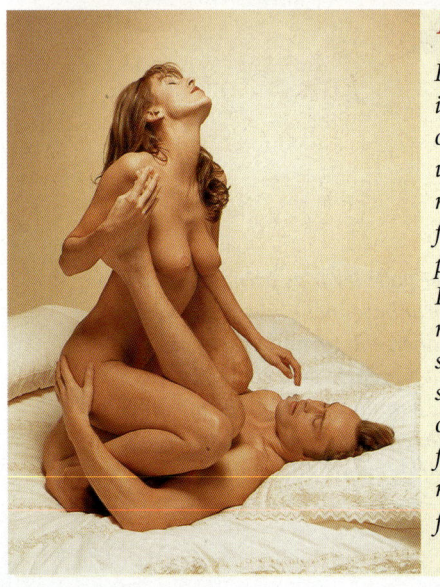

Papel reverso

Esta posição proporciona uma oportunidade divertida e incomum de troca de papéis. Nela, o homem deita-se, dobra os joelhos e lança as pernas para cima, de modo que assuma uma posição mais tipicamente considerada feminina. A mulher desce em direção ao pênis, cuidadosamente, certificando-se de que o ângulo esteja certo e que não dobre o pênis do parceiro ao se movimentar de modo muito rápido. Ela se agacha, de modo que a parte posterior das coxas repouse nessa mesma parte do corpo do homem, porém suporta o peso nos pés e usa as pernas como alavanca para se movimentar para cima e para baixo – ou ela pode oscilar os quadris de um lado para o outro. Somente um homem flexível é capaz de manter esta posição durante muito tempo, mas certamente o ajudará a compreender a perspectiva feminina quanto ao papel de submissão.

Imobilização na relação sexual

Os assuntos relacionados à dominação e submissão geralmente proporcionam um forte elemento de prazer e desejo em muitos relacionamentos sexuais. A sensação de "ser tomado" por um parceiro pode ser deliciosamente excitante e emocionalmente satisfatória para ambos os sexos, embora seja, comumente, característica somente de um relacionamento sexual mais versátil, no qual os papéis ativo e passivo são divididos de forma igualitária.

Muitos casais, entretanto, não desejam ir tão longe a ponto de realizar imobilizações ou práticas de *bondage*, mas encontram outras maneiras de expressar mais naturalmente as oscilações da necessidade de dominar ou se submeter aos parceiros. As duas imagens aqui apresentadas capturam os momentos em que a excitação sexual atingiu um ápice, e um parceiro assume o papel mais poderoso e temporariamente impede os movimentos do parceiro passivo ao prender seus braços, mãos e corpo enquanto comanda a atividade sexual.

Em geral, isso começa com a linguagem corporal do parceiro mais passivo, que espalha os membros em posição de rendição. Tanto homens quanto mulheres podem gostar de ambos os papéis, dependendo de qual deles está por cima ou por baixo na ocasião.

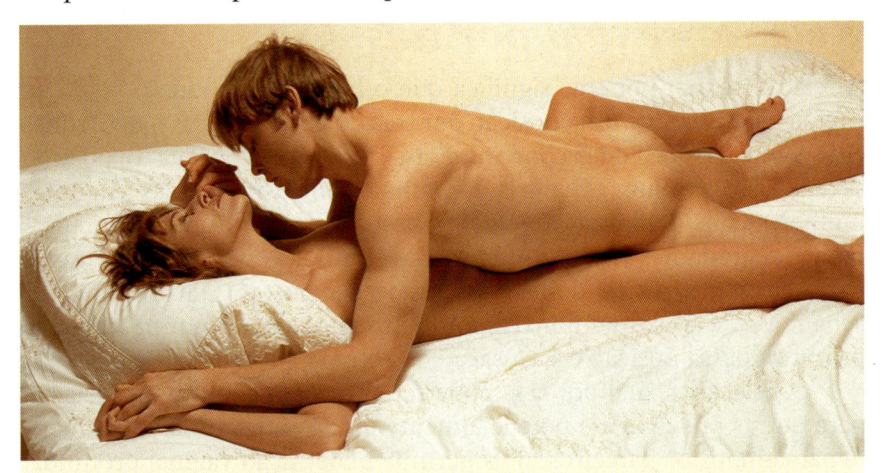

Dominação e submissão

À medida que a paixão aumenta durante a relação sexual, uma mulher pode esticar os braços atrás da cabeça e abrir as pernas, de modo que assuma uma posição inativa de submissão. O homem então segura as mãos da parceira sobre as dele e coloca o corpo sobre o dela – ou seja, sua posição é mais de dominação. Esse elemento de imobilização na relação sexual pode ser muito excitante para ambos os parceiros em determinados momentos. Quando as pernas da mulher estiverem abertas e retas, a vulva estará em contato com o osso público do homem e, embora consiga se movimentar pouco, receberá estimulação clitoriana forte, o que pode precipitar um orgasmo.

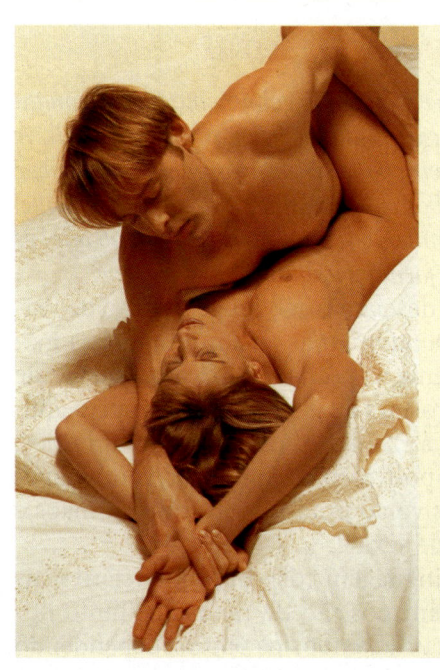

Rendição sexual

Embora a mulher possa gostar de desempenhar um papel ativo ou igualitário na relação sexual, também pode adorar aqueles momentos em que o parceiro assume o comando e ela pode se render ao seu poder masculino. Quando os braços da mulher estiverem esticados em direção à cabeça, ele pode prender as mãos da parceira com uma sua. Com a outra mão, ele pode segurar as nádegas da mulher ou levantar um quadril em direção ao corpo, de modo que consiga alterar o ângulo da sua penetração. Isso permite que o pênis também toque as laterais das paredes vaginais para estimulá-las.

Relação sexual por trás

A relação sexual por trás significa que o homem introduz o pênis na vagina da mulher de uma posição por trás do corpo dela. É mais conhecida como "posição do cachorrinho", assim chamada porque é a posição sexual básica comum à maioria dos animais, inclusive os cães. Algumas mulheres consideram as conotações bestiais dessa posição particularmente degradantes e não gostam de fazer amor com as costas viradas para seus parceiros ou de ter suas nádegas expostas. Outras mulheres acham a relação sexual por trás muito excitante, e gostam da natureza primitiva dessa posição e a sensação de entrega que ela cria.

A relação sexual por trás pode ser apreciada como uma variação para outras posições e é potencialmente muito satisfatória sexualmente para ambos os parceiros, pois permite penetração vaginal profunda. Esta posição é recomendada por alguns especialistas em fertilidade a casais que estejam tentando conceber um bebê, pois ajuda o esperma a se acumular na "boca" do colo do útero. Também pode ser uma posição confortável para uma mulher grávida, embora o homem precise tomar cuidado para não penetrá-la de modo muito profundo ou vigoroso.

Uma mulher grávida, ou qualquer mulher, pode ficar mais confortável nesta posição ao ajoelhar, apoiar a cabeça, realizá-la na cama com as costas para o homem, e apoiar a barriga e o peito em travesseiros.

Uma vantagem a mais para o homem é que essa posição proporciona uma ampla visão das nádegas da mulher, e isso pode ser um estímulo visual muito excitante para ele. Para algumas mulheres, no entanto, a ideia de expor as nádegas de modo tão proeminente pode causar ansiedade, em especial se elas estiverem preocupadas com o peso ou a aparência.

Entretanto, as nádegas são uma zona extremamente erógena em ambos os sexos e respondem eroticamente a carícias, apertos, tapinhas e até formas ainda mais fortes de estimulação manual. Nesta posição, a mulher não recebe estimulação clitoriana direta, mas isso pode ser corrigido com o homem acariciando a vulva enquanto realiza os movimentos de impulsão, ou com a própria mulher se autoestimulando. Se ela estiver sentindo prazer, ambos os parceiros podem atingir um orgasmo nesta posição.

▼ Sexo por trás

Se a mulher se ajoelhar no chão e encostar metade da parte superior do corpo na cama, ela pode se posicionar de modo confortável para o sexo por trás, especialmente se escorar o peito em uma almofada. O homem, em seguida, ajoelha atrás da mulher, de modo que o chão proporcione a ele um apoio mais firme para seus movimentos. Se a mulher gosta de fazer amor na "posição do cachorrinho", ela pode ser estimulada pelo aspecto levemente dominante de seu parceiro e por sua própria posição mais submissa. Embora não estejam frente a frente, o homem pode ficar muito próximo do corpo da mulher e acariciar seu cabelo, costas e nádegas facilmente. Ele também pode levantá-la, afastando-a um pouco da cama para afagar os seios, acariciar a barriga ou estimular a vulva e o clitóris com os dedos enquanto realiza os movimentos de penetração.

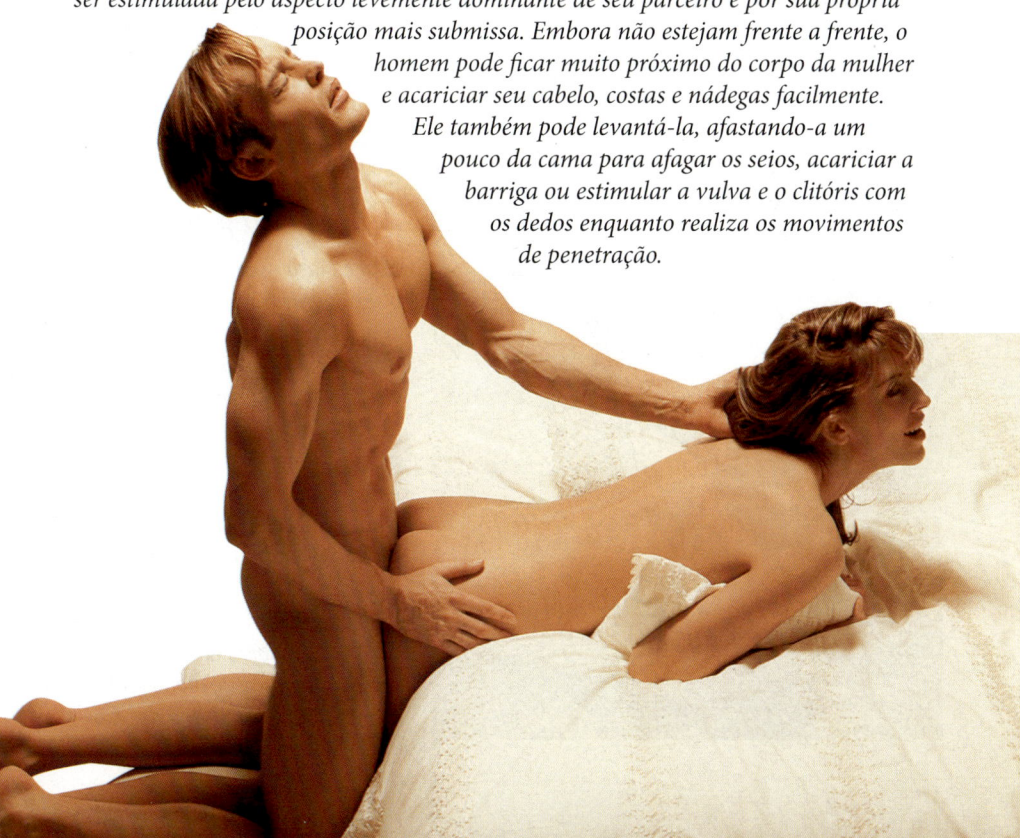

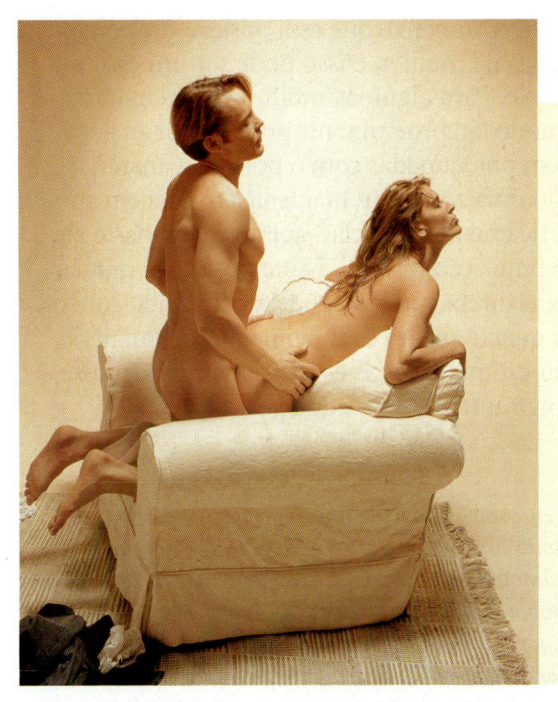

Sexo na poltrona

Uma poltrona serve muito bem para a relação sexual por trás, caso o móvel seja fundo o suficiente para que os parceiros caibam em seu assento. A mulher pode inclinar o corpo em direção ao encosto acolchoado da poltrona e evitar qualquer sensação de queda para a frente com a pressão dos impulsos do homem. Este pode, então, ajoelhar atrás dela e, à medida que ela se inclina para a frente, penetrar sua vagina a partir da posição posterior. Ele pode usar as mãos para tocar e acariciar as zonas erógenas da parceira ou para puxar os quadris para mais perto dele.

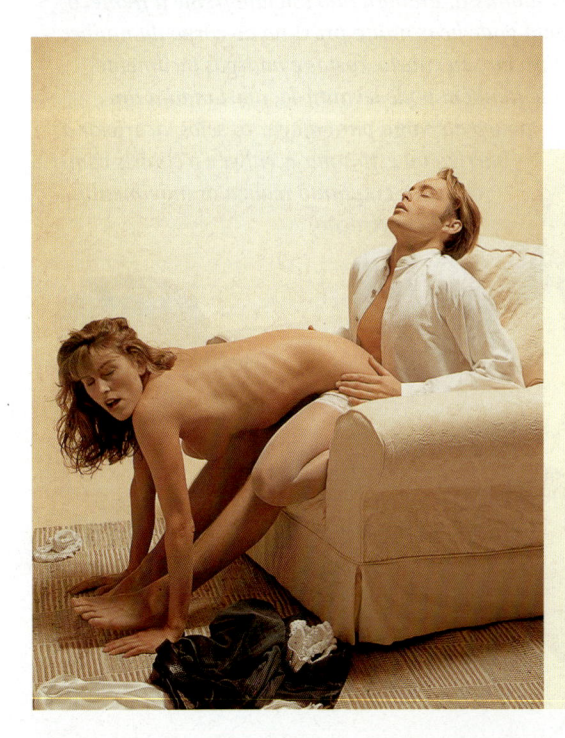

Assento do prazer

Esta é outra maneira criativa de curtir o sexo por trás no conforto da poltrona. A mulher inicia ficando de cócoras sobre o colo do parceiro, mas de costas para ele; depois, cuidadosamente, conduz o pênis para dentro de sua vagina. Estando o pênis completamente ereto, ela pode então se inclinar para frente de modo lento e sustentar-se com as mãos no chão. Os movimentos do homem são limitados, mas ele pode subir e descer os quadris da parceira com as mãos e gerar mais fricção A mulher pode também oscilar de um lado a outro, de modo sensual, para aumentar a estimulação dos dois.

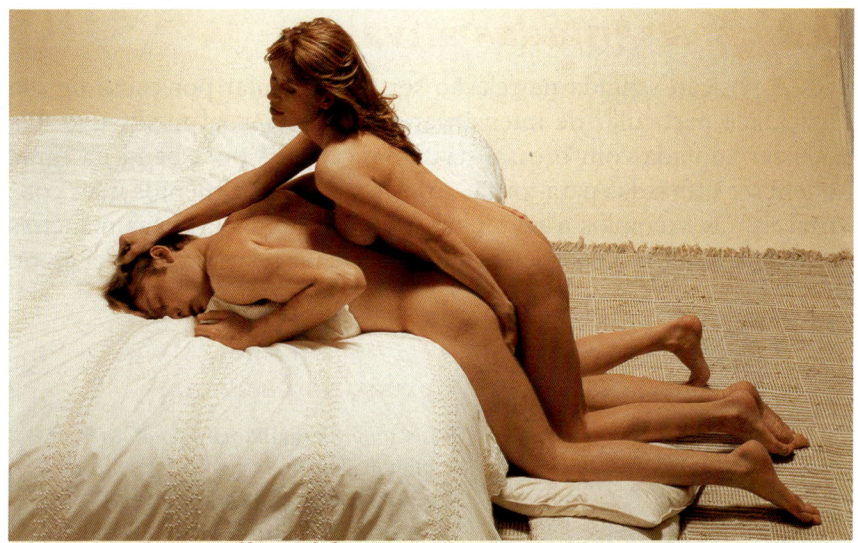

Uma variação divertida

Anatomicamente, é óbvio que a "posição do cachorrinho" não é possível de ser invertida para o sexo com penetração. O casal, no entanto, pode apreciar outras sensações sexuais incríveis com o homem na posição comumente assumida pela mulher no sexo por trás. Antes de tudo, ele pode ficar excitado ao assumir uma posição mais submissa, enquanto experimenta o toque sensual dos seios da parceira e o movimento da barriga contra suas costas. Ele pode gingar os quadris para se esfregar na beira da cama, enquanto a mulher pode usar as mãos para apertar e dar tapinhas nas nádegas do parceiro, ou para acariciar e tocar os testículos ou a extremidade eroticamente sensível do pênis.

Lento e sensual

Ao fazer amor em uma cadeira, a postura vertical dos parceiros permite que ambos relaxem de modo profundo e se unam emocional e fisicamente. Eles podem se abraçar forte, para que seus corpos estejam em contato íntimo. Esta posição não é opção para movimentos vigorosos, porém para o sexo mais lento, sexual e suave. Enquanto o homem mantém a parceira próxima a seu corpo, ele pode beijar o pescoço dela carinhosamente.

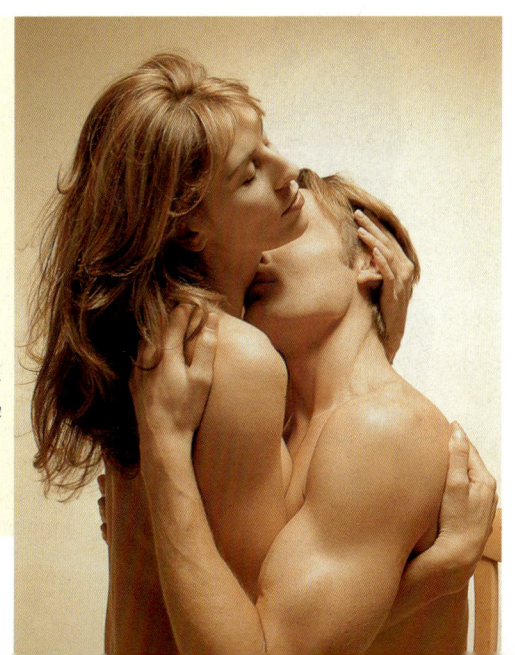

Posições sentadas ativas

A posição sentada na relação sexual é popular por causa de sua capacidade particular de intensificar um clima sexual meditativo. Ela pode ser adotada com o casal na cama; cadeiras ou a beira da cama podem ser utilizadas para tornar a postura e os movimentos mais confortáveis. Os exemplos a seguir mostram as muitas diversas maneiras de adaptar esta forma particularmente sensual e relaxada de fazer amor.

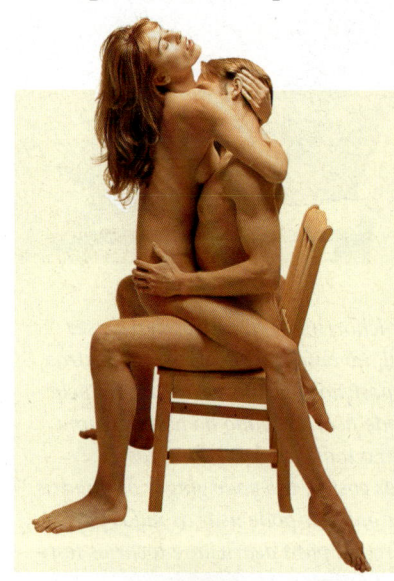

Corpos em harmonia

Fazer amor dessa maneira pode ser muito tranquilo e meditativo. O casal pode, às vezes, apenas se abraçar e harmonizar suas respirações – e até mesmo permitir que seus corpos balancem juntos, de modo suave, mas sem excitação. Durante esses movimentos mais tranquilos da relação sexual, se o pênis do homem ficar mole, a mulher pode comprimir as coxas ou os músculos vaginais para criar pressão e fricção suficientes para mantê-lo ereto. Aqui, a intimidade é muito mais importante do que a excitação.

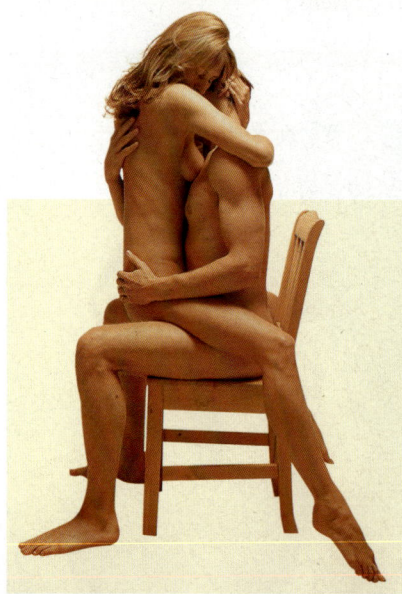

Variando a ação

A mulher é a parceira mais ativa nesta posição sentada na cadeira. Ela pode se agarrar ao homem, abraçando-o, enquanto balança a pelve para a frente e para trás. Os movimentos da mulher excitarão e estimularão ambos. O homem também pode colocar as mãos nos quadris da parceira para levantá-la e descê-la, a fim de variar os movimentos.

Novo ângulo de estimulação

Se a mulher for flexível e confiante o suficiente em relação a seu corpo, ela pode lentamente se inclinar para trás, de modo que as mãos alcancem o chão atrás de si, ao mesmo tempo em que é segurada pelo parceiro. O ângulo da pelve da mulher permitirá que o pênis ereto a penetre e proporcione pressão na parede frontal da vagina e no ponto G, o que pode ser muito excitante. A abertura e a exposição do corpo e dos genitais femininos serão sexualmente divertidas para ambos. Se ela se permitir relaxar nesta posição e respirar de maneira profunda, o esforço valerá a pena.

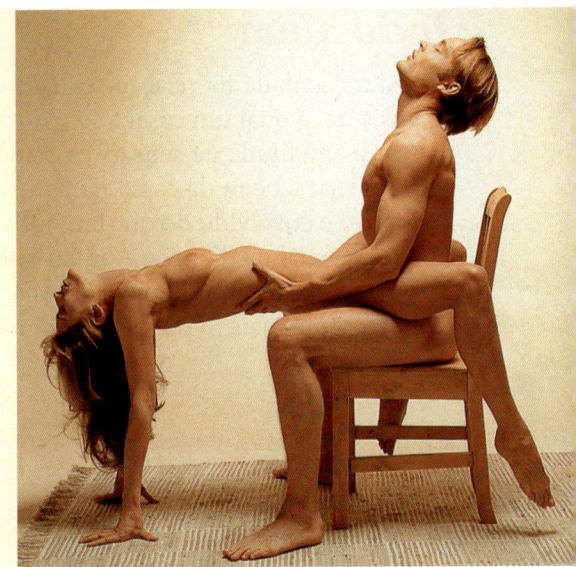

Carga erótica

O formato arqueado do corpo da mulher quando ela se inclina para trás contra o apoio das coxas de seu parceiro, ao mesmo tempo em que fica de cócoras em uma poltrona, irá, como na posição anterior, abrir e expandir seus pulmões, diafragma e abdome, de modo que consiga respirar muito profundamente. Isso ajudará todo o seu corpo a se carregar com energia sexual vibrante. Ela também pode oscilar os quadris, para que a vulva se esfregue no corpo do parceiro. O homem pode se inclinar para a frente para beijar e lamber a barriga da parceira, o que aumentará a intensidade das sensações.

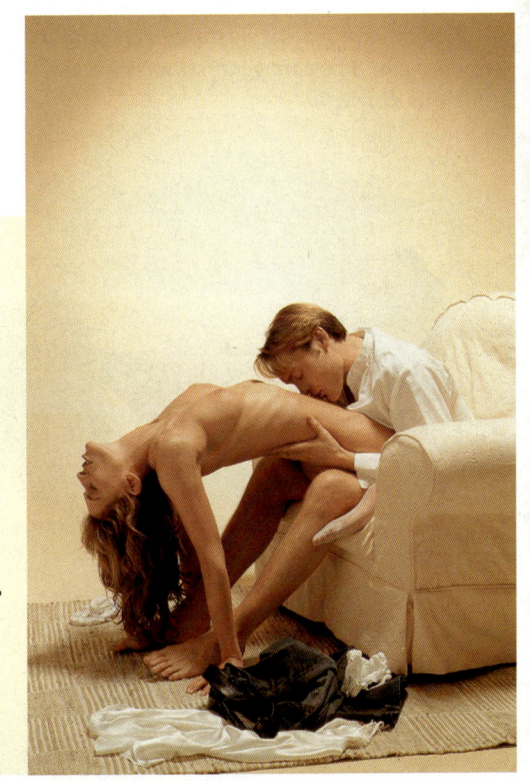

Indo além

A postura sentada na relação sexual pode apresentar uma variedade completa de posições, a qual um casal adota durante um período de penetração para expressar a amplitude de sensações emocionais e físicas mutáveis que os arrebatam. Ao usar a beira da cama para posições sexuais sentadas, o casal pode ficar mais ativo e envolvido do que em outras situações semelhantes que levam mais à prática sexual meditativa. Aqui, o homem pode se equilibrar com os pés e as mãos, enquanto a mulher fica de cócoras sobre o colo dele, permitindo que ela se movimente mais livremente, sem medo de cair.

▼ Entrega frenética

Posicionar-se na beira da cama ao fazer amor na posição sentada permite que o homem coloque os pés de modo firme no chão, para que o casal tenha maior apoio e equilíbrio, caso os movimentos se tornem de maior entrega. A mulher pode agarrar os ombros do parceiro de maneira firme e, enquanto inclina o corpo para trás, pode girar a pelve vigorosamente para a frente e para trás para gerar sensações mais intensas de fricção.

▼ Movimento sincronizado

Ao pressionar uma mão contra o colchão para maior apoio, o homem pode segurar a parceira mais próximo de si com a outra mão, enquanto balança os quadris para a frente e para trás. Ele deve coordenar seus impulsos para se movimentar de modo simultâneo com a mulher, cujos movimentos são de alavanca para cima e para baixo com os joelhos flexionados. Quando a mulher se deixar levar por sua energia sexual, pode também começar a jogar a cabeça e o pescoço de um lado para outro.

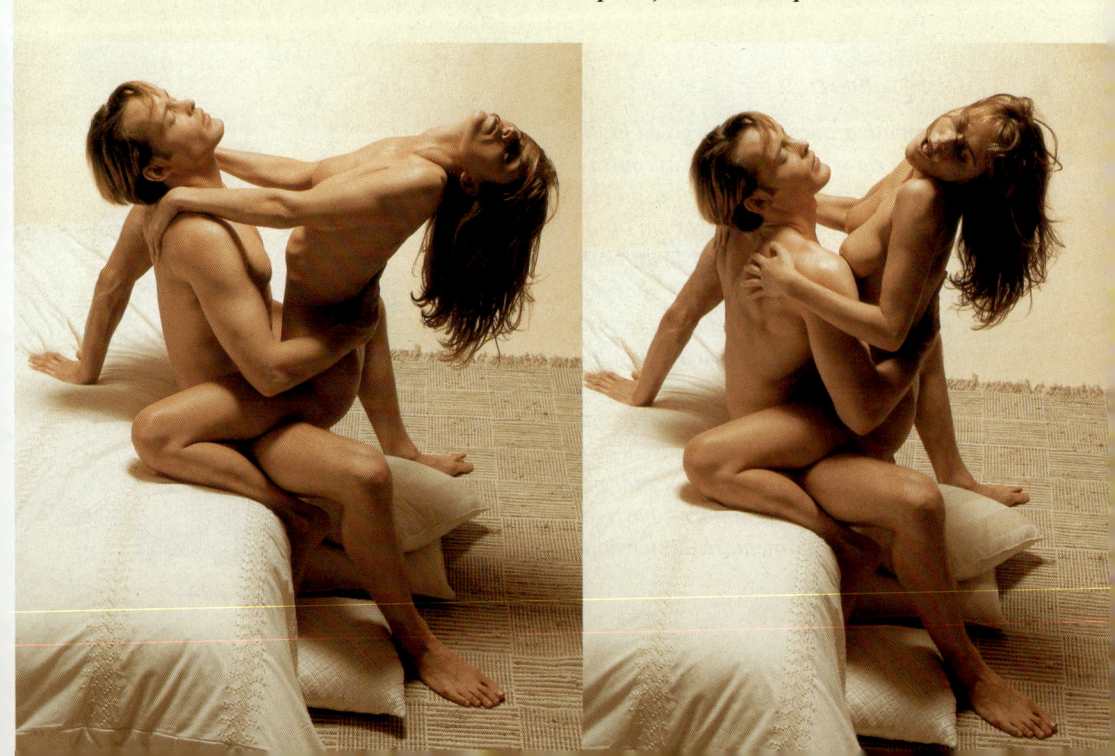

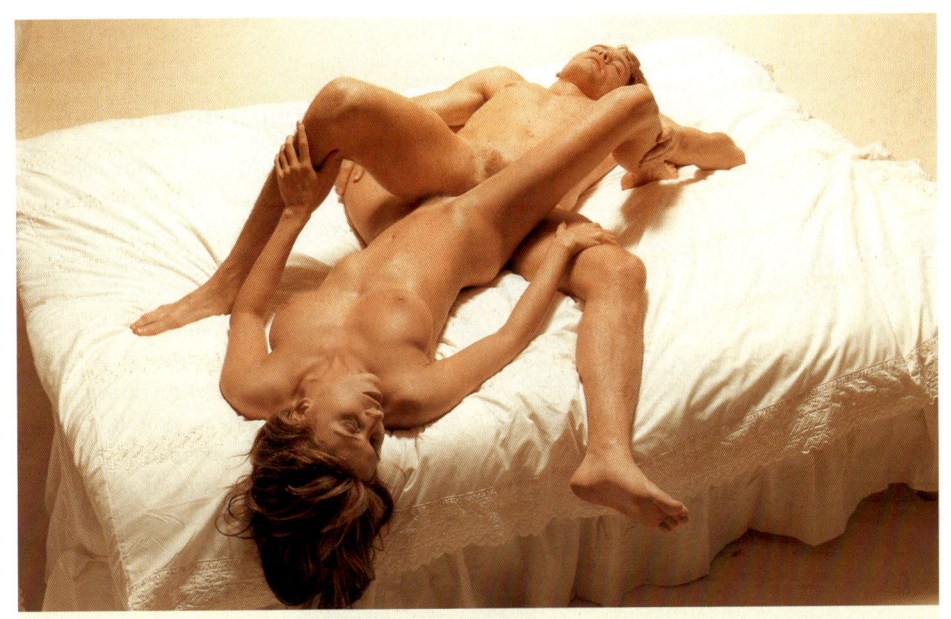

Descendo

Esta posição ocorre de modo natural e fácil quando a mulher está sentada de cócoras no colo do parceiro ao fazer amor na posição sentada, na cama. Ela pode relaxar lentamente as costas na cama, usando o apoio do parceiro para descer de modo suave, mesmo quando o pênis estiver ereto dentro dela. Então, com algumas manobras cuidadosas, ela pode levar a perna que está sobre a coxa do parceiro para repousar sob esta. A partir desta posição confortável, ela pode movimentar os quadris de um lado a outro e receber estimulação clitoriana intensa.

Mudança de ritmo

Se o homem se deitar na cama após sua parceira (ver ilustração acima), a posição do casal assume a forma de X e eles podem se envolver em uma forma muito relaxada de prática sexual que irá, ao mesmo tempo, mantê-los em um estado de alta excitação. Ao movimentar os quadris, eles receberão fricção adequada para manter ambos estimulados, mas conseguirão descansar ao mesmo tempo. Quando estiverem preparados para mudar novamente de posição, o homem senta-se e em seguida puxa a parceira para cima para que possam prosseguir com outros movimentos.

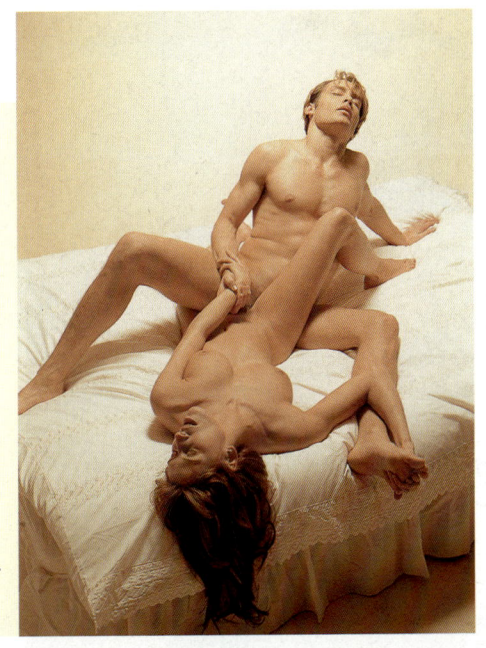

◀ Próximo à beira da cama

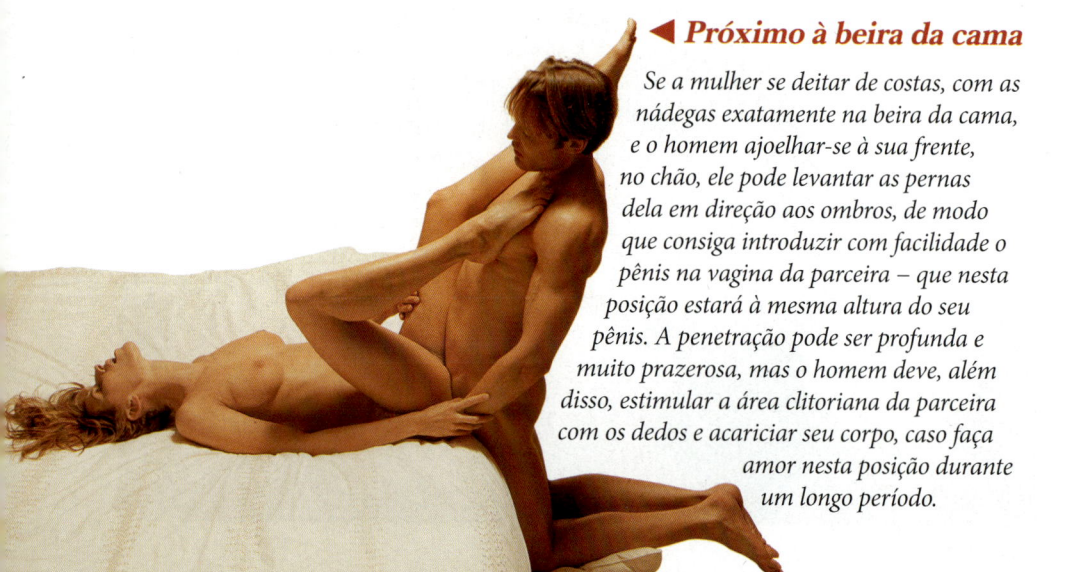

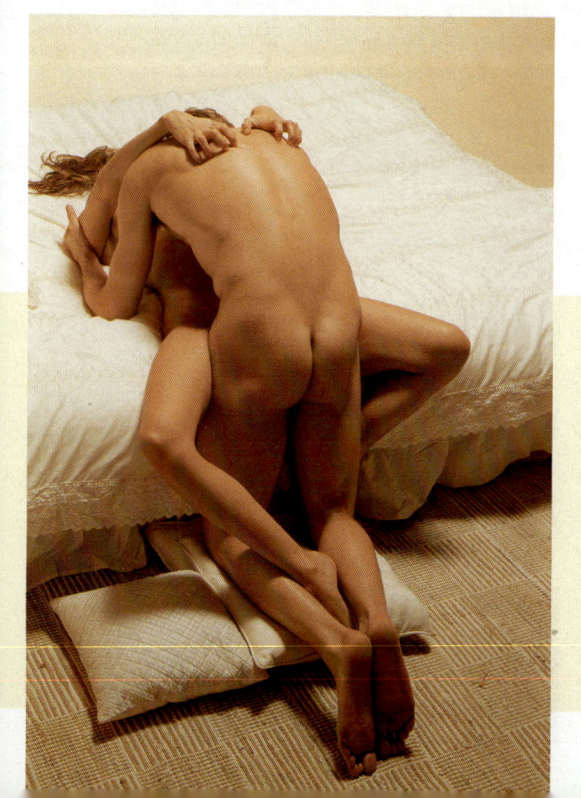

Se a mulher se deitar de costas, com as nádegas exatamente na beira da cama, e o homem ajoelhar-se à sua frente, no chão, ele pode levantar as pernas dela em direção aos ombros, de modo que consiga introduzir com facilidade o pênis na vagina da parceira – que nesta posição estará à mesma altura do seu pênis. A penetração pode ser profunda e muito prazerosa, mas o homem deve, além disso, estimular a área clitoriana da parceira com os dedos e acariciar seu corpo, caso faça amor nesta posição durante um longo período.

Aumentando a estimulação

Se a mulher descer as pernas e deslizar o corpo pouco abaixo da beira da cama, é mais provável que os movimentos de penetração do homem apliquem fricção extra na vulva da parceira, o que aumentará sua excitação sexual. Ele também pode abaixar o corpo sobre o da mulher, de modo que consiga beijar seus lábios e seios.

Por sobre a beira da cama

Cedo ou tarde, se a relação sexual for suficientemente frenética e há entrega, o casal se moverá por toda a cama. Geralmente leva algum tempo para que duas pessoas entrem em boa sintonia com as reações corporais um do outro, de modo que esses movimentos sejam compatíveis e graciosos e façam com que não interrompam o fluxo de sua relação sexual. Enroscar e desenroscar os membros, rolar, mudar as posições, trocar os papéis ativo e passivo e as posições – tudo isso exige movimentos habilidosos e ligeiros para serem executados com facilidade e fluidez. No entanto, uma vez confortáveis um com o outro, o casal pode se deixar levar pela atividade ardente que pode levá-los de um lado da cama para o outro, e mesmo por sobre a beira.

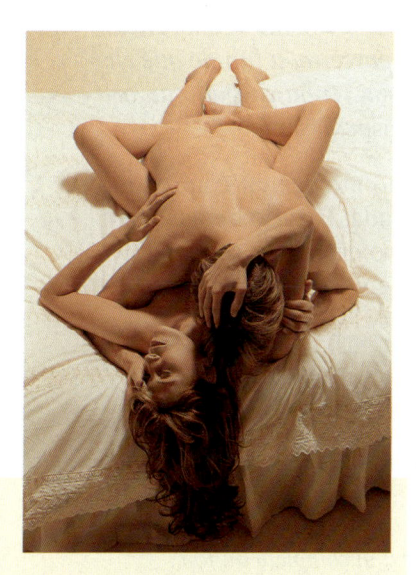

Preso no congresso

Aqui, a mulher está sob o homem, com a cabeça um pouco para fora da extremidade do colchão. Ela pode segurar o homem muito próximo de seu corpo, enquanto passa os pés em torno das nádegas do parceiro e o prende junto a si. Isso impedirá um pouco os movimentos do homem, porém a pressão dos pés da mulher proporcionará mais sensações de prazer, e eles podem simplesmente oscilar e girar os quadris durante alguns momentos para criar uma variedade de diferentes movimentos de estimulação.

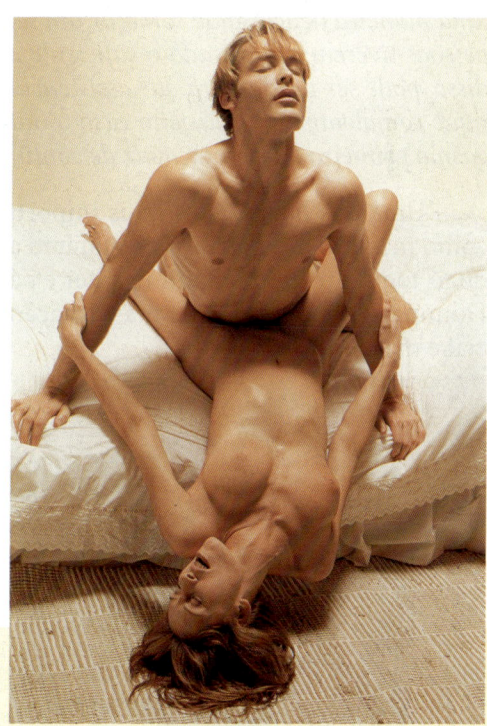

Sexo divertido

O homem ou a mulher podem terminar em uma posição na qual a cabeça esteja completamente fora do colchão e descansando no chão. Isso pode provocar um fluxo intenso de sangue para a cabeça, mas ela não deve ser mantida durante muito tempo nessa posição, senão a pressão pode subir de forma muito intensa, em especial se a pessoa estiver prestes a ter um orgasmo. No entanto, há algo muito libertador em se entregar tanto a uma relação sexual que você quase cai da cama.

Masturbando um ao outro

A masturbação mútua aumenta a sensualidade das preliminares, intensificando a excitação de ambos os parceiros antes da penetração e da relação sexual em si, além de ser, sem dúvida alguma, uma maneira de fazer com que os líquidos do amor fluam. Também pode ser apreciada como um ato sexual completo e totalmente satisfatório por si só, por meio do qual os amantes podem atingir o orgasmo, mesmo sem o sexo com penetração. É uma maneira deliciosa de começar um segundo "assalto", quando as duas pessoas tiverem descansado o suficiente depois da primeira sessão. Além disso, pode ser usada para dar assistência a um parceiro, a fim de que ele fique completamente satisfeito caso a outra pessoa tenha chegado ao orgasmo primeiro ou seja incapaz de continuar a relação sexual.

Uma das habilidades mais importantes no ato sexual é aprender como masturbar o parceiro de maneira apropriada. Fazê-lo bem é saber quais toques trazem máximo prazer e partilhar o deleite de seu amante. Dominar as habilidades de masturbação fará de você um amante especial e mais estimado.

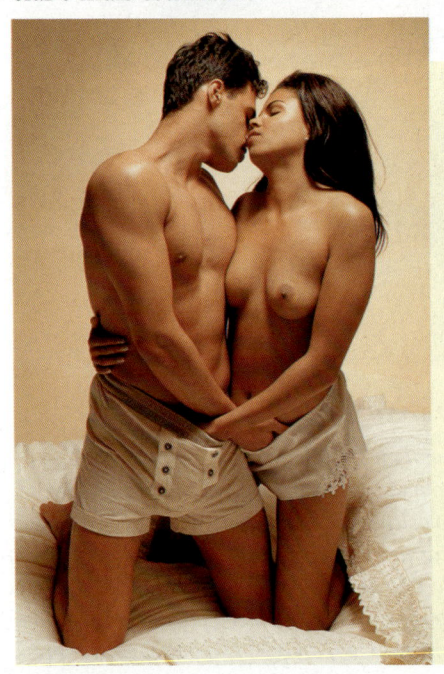

Sexo de rápida liberação

A masturbação mútua pode proporcionar estimulação erótica rápida se fizer parte de uma relação sexual completa ou um fato separado desta. Ao masturbar um ao outro até o orgasmo, ambos podem receber uma liberação satisfatória de tensão sexual. A masturbação mútua realizada ainda quando parcialmente vestidos pode ser particularmente excitante, pois pode recordar memórias do início da experimentação sexual e, além disso, a fricção contra os genitais pode ser uma forma adicional de estimulação.

Muitos casais, particularmente os mais jovens, usam a masturbação como uma maneira de curtir o corpo um do outro antes de se comprometerem em um relacionamento sexual pleno. Proporciona um modo seguro de explorar e se tornar íntimo das reações sexuais um do outro, assim como vivenciar a satisfação sexual sem as implicações e as responsabilidades que envolvem uma relação sexual com penetração.

Algumas pessoas consideram a masturbação aceitável, mas apenas permitiriam a penetração no contexto de um relacionamento sólido ou casamento. Outros podem considerar, sabiamente, as consequências da gravidez ou das doenças sexualmente transmissíveis e preferem abster-se de um relacionamento sexual completo, empregando a masturbação como uma alternativa até que tais questões tenham sido resolvidas com segurança.

Ainda assim, a masturbação mútua deve continuar sendo parte integrante da gama de técnicas sexuais de qualquer casal, por proporcionar aumento no erotismo durante todo o relacionamento sexual. Estimular e satisfazer seu parceiro por meio de masturbação hábil sem pedir nada em troca, exceto a alegria vinda do prazer dele, pode ser uma experiência muito erótica.

Se sua libido estiver em baixa, talvez por causa de cansaço ou estresse, e você não estiver no clima para fazer amor enquanto seu parceiro está, masturbá-lo pode ser uma maneira perfeita de atender as necessidades de ambos. Se você estiver com uma lesão nas costas, o que dificulta os movimentos, ou se estiver no final da gestação, mais uma vez a masturbação mútua pode proporcionar uma alternativa extremamente sensual a uma relação sexual com penetração.

Além de masturbar um ao outro, qualquer um pode ceder ao prazer da automasturbação com o outro parceiro intimamente envolvido no processo. Pode ser uma experiência muito erótica observar seu parceiro dando prazer a si mesmo com o corpo próximo ao seu. Você participa com toques e carícias para aumentar a excitação e pode até se unir aos suspiros, gemidos e mudança na respiração, como se as sensações fossem transferidas para seu corpo também.

Vocês podem se revezar para se masturbarem ou podem fazê-lo simultaneamente – de pé, ajoelhados ou deitados próximos – de modo que seus corpos comecem a vibrar juntos com a tensão crescente de sua excitação sexual.

Muitos amantes consideram que os orgasmos que têm durante a masturbação proporcionam sensações bastante diferentes daqueles resultantes da penetração. O orgasmo masturbatório é, às vezes, descrito como mais fisicamente intenso, provavelmente porque resulta de uma estimulação suportada e especificamente aplicada às regiões mais eroticamente sensíveis dos genitais; e provavelmente porque se você a estiver recebendo, pode se deitar e render-se por completo e de modo egoísta a essas sensações poderosas.

Para algumas mulheres, a masturbação cuidadosa e carinhosa combinada com estimulação oral são as únicas maneiras com que atingem a satisfação orgástica ao fazer amor. No entanto, pode não trazer a mesma sensação de fusão emocional e preenchimento que é mais provável de ocorrer quando um casal chega ao orgasmo durante o sexo com penetração. A sexualidade, no entanto, possui múltiplas dimensões – é um caleidoscópio de experiências físicas e emocionais –, e a masturbação mútua está lá para ser apreciada como uma das muitas nuances deliciosas.

O toque preciso

A maioria das pessoas aperfeiçoa sozinha suas habilidades de masturbação. Portanto, faz sentido que a melhor pessoa que pode mostrar como aplicar exatamente o toque erótico exato é seu parceiro. Apenas ele ou ela sabe o ritmo dos toques que podem garantir que seja levado ao auge da excitação e rumo a um orgasmo eufórico.

No entanto, isso não exime o outro parceiro de poder acrescentar algo totalmente novo e extremamente excitante de sua própria invenção a esse tipo de estimulação sexual – então, esteja aberto à possibilidade de experimentar alguns picos de prazer até então desconhecidos.

Homens e mulheres, por motivos óbvios, masturbam-se de modos muito diferentes. Em geral, um homem dedicará sua atenção quase que inteiramente a seu pênis, embora possa incluir alguma autoestimulação no escroto ou pressão anal com o dedo. É provável que também simule o ato sexual criando o mesmo tipo de fricção no corpo do pênis, mas desta vez com a mão. É quase certo que ele prefira usar uma pegada firme ou simplesmente aplicar toques cada vez mais vigorosos até o momento da ejaculação.

A maneira de uma mulher se masturbar provavelmente é mais sensual e lenta, além de envolver mais seu corpo, visto que pode acariciar os seios e esfregar os mamilos, além de tocar a barriga e as coxas, como se estivesse fazendo amor consigo mesma. É provável que não concentre sua estimulação manual apenas no clitóris, mas movimentará os dedos em torno e sobre os lábios vaginais, separando-os cuidadosamente para tocar suas dobras e, ocasionalmente, inserindo as pontas dos dedos para acariciar a parte inferior da vagina. Ela pode também esfregar e vibrar a região do osso púbico sobre o clitóris e puxar suavemente os pelos pubianos para estimular as terminações nervosas altamente erógenas na base dos folículos pilosos.

Uma mulher provavelmente começará a automasturbação de maneira lenta, suave e fraca, variando os movimentos de seus toques e aumentando a velocidade e a pressão apenas à medida que se aproximar do clímax. É mais provável que ela esbanje sua atenção na vulva e não esteja tão inclinada a recriar as ações de uma relação sexual, embora muitas mulheres introduzam um pênis artificial ou brinquedo sexual na vagina durante a automasturbação para aumentar o estímulo.

Carícias e fantasias

Você pode se masturbar até atingir o orgasmo, enquanto seu parceiro a segura próximo do corpo, tocando e acariciando seus seios, e beija seu rosto e pescoço. Você pode deixar suas próprias fantasias correrem soltas na mente ou ele pode até sussurrar as fantasias ao mesmo tempo em que você se excita. Mais uma vez, este tipo de masturbação pode se tornar ainda mais sedutora se você vestir uma peça de seda, como uma camisola, que será esfregada de modo sensual contra os mamilos e a pele.

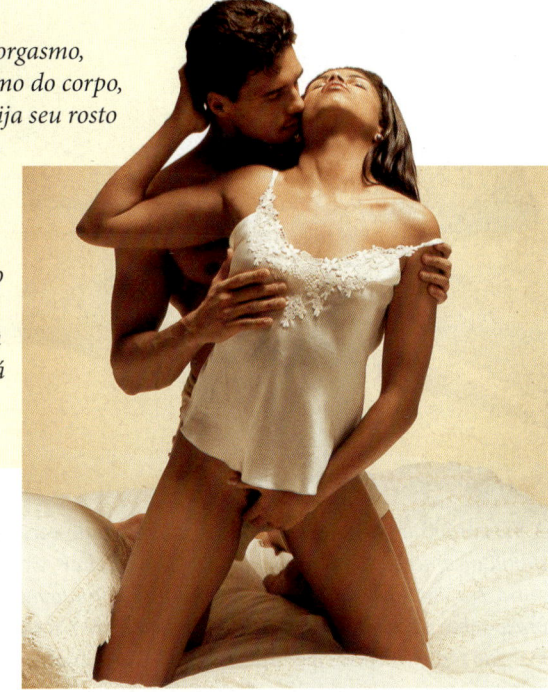

Prazer mútuo

Vocês podem se masturbar ao mesmo tempo. Se vocês tiverem afinidade às reações um do outro, será possível até atingir um orgasmo mútuo – ou, caso contrário, revezarem-se para se satisfazer sexualmente. Ou então, vocês podem desejar apenas levar o nível de excitação muito longe com seus movimentos masturbatórios antes de progredir para outras formas de práticas sexuais. Deitem-se próximos para terem contato pele com pele, mas posicionem-se de modo confortável, de modo que consigam tocar e acariciar com facilidade os genitais um do outro.

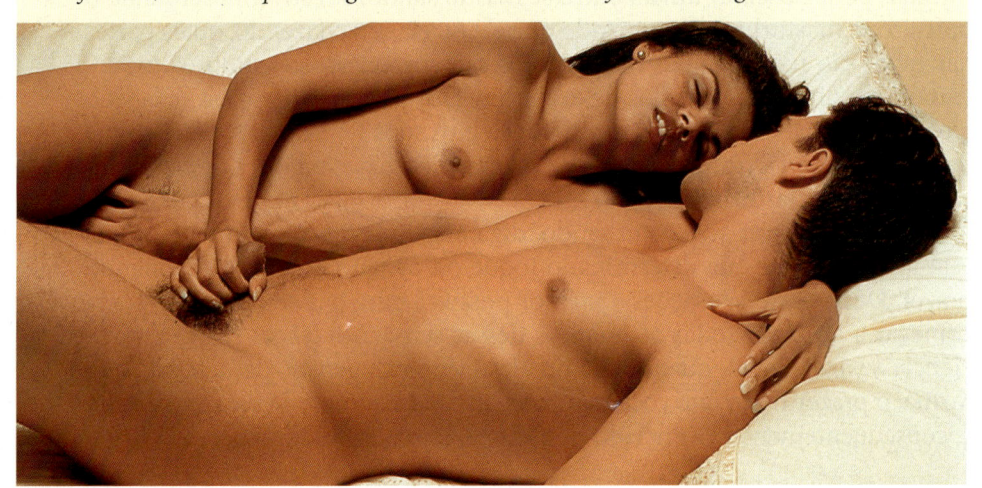

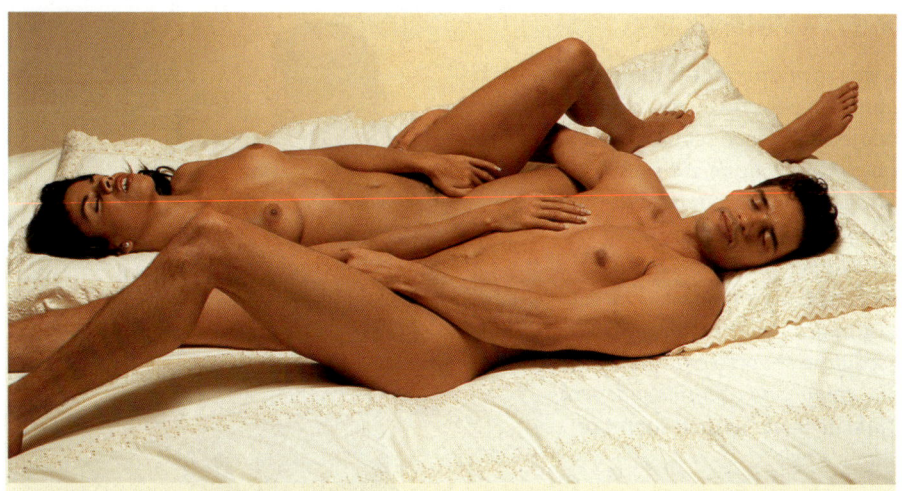

Satisfazendo a si mesmo

A masturbação mútua pode ser apreciada quando vocês dois satisfazem a si mesmos simultaneamente. Uma maneira de fazê-lo é deitar-se confortavelmente um próximo ao outro, em sentidos opostos. Prossigam com o contato tátil repousando uma mão ou um braço sobre o corpo do outro, depois se concentrem totalmente em dar prazer a si mesmo, fazendo todas as coisas que trazem satisfação sexual, mas sentindo, ao mesmo tempo, o calor de seu parceiro próximo de você. Não tenha receio de fazer sons ou respirar profundamente, pois seus ruídos de prazer aumentarão também a excitação de seu parceiro.

Observando um ao outro

Conhecer os diferentes métodos empregados por homens e mulheres ao proporcionar prazer a si mesmos ajudará você e seu parceiro a ficarem mais sensíveis às necessidades sexuais um do outro. Se você for capaz de superar a timidez, pode observar um ao outro se masturbando. Se estiver observando o parceiro se masturbar, observe tudo que ele ou ela estão fazendo, quais partes das mãos são usadas, quais movimentos são empregados e como os toques variam em diferentes estágios de excitação. Observe as expressões faciais do amante e ouça as mudanças na respiração e os sons feitos, pois tudo isso lhe dará pistas sobre as reações físicas de seu parceiro e dos padrões de estimulação durante a masturbação.

Se você estiver se masturbando, diga a seu parceiro exatamente o que está fazendo e por que determinado toque ou pressão está proporcionando prazer. Descreva as sensações o melhor possível, para que seu parceiro possa começar a absorver todas as nuances dessas sensações físicas em sua consciência sexual. Então, quando ele ou ela tocar seus geniais de determinada forma, o prazer físico que você está recebendo também pode ser transmitido e, consequentemente, vivenciado por seu parceiro.

Observe, em especial, o que seu parceiro faz à medida que ele(a) se aproxima do orgasmo. A fricção e a estimulação aceleram, e a pressão da palma da mão e dos dedos aumenta? O que acontece no momento de ejaculação e orgasmo? E imediatamente depois? Em tudo isso seu parceiro é seu professor perfeito, mas veja a seguir mais orientações sobre as técnicas de masturbação específicas para cada gênero.

Faça como se fosse música

A masturbação mútua, assim como o sexo oral, é uma maneira de acessar diretamente os genitais de seu parceiro. Aprenda a amá-los plenamente, para que seus toques transmitam sua reverência, admiração e prazer por essas partes mais íntimas do corpo de seu amante. Torne-se íntimo delas como de qualquer outra parte do corpo. Utilize as mãos e os dedos para agir e acaricie os genitais de seu parceiro, como se estivesse produzindo música de qualidade em um instrumento clássico. Aprenda a aperfeiçoar seu ritmo e compasso, identifique quando deve ser delicado e quando ir para o *gran finale*.

Estude o estilo dela

O melhor modo de aprender como ela gosta de ser tocada e estimulada, a fim de atingir um orgasmo por meio de masturbação é observá-la fazê-lo sozinha. Ela pode mostrar exatamente do que gosta, pois explorou as melhores formas e estimulação durante a automasturbação. Testemunhe cuidadosamente como ela utiliza a mão e os dedos, quais pressão e movimentos ela aplica e qual tipo de estimulação ela proporciona à região púbica, os lábios vaginais e o clitóris. Observe como seu toque muda de lento para rápido e observe seu ritmo e compasso.

Observe as reações dela

Observe também como todo o corpo da parceira reage à autoestimulação. Veja como suas expressões faciais mudam enquanto ela registra as ondas de prazer crescendo dentro de si. Observe também como ela acaricia outras partes do corpo, não apenas os genitais e, em especial, a maneira com que ela afaga os seios e os mamilos. Você pode tocá-la com suavidade, mas não interfira no processo neste momento, pois é importante que você averigue sua plena capacidade de satisfazer a si e aprenda como você também pode proporcionar a ela satisfação semelhante.

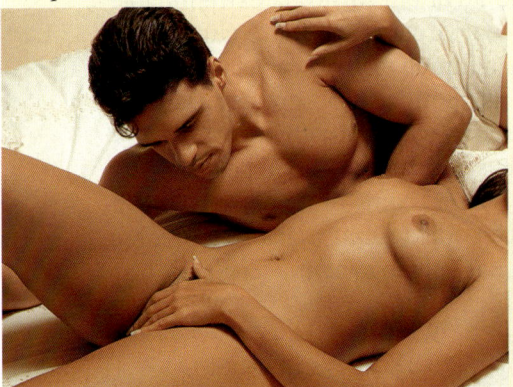

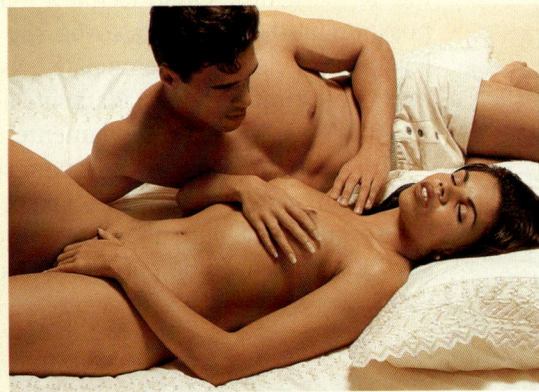

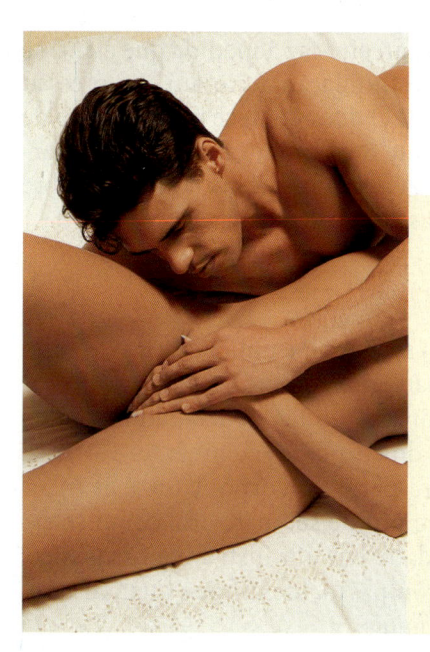

Siga o ritmo dela

Posicione a mão suavemente sobre a da parceira enquanto ela continua a tocar, esfregar e vibrar os dedos na vulva e no clitóris. Essa é a melhor forma de você determinar a maneira com que ela se estimula. Tente imaginar que a mão dela é sua, mas deixe sua parceira comandar o movimento e o ritmo. Observe como ela não estimula apenas o clitóris diretamente, mas também toca os dedos nas regiões próximas e acaricia os lábios e a vagina.

Masturbando o parceiro

Se você se envolver de maneira plena e sincera na masturbação de seu parceiro, desejará estar confortável consigo mesma. Você pode deitar ao lado dele, sentar-se ou ajoelhar-se entre as pernas do parceiro, ou montar sobre o corpo dele, para que esteja em frente a seus genitais. Lembre-se que a maioria dos homens prefere a sensação de uma pegada firme no corpo do pênis; portanto, faz sentido usar sua mão mais forte e ágil. Você pode, no entanto, trocar a mão caso se envolva em uma longa sessão de masturbação.

Você pode segurar a base do pênis com sua mão mais passiva para mantê-lo rígido e então fechar a mão ativa em torno da extremidade, posicionando-a abaixo da coroa. (Se seu parceiro não for circuncidado, leve o prepúcio suavemente para trás, a fim de expor a cabeça do pênis, mas não estimule demasiadamente a extremidade, pois pode ser muito sensível – a menos que, obviamente, seu parceiro insistir).

Você pode cercar o pênis com seus dedos indicador e polegar para formar um anel, e empregar essa parte da mão como principal ferramenta de estimulação. Como alternativa, você pode deslizar a mão, descendo e subindo pelo corpo do pênis, desde a base até logo acima da glande.

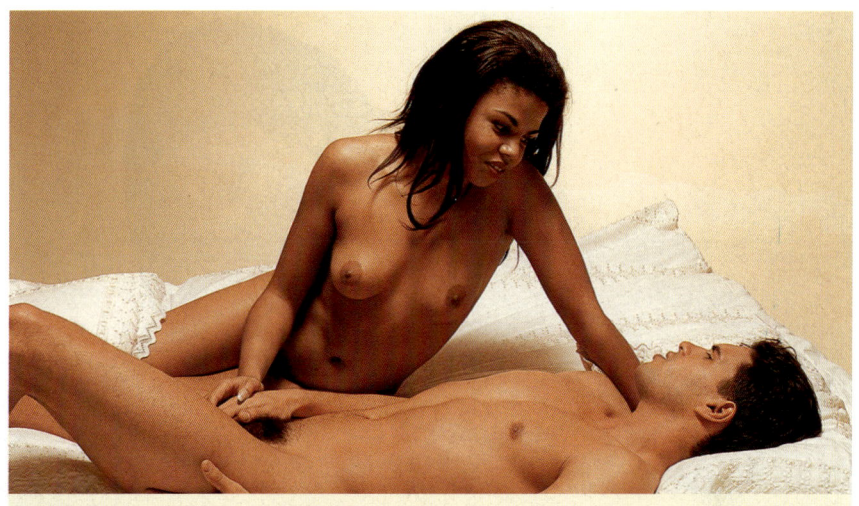

Compartilhe as fantasias dele

Agora é a vez de o parceiro dizer exatamente como gosta de ser estimulado durante a masturbação. Ouça-o e aprenda cuidadosamente, pois ele sabe melhor que ninguém o que o excita. Posicione sua mão sobre a dele para descobrir como ele começa a se estimular, quais toques gosta de receber no escroto e em outras partes do corpo. Se seu relacionamento for aberto o suficiente, ele pode gostar de descrever as fantasias sexuais que ele utiliza enquanto se masturba e o que o auxilia a atingir um orgasmo.

O ponto focal de estimulação é a coroa – muito erógena – e o frênulo do pênis, na parte inferior. Porém, toques por todo o corpo do órgão também são prazerosos. Além disso, você pode deslizar o pênis por entre as mãos, contra suas próprias coxas e barriga, ou, de maneira muito erótica, pelos seios, embora possa desejar completar com movimentos com a mão para, de fato, levá-lo ao orgasmo.

Você pode iniciar lenta e sensualmente, aumentando a pressão e a velocidade à medida que os toques se desenvolvem. Faça o que seu parceiro mostrou a você, variando entre toques curtos e longos, lentos e rápidos. Estabeleça ritmo e cadência que agradem ao parceiro e sintonizados com as reações dele, aumentando o ritmo à medida que a excitação aumenta.

Se ambos desejarem prolongar o momento do orgasmo do homem, você pode desacelerar temporariamente, de modo provocante, antes de o processo ejaculatório se iniciar e, em seguida, reiniciar a ação. Se você o fizer diversas vezes, seu parceiro pode sentir como se

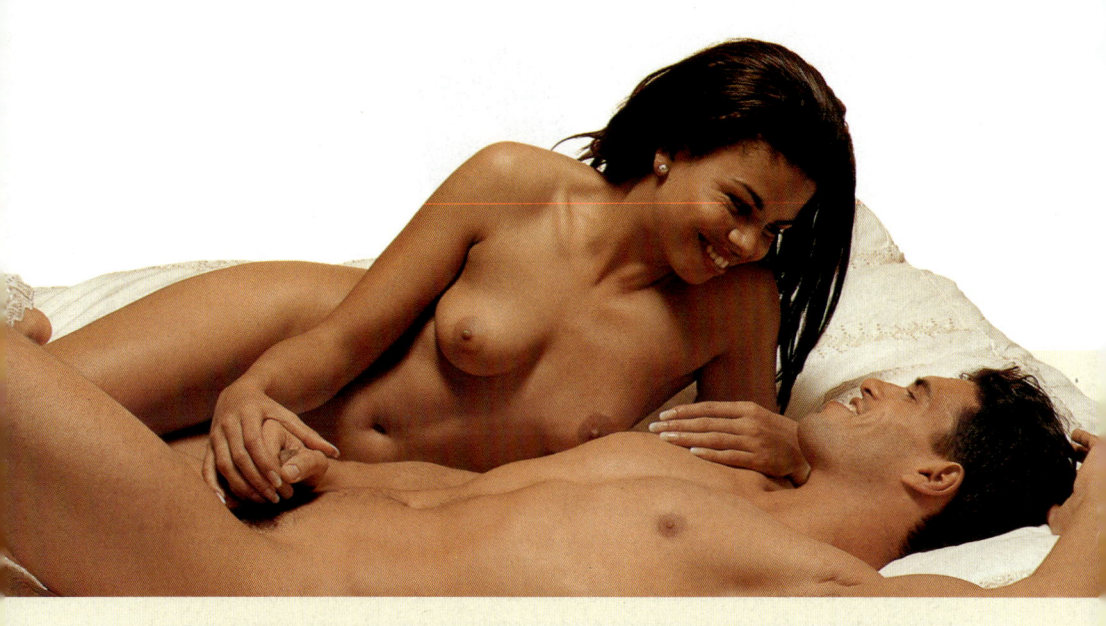

Aplique pressão firme

Um erro que as mulheres geralmente cometem quando masturbam seus parceiros é utilizar apenas pressão suave, pois têm medo de machucá-los. A maioria dos homens, no entanto, prefere uma pegada forte e firme no pênis e toques razoavelmente vigorosos. Ele pode ter preferências quanto ao ritmo que a masturbação deve seguir; se gosta de começar lentamente e depois acelerar, ou se gosta de provocar a si até atingir um orgasmo pegando leve apenas antes de o processo ejaculatório iniciar e então finalizar os toques. Ele também pode mostrá-la exatamente onde são as partes mais erógenas do pênis e quais respondem mais ao seu toque. Ao posicionar a mão sobre a dele enquanto ele se masturba, você pode aprender exatamente o que o leva a ter mais prazer.

fosse pegar fogo com a sensação crescente, e o orgasmo, quando você permitir que este ocorra, provavelmente será muito intenso.

Aprenda a reconhecer os sinais de que seu parceiro está prestes a atingir o clímax para que você possa acelerar os toques, mas parar e diminuir a velocidade assim que ele começar a ejacular. A estimulação contínua pode não ser bem-vinda a esta altura, pois a extremidade do pênis torna-se bastante sensível e fricções adicionais podem ser até dolorosas.

O prazer do homem pode ser intensificado durante a masturbação se você também acariciar suas coxas e barriga, tocar e apalpar com suavidade os testículos, aplicar pressão no períneo com os dedos, ou pressionar ou tocar ao redor do ânus. Experimente e confira as reações dele.

Masturbando a parceira

Comece tocando, girando e vibrando suavemente a palma de uma das mãos sobre toda a vulva, aplicando um pouco de pressão sobre o osso púbico. Você deve ter a intenção de fazer com que os líquidos fluam, então lembre-se de beijar e acariciar todo o corpo dela, dando atenção especial aos seios.

Não se concentre imediatamente no clitóris, nem o esfregue freneticamente. Se você o fizer, irritará sua parceira e fará com que esse delicado órgão fique ferido e dolorido. Além disso, lembre-se de que ela precisa estar bem lubrificada quando você estimular sua região clitoriana. Utilize o dedo para espalhar suavemente alguns fluidos vaginais ao redor e sobre o clitóris. Você também pode usar um pouco de saliva ou uma gota de lubrificante à base de água, porém mais excitante seria umedecê-la com a língua.

Explore a vulva com os dedos, de maneira suave, porém hábil, separando os lábios com delicadeza e tocando ao seu redor com as pontas dos dedos. Depois, esfregue o dedo no clitóris, para a frente e para trás. Seu dedo médio apontado para baixo é comprido o suficiente para tocar facilmente o clitóris, enquanto a ponta do mesmo dedo pode massagear suavemente o interior da vagina.

Proporcione à sua parceira o prazer que ela é capaz de fornecer a si mesma, aplicando toques com movimentos, pressões e ritmos que você a viu adotar. Deixe-a guiá-lo com os movimentos pélvicos e os suspiros de deleite. Aumente a pressão lentamente e lembre-se: se ela atingir o clímax, mantenha-a durante as contrações orgásticas. Se o ritmo estiver errado ou a pressão for reduzida durante esses momentos preciosos, você pode interromper a intensidade plena de seu orgasmo.

Compartilhando fantasias sexuais

Fantasias sexuais são comuns para muitas pessoas e fornecem uma rica fonte de material afrodisíaco que contribui para o aumento da estimulação sexual, seja durante a masturbação ou na relação sexual em si. Essas fantasias podem ser muito diversas, até mesmo bizarras para os padrões da vida real, mas muito imaginativas eroticamente. Se o teor da fantasia sexual de alguma pessoa for sombrio ou brando, é profundamente pessoal à psique sexual e ao mundo particular de imaginação erótica de um indivíduo.

Algumas pessoas apresentam um tema constante em suas fantasias, outras mudam o material, acrescentam novos detalhes, cenários e personagens diferentes à sua fértil imaginação sexual. No entanto, estudos provam que há determinados padrões imaginativos comuns que são predominantes nas fantasias das pessoas, como dominação, submissão, ser obrigado a fazer sexo contra a própria vontade, fazer amor com um estranho, com um ex-parceiro ou um astro de cinema favorito, ou ser observado enquanto transa.

Especialistas em sexo acreditam que, em muitas pessoas, as fantasias são formadas em consonância com suas primeiras associações em relação aos sentimentos sexuais, enquanto outras estão constantemente atualizando seu imaginário erótico para refletir as circunstâncias que mudaram nas suas vidas. Fantasias baseadas em experiências primitivas

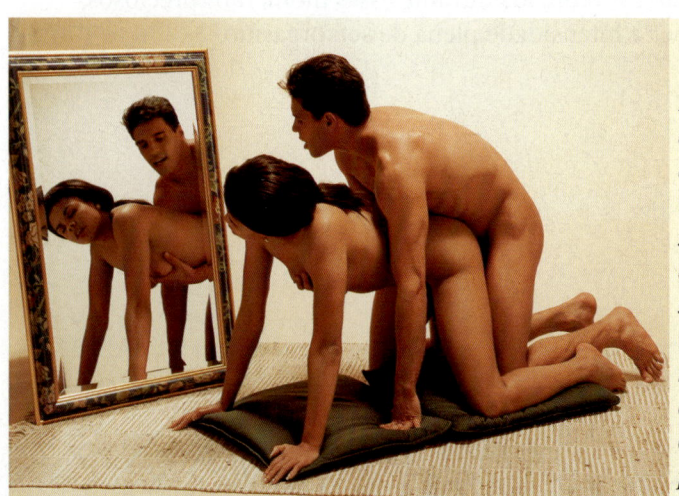

Uma visão excitante

Fazer amor na posição de cachorrinho em frente a um espelho pode fornecer a ambos uma boa visão de sua atividade sexual, inclusive a emoção de observar suas expressões enquanto se excitam, além de conseguir testemunhar os movimentos. O homem também consegue ver os seios da parceira no espelho enquanto os afaga nessa posição por trás.

podem explicar por que, para alguns indivíduos, temas como espancamento ou outras punições aplicadas por uma figura de autoridade podem ser retratas de maneira tão intensa.

Em outra circunstância, uma fantasia envolvendo submissão sexual forçada, como uma cena de estupro, pode ser apenas uma maneira criativa de permitir sentimentos intensos de excitação sexual sem haver qualquer carga de culpa. No imaginário, essa pessoa não tem controle sobre o que está acontecendo e, portanto, não carrega qualquer responsabilidade pelos sentimentos eróticos resultantes.

É importante notar, entretanto, que fantasias envolvendo sexo forçado, por mais que sejam descritivas ou em um nível imaginativo, apresentarão pouca relação com o comportamento cotidiano ou desejos de uma pessoa; portanto, não necessariamente indicam que um indivíduo apresenta tendências sadomasoquistas. O "fantasiador" sempre está no controle dos acontecimentos da fantasia, pois ele ou ela é o criador de tais imagens e pode manipulá-las cuidadosamente para atingir o resultado desejado: o de aumento da resposta sexual e orgasmo. Esse cenário é completamente diferente de um acontecimento da vida real, no qual uma pessoa não teria absolutamente qualquer controle sobre um incidente envolvendo comportamento agressivo que resulte em sexo forçado e por meio do qual nenhum prazer sexual seria obtido.

Muitas pessoas amam seu mundo de fantasias sexuais e usam tais imagens mentais para intensificar e enriquecer suas vidas e respostas sexuais. Suas fantasias parecem ter vida própria, aparecendo e existindo dentro de uma arena vívida de imaginação sexual. Alguns indivíduos, contudo, podem sentir culpa e ansiedade associada a elas, temendo que o conteúdo erótico e extraordinário de seu erotismo criado mentalmente reflita em um profundo distúrbio psicológico internalizado. Essa ansiedade pode ser formada quando as fantasias contêm elementos que contrastem muito com seus valores morais e comportamento sexual.

Membros de ambos os sexos possuem fantasias sexuais, embora algumas pessoas não as tenham e não consigam ver qualquer vantagem nessa fonte mental de erotismo. Esses casais podem considerar as fantasias distrações mentais que impedirão uma interação espontânea real entre os amantes – uma viagem ao sexo cerebral, em vez de uma rendição de êxtase às sensações físicas do corpo.

A maioria dos especialistas em sexo concorda que ter fantasias sexuais é um comportamento normal, e pode ser uma maneira importante e útil de as pessoas explorarem sua capacidade de estimulação e resposta sexual, seja durante a masturbação ou na relação sexual. A terapia sexual pode ajudar se o ato de ter fantasias sexuais tornar-se algo perturbador para uma pessoa, ou se estiver apresentando um efeito adverso em um relacionamento sexual.

Um conselheiro ou terapeuta sexual conversará sobre os problemas com a pessoa, auxiliando o cliente a mudar o padrão indesejável e comum de seus pensamentos eróticos, ou o tornará apto a aceitar e integrar isso ao contexto de um relacionamento amoroso e sexual satisfatório.

Compartilhando fantasias sexuais

Muitas pessoas que gostam de usar a fantasia sexual para induzir a excitação ou o orgasmo nunca considerariam revelar o conteúdo dessas imagens mentais para outra pessoa, nem mesmo um parceiro. Para elas, as fantasias devem realmente permanecer dentro do domínio da privacidade. Elas podem sentir que, uma vez tendo expressado ou compartilhado uma fantasia, ela perde muito de sua força e impacto.

Outros casais discutem suas fantasias entre si, e até as descrevem abertamente durante a relação sexual para aumentar a excitação mútua. Algumas pessoas até sentem-se seguras o suficiente em seus relacionamentos para colocar em prática as fantasias um com o outro.

Nem todas as pessoas são capazes de compreender ou tolerar as fantasias eróticas que podem fazer parte da consciência sexual de um parceiro. Você precisa conhecer e confiar na habilidade de seu parceiro em lidar com essa informação antes de revelar suas fantasias, ou a discrição pode ser um comportamento mais sábio. Seu parceiro pode não ficar animado em saber que durante a relação sexual você fantasia transar com sua estrela de cinema favorita ou um estranho.

Se a fantasia não fizer parte da programação sexual de seu parceiro, então ele ou ela podem não compreender sua necessidade dela e até considerá-la uma rejeição pessoal. Nesse caso, pode ser melhor apenas curtir suas fantasias como sua própria criação particular.

Este capítulo explora algumas das fantasias sexuais que podem ser compartilhadas e realizadas entre casais. Algumas delas são brandas e provocantes, e geralmente envolvem um conteúdo lúdico que provavelmente será considerado amigável e divertido por ambos os parceiros. Outros jogos fantasiosos, como dominação e sujeição, ou mesmo *cross-dressing*, deverão ser revelados ou realizados apenas quando um relacionamento for sólido o suficiente para resistir ao seu impacto.

Ninguém deve sequer tentar impor uma fantasia sexual privada para outra pessoa, ou coagi-la a realizá-la contra sua vontade. No entanto, como um casal apaixonado, se vocês forem capazes de gostar de compartilhar seus mundos de fantasias em um contexto de confiança e exploração mútuas, então sua imaginação erótica pode acrescentar uma nova e excitante dimensão para sua vida amorosa.

Fantasias no espelho

Algumas pessoas gostam de utilizar espelhos quando fazem amor, pois a sensação de observar a si mesmos em posições sexuais diferentes aumenta a excitação da relação sexual. Um elemento de voyeurismo é adicionado à transa, pois elas podem de fato ver a si mesmos fazendo amor, assim como observar o corpo do parceiro de um ponto de vista diferente.

Quando um espelho é posicionado estrategicamente, o casal pode ver as partes mais eróticas e íntimas do corpo agindo, como a vulva, o escroto e, especialmente, as nádegas e o ânus – e podem até testemunhar o processo de penetração e movimentação. É como se você estivesse assistindo você e o parceiro participando de um "filme adulto", que é um elemento excitante para os casais que gostam de assistir pornografia juntos.

Outra fantasia excitante que pode ser realizada com um espelho é imaginar que outras pessoas estão transando do lado de vocês enquanto vocês fazem amor. Esse pode ser um modo mais seguro e menos prejudicial

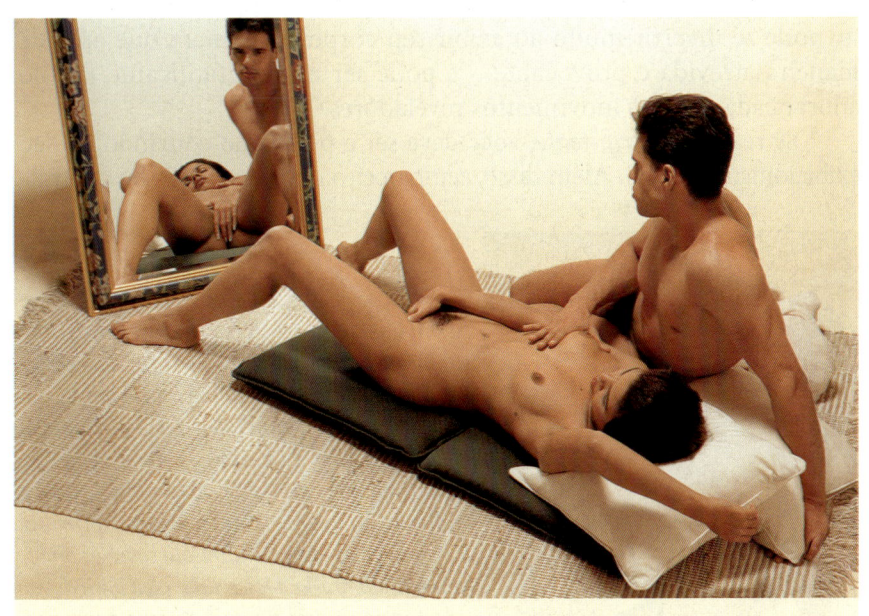

Imagens de paixão

Observar um ao outro se masturbar é outra maneira extremamente erótica de usar o espelho. Você pode se sentar ao lado da parceira, acariciá-la e tocar seu corpo e seios, enquanto observa exatamente como ela gosta de se estimular. O espelho proporcionará uma visão clara da vulva da parceira e do modo com que ela estimula o clitóris.

do ponto de vista emocional de realizar uma fantasia que envolve uma orgia sexual, em vez executá-la de fato.

Alguns casais são completamente desinibidos em relação a suas fantasias com o espelho e possuem um afixado permanentemente no teto do quarto para proporcionar uma visão aérea de suas atividades sexuais. Vocês podem não desejar ir tão longe, e talvez o uso de um espelho durante o sexo seja apenas uma fantasia ocasional. Nesse caso, a saída é um espelho portátil que possa ser facilmente levado para qualquer parte do quarto ou da casa e que proporcione um bom ângulo de reflexão.

Fantasias com strip-tease

Dizem – ironicamente, é claro – que dentro de toda mulher há uma *stripper* tentando se revelar. Nem todas as mulheres concordarão com isso, mas é verdade que, mesmo entre as mais reservadas, a ideia de fazer um *strip-tease* pode apresentar certa fascinação e até ser mote para uma fantasia sexual.

Deve haver algo muito excitante na ideia de realizar uma dança exótica com *strip-tease*. Se você for confiante e extrovertida o suficiente, pode se divertir muito ao exibir seu corpo ao homem que ama de maneira atrevida e provocante – e pode ser muito gratificante fazê-lo adorar cada um dos movimentos reveladores.

Se realizar o *strip-tease*, você deve ser a pessoa no comando do seu exibicionismo sexual. Além disso, seu parceiro deve estar sob seu controle

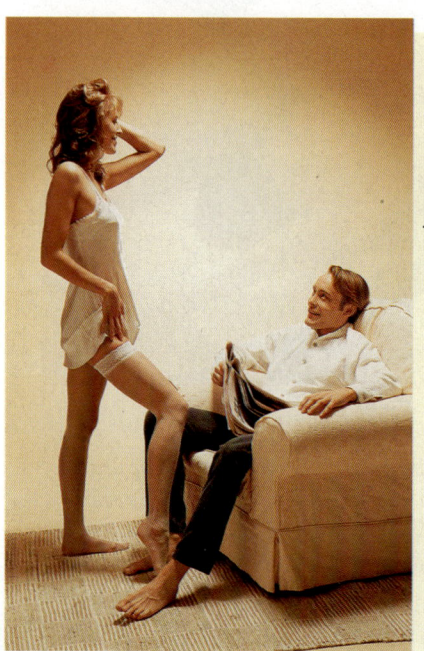

Dance e balance

Assim que atrair o interesse do parceiro, comece sua prática de strip-tease. Ao som de música sensual, comece a se movimentar e balançar em frente a ele. A movimentação é importante no strip-tease, *pois a imagem de seu corpo balançando será excitante e o strip-tease* deve ser realizado como uma dança e uma performance. Movimente as alças da camisola sobre os ombros, ameaçando tirá-la. Desça uma alça para deixar a camisola escorregar suavemente por um dos lados do corpo. Em seguida, reposicione-a orgulhosamente, enquanto deixa a outra alça cair de modo provocante pelo outro ombro. Continue movimentando-se para mostrar ao seu parceiro as costas e a frente de seu corpo, e balance o cabelo de modo sedutor. Então desça as alças da combinação para expor o sutiã e o colo.

Mantenha o suspense

Uma das maneiras mais divertidas de realizar seu strip-tease *é quando seu parceiro menos suspeitar. Ou você pode marcar uma data para aumentar sua expectativa. Vista lingeries bonitas, mas certifique-se de usar algumas camadas na parte de cima, de modo que dedique tempo ao despir-se, ou seja, deixar o parceiro ansioso. Lingerie branca é uma escolha particularmente boa, pois a inocência combinada com a sensualidade acrescentará mais encanto e excitação. Além disso, vista belas meias que você possa desenrolar de modo sexy pelas pernas, ou então cintas-ligas.*

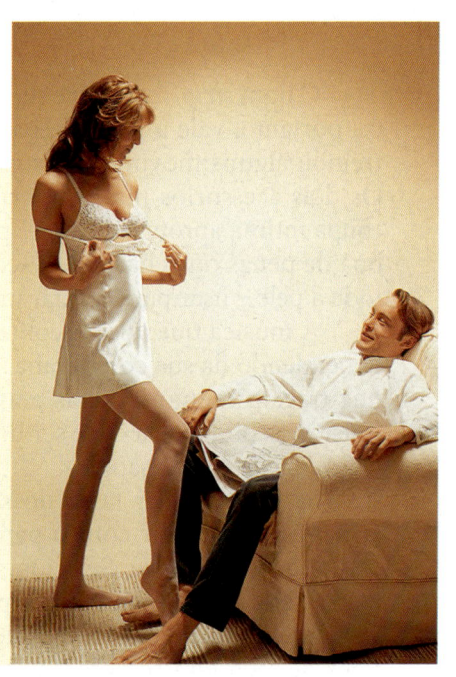

no decorrer da ação. Ele pode observá-la e apreciá-la, mas não deve tocá-la – a menos que você deseje. A provocação é o ponto principal do exercício, então você tem permissão para excitar e brincar com ele, exibindo-se pouco a pouco, revelando partes de seu corpo nu, mas apenas você deve decidir quando e como retirar as roupas e o quanto o parceiro pode tocá-la.

Execute sua dança exótica para seu próprio prazer e de seu parceiro. Você está celebrando seu erotismo – e mais – está gostando de se exibir.

Um dos aspectos mais fascinantes de realizar um *strip-tease* é que ele permite que você contrarie uma faceta do condicionamento em relação a seu gênero. Enquanto as mulheres são retratadas como objetos de desejo, a sociedade também espera que elas se comportem de uma maneira reservada e inocente. Despir-se para o parceiro a ajuda desafiar essa limitação, e você pode exibir seu corpo de modo que afirme a própria sexualidade.

Se sua fantasia for realizar um *strip-tease*, então crie coragem para oferecê-lo ao parceiro. Pode ser uma das fantasias dele também, mas ele pode ser muito tímido para pedir que você o faça. O estímulo visual é parte importante da sexualidade masculina, e ele certamente gostará do convite para ser sua audiência cativa. Planeje sua própria dança e, se for necessário criar confiança, pratique os passos em frente ao espelho quando você estiver sozinha. As ilustrações e sugestões mostradas aqui devem fornecer algumas ideias inspiradoras de como transformar seu *strip-tease* em uma arte.

A arte do strip-tease

O bom *strip-tease* deve ser uma arte, uma dança e uma performance, portanto, vale a pena preparar-se adequadamente para tal. Se você treinou alguns movimentos sozinha, deve, agora, estar mais confiante. Os dois acessórios mais importantes do seu show são música certa e roupa íntima apropriada. Você pode desejar usar mais peças, como um boá de penas ou echarpes de seda, que você pode lançar e arrastar por toda a pele e usar para revelar um vislumbre de seu corpo.

A música que você escolher deve ser *sexy* – ou lenta ou sensual – dependendo da sua coreografia. Ou então você pode selecionar canções que tragam memórias suas e as de seu parceiro. Qualquer que seja a música escolhida, ela deve ser do ritmo correto para deixá-los em clima de excitação e diversão.

Se você desejar fazer do *strip-tease* uma parte habitual das suas fantasias para curtir com o parceiro, vale a pena investir em diversos conjuntos de *lingerie*. Selecione diferentes cores e estilos, e guarde-os para essas ocasiões, assim como para as noites mais românticas. Você precisará de um sutiã e calcinhas de cores que combinem e tecidos suaves. Itens de seda tem sempre um visual ótimo. Você pode gostar de vestir cintas-ligas ou optar por meias que se prendam às suas pernas. Você então precisará de uma camisola ou um vestido provocante, para que esteja totalmente coberta quando da primeira aparição. A diversão do *strip-tease* está em remover as camadas, peça a peça. Você pode adotar um visual sedutor, vestindo-se inteiramente de preto, e até usar sapatos de salto alto. Vermelho é exótico e atrevido, enquanto branco é puro e inocente.

As ações corretas durante o *strip-tease* são muito importantes para criar o efeito sedutor apropriado. Elas devem ser lentas e *sexys*, mas levemente exageradas. Seu objetivo é posar e movimentar o corpo o mais eroticamente possível. Muitos giros pélvicos excitam a ele e você.

No entanto, você deve permitir que sua dança seja uma expressão da sua própria sensualidade interior. Faça o que sentir ser bom e o que a excitar. Encontre aquele lado "rainha do sexo" dentro de si mesma e coloque-o completamente em ação.

Enquanto provoca seu parceiro e remove as camadas de roupas, toque e acaricie o próprio corpo como se estivesse fazendo amor consigo mesma. Você pode passar as mãos sensualmente sobre os seios, pela parte interior das coxas e entre as pernas.

Embora o objetivo do *strip-tease* seja excitar e provocar seu parceiro, ele deve ser feito também para seu prazer. Ame seu corpo e divirta-se ao se exibir – e deixe seu erotismo liberado excitá-la também. Aprecie a vibração do seu poder sexual.

Gatinha sedutora

Deixe a camisola deslizar lentamente por seu corpo, de modo que comece a revelar mais e mais a pele nua. Exponha, gradualmente, o peito e a barriga, mas nesse momento não deixe a camisola descer mais do que a altura dos quadris. A ideia principal é manter o parceiro em suspense. Apresente-se e movimente-se de modo que suas curvas se acentuem. Em um jogo como este você pode adotar as posturas clássicas de "gatinha sensual" das estrelas de cinema dos anos 1950. Flexione o joelho para equilibrar uma perna sobre a bola do pé, a fim de definir seus contornos bem-feitos, e balance a pelve para trás, de modo sedutor. Durante o strip-tease você está em total controle da situação, ao mesmo tempo em que lança olhares convidativos. A essa altura, contudo, o homem deve olhar, mas não tocar. O objetivo disso tudo é provocá-lo.

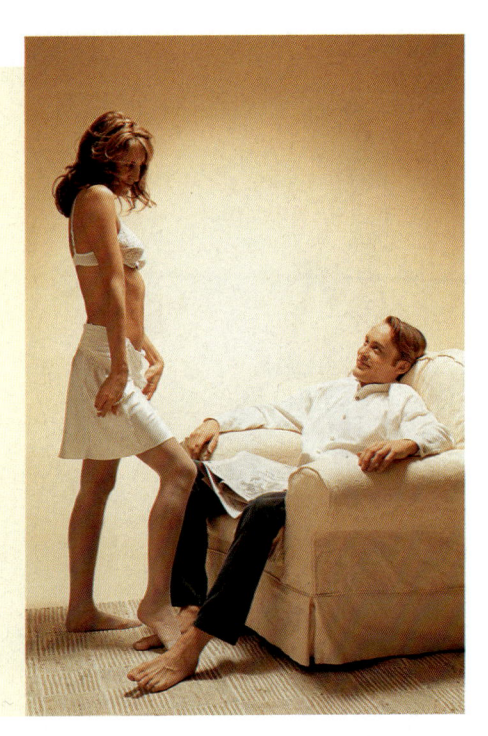

Escondendo e revelando

Muito lentamente, deixe sua camisola deslizar sobre os quadris e descer pelas pernas, revelando suas nádegas. Você pode provocar o parceiro ainda mais deixando à camisola escorregar um pouco e depois reajustá-la algumas vezes antes de se preparar para se expor por completo. Balance os quadris sedutoramente de um lado a outro e, depois, gire para acompanhar o ritmo da música, de modo que toda a pelve esteja em movimento constante. Depois, gire um pouco para o lado, para que o parceiro possa ver o contorno de seu corpo e apreciar suas curvas. Calcinhas pequenas e ousadas exibirão as nádegas, valorizando-as. Para a maioria dos homens, a visão da região posterior de uma mulher é muito estimulante visualmente. Quando você estiver preparada, vire as costas para seu parceiro, de modo que ele possa tirar proveito da visão completa. Depois, curve-se para permitir que seu parceiro olhe mais de perto.

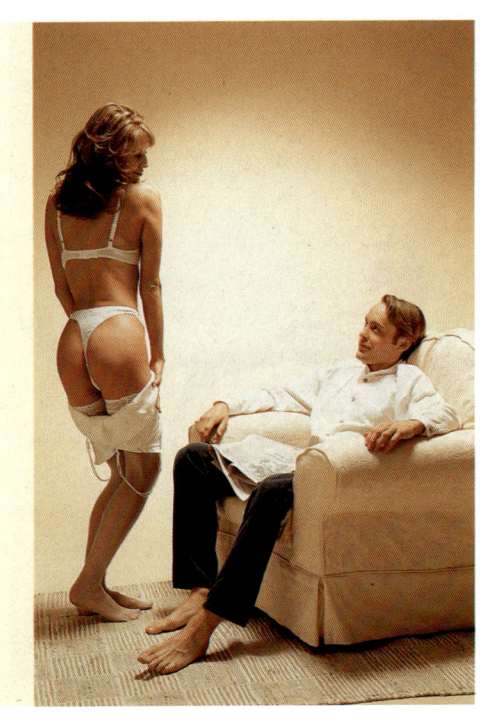

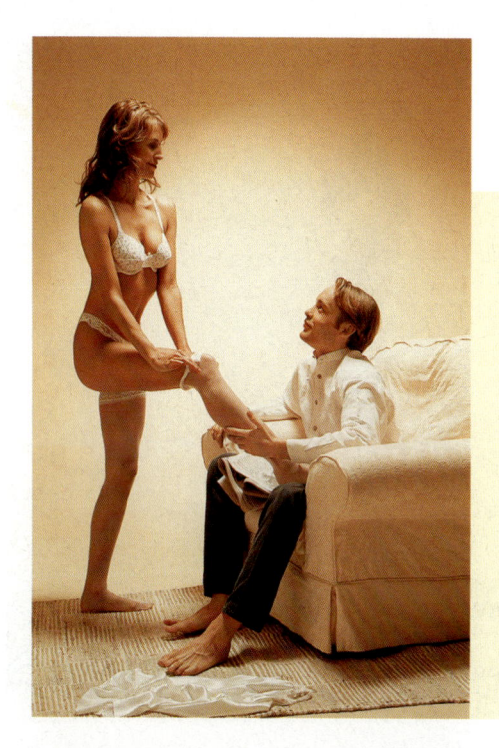

Envolva seu parceiro

Agora deixe sua camisola deslizar até o chão e comece a retirar as meias. Como tudo no strip-tease, isso deve ser feito lentamente, com uma provocação constante "Devo? Não devo?" Você pode enrolar as meias pernas abaixo – uma por vez – sozinha ou com seu parceiro. Antes, ele havia sido apenas um espectador, mas agora ele tem a chance de tocar. No entanto, você deve estar no controle e permitir que ele a toque apenas para ajudá-la a se despir – parte da diversão do strip-tease é que ele saiba que você é a autoridade suprema.

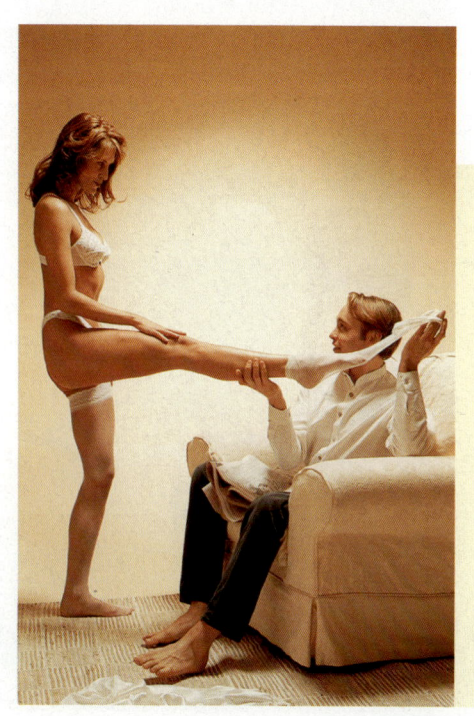

Dispa-se para agradar

Tudo em seus movimentos deve ser sedutor, sensual e erótico, mas também precisa ser gracioso. Então, quando começar a retirar as meias por completo, você deve recrutar a ajuda de seu parceiro. Caso contrário, você pode ter dificuldades nessa posição, a menos que posicione um pé na cadeira ou sente-se no chão. Uma maneira é entregar uma perna para ele e deixá-lo retirar a meia de seu pé. Ao mesmo tempo, você pode acariciar a própria perna, coxa e nádegas de modo sexy. Acariciar a si mesma é um aspecto tentador do strip-tease.

Toques provocantes

O show continua – e você agora pode ir para o cerne de seu strip-tease. Quando estiver apenas vestindo calcinha e sutiã, demore bastante tempo para retirá-los. Movimente-se e dance ao redor da cadeira de seu parceiro, aproximando-se para que ele consiga tocá-la rapidamente e, em seguida, afaste-se para ficar fora do alcance dele. Comece a tornar suas ações mais ousadas, enrolando a calcinha apenas o suficiente para que ele dê uma espiadela. Fique perto o suficiente para que seu parceiro comece a tocá-la e acariciá-la, e até deixe-o arrancar as calcinhas com os dentes.

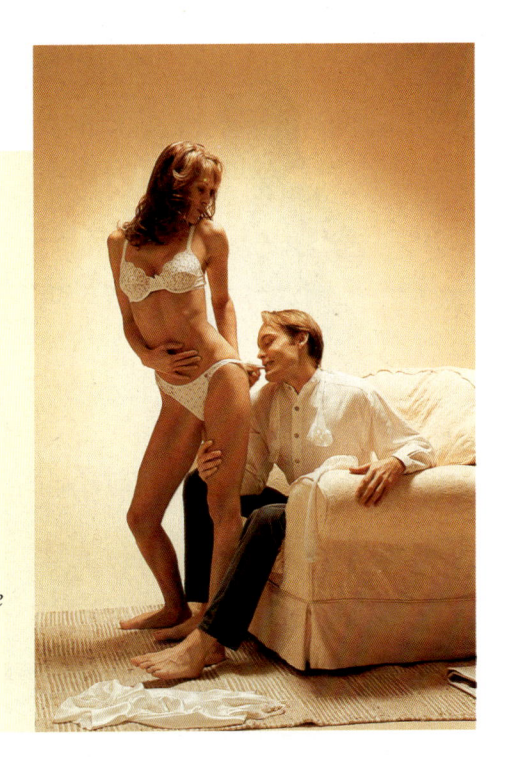

Desabotoe o fecho

Você pode pedir a ajuda do parceiro para abrir o fecho do sutiã, especialmente se for muito desagradável fazê-lo sozinha. Sente no colo do seu parceiro com as costas voltada para ele e fique em modo de performance, girando a pelve delicadamente sobre o joelho dele. Se seu cabelo for comprido, balance-o de modo sexy sobre os ombros e as costas para expor mais a sua pele; se seu parceiro quiser, deixe-o dar beijinhos em sua pele. É muito cedo para deixar o sutiã escorregar, então, uma vez que o homem o tenha aberto, cubra os seios com as mãos. O objetivo do exercício é deixar o parceiro querendo mais.

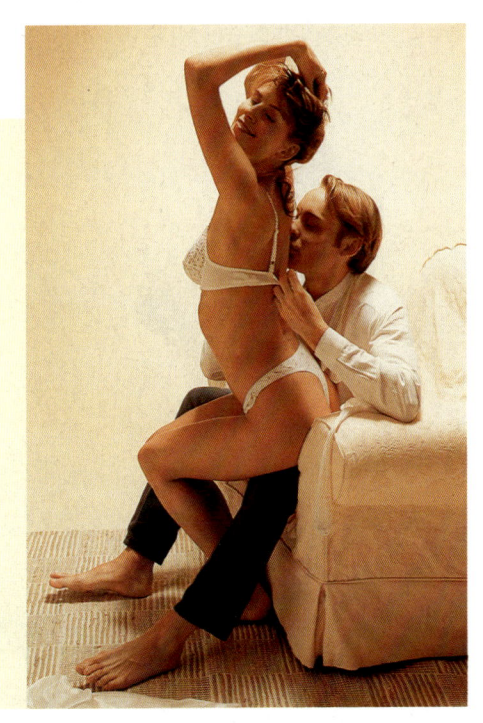

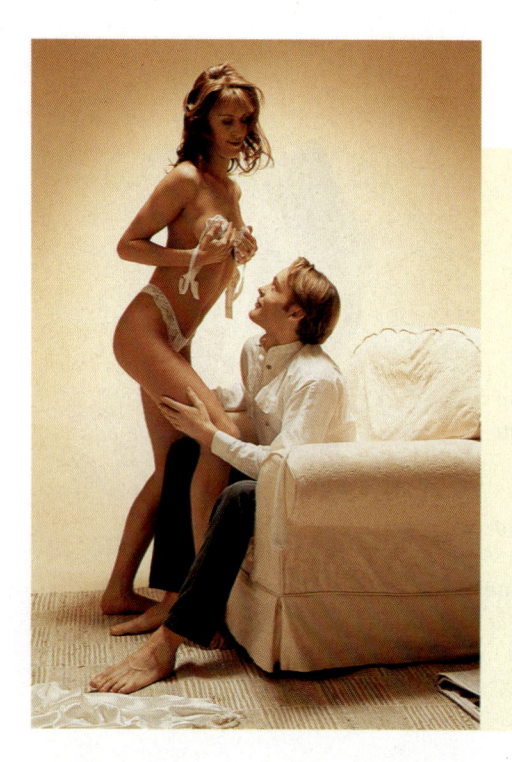

Acaricie seus seios

Deixe a protuberância arredondada de seus seios começar a aparecer, mas não exponha os mamilos ainda. Vire o rosto para o parceiro e se incline na sua direção, de modo que se aproxime do corpo dele. Apalpe suavemente os seios com as mãos, como se os estivesse acariciando, e deixe o material do sutiã roçar a pele. Não permita que seu parceiro toque seus seios ainda – a essa altura, você está utilizando estimulação visual para excitá-lo – mas você pode aproximar as pernas para que ele acaricie suas coxas. Deixe o sutiã cair gradualmente para expor a ponta dos mamilos.

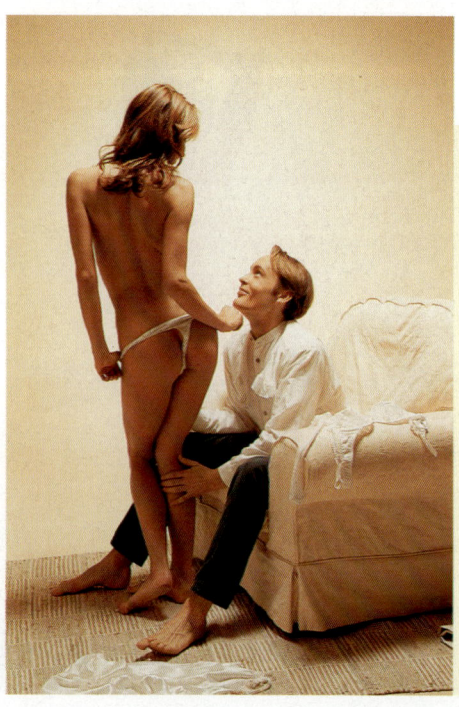

Hora da calcinha

Agora vem a parte realmente sexy: quando você começa a tirar a calcinha. Mantenha o movimento do corpo, girando de um lado para outro, para a frente e para trás, inclinando os quadris ou as nádegas, vez ou outra, ao alcance do toque do parceiro. Comece a empurrar sua calcinha muito lentamente para baixo. Vire-se algumas vezes para proporcionar a ele um pequeno vislumbre de seus pelos pubianos, mas mude os ângulos constantemente, para que ele tenha uma visão completa dessa região erótica de seu corpo.

Aproxime-se

Ainda segurando a calcinha, enrole-a vagarosamente sobre as curvas das nádegas para que repouse sobre as coxas. Nesse momento, seu corpo inteiro está quase despido por completo. Faça com que esses últimos momentos de strip-tease sejam os mais tentadores possíveis, mas movimente-se muito perto do seu parceiro e dance de modo erótico diante dele. Deixe diferentes partes de seu corpo roçarem e se esfregarem contra o dele e, em seguida, permita que seu parceiro a acaricie um pouco mais.

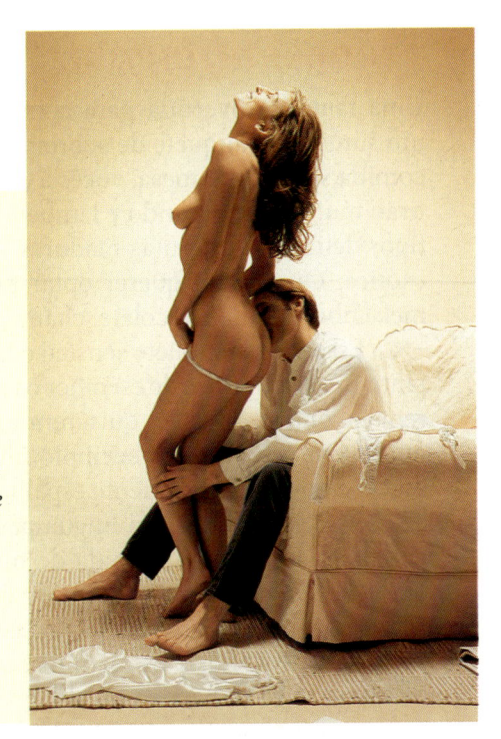

Final divertido

Encontre um modo fácil de enrolar a calcinha pernas abaixo, para removê-la por completo. Se necessário, repouse um pé na cadeira para se movimentar com facilidade. Em seguida, use a calcinha como parte da dança. Utilize-a para alisar sua pele: entre as pernas, o rosto de seu parceiro, e envolver o pescoço dele para puxá-lo em sua direção, de modo descontraído. O strip-tease chegou ao fim; o que vocês farão em seguida com toda essa excitação latente é com vocês.

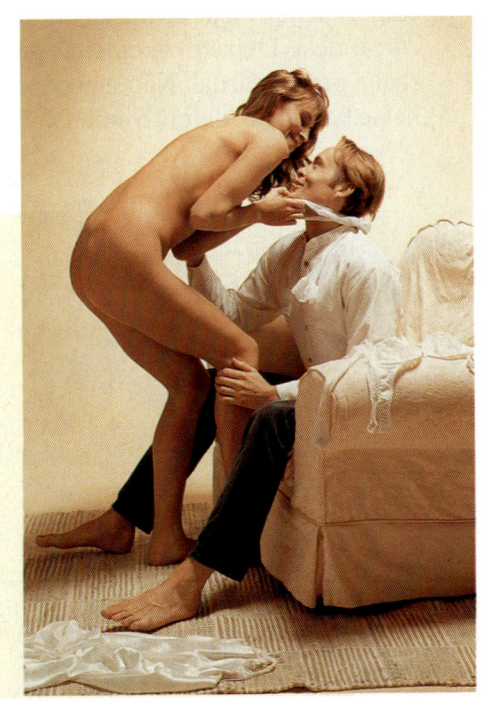

Frenesi *alimentar*

Uma fantasia divertida para compartilhar com o parceiro é preparar um suntuoso banquete de sobremesas deliciosas. E, em vez de dispor a comida sobre uma mesa, vocês a espalharão por seus corpos e se divertirão muito mordiscando e lambendo-as. Vocês podem reunir todos os tipos deliciosos de frutas maduras – mangas tropicais são uma escolha exótica. Ou podem querer optar por sabores mais suaves de sorvete, mel, cobertura de chocolate, chantilly e iogurte.

Esse é um banquete sensual e hedonista em todos os sentidos, portanto, certifiquem-se de escolher os alimentos mais apetitosos que puderem encontrar. Se vocês quiserem tornar esse evento algo mais simples, optem por um tipo, por exemplo, chantilly, que tenha uma consistência macia e possa ser facilmente espalhado na pele.

A ideia é deixar sua língua passear lentamente pelo corpo da sua parceira, lambendo a comida de modo vagaroso, sensual e prazeroso, que leve seu parceiro a um furor de excitação. Demore-se um pouco sobre as regiões mais erógenas do corpo dela, mordiscando de maneira provocante os seios e os mamilos, ou sedutoramente passando a ponta da língua sobre a barriga ou pela parte interna das coxas dela. Tome os sucos e os cremes suculentos, dizendo à sua parceira que ela é "boa de comer" sempre que tenha alcançado determinados pontos de prazer no corpo dela. Deixem-se deleitar em uma orgia epicurista de sabor sensual e prazer carnal. Não é necessário ter pressa para saciar sua fome e, nesse banquete, definitivamente deve-se repetir o prato e a sobremesa!

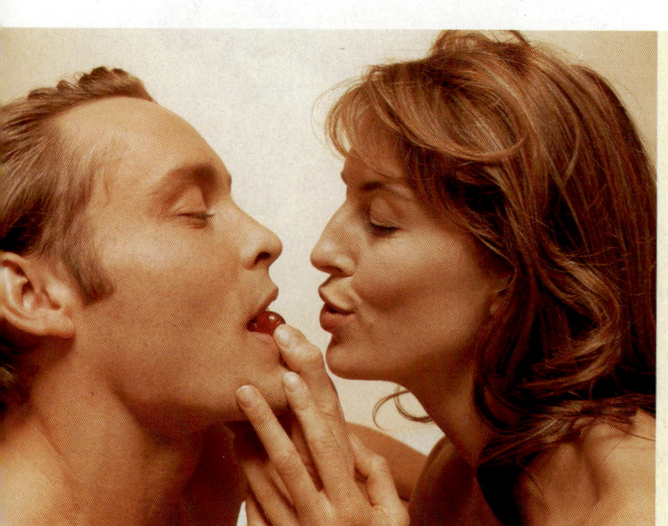

Festa da fruta

Comecem seu bacanal com um coquetel de frutas para abrir o apetite. Alimentem um ao outro com pedaços de frutas exóticas para despertar suas papilas gustativas e façam suas bocas encherem de água. Certifiquem-se, no entanto, de apimentar seu petisco com muitos beijos e abraços.

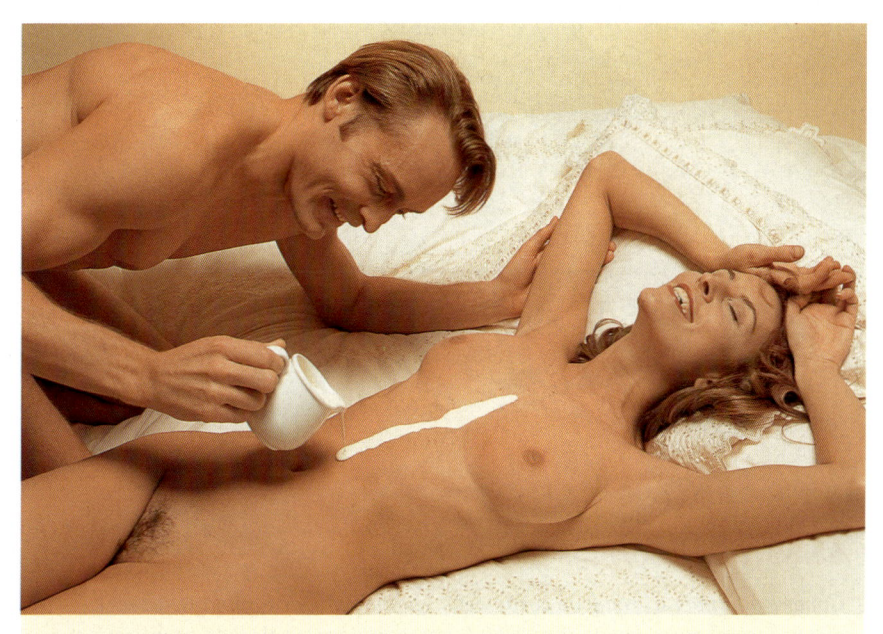

Torrente de creme

Quando sua parceira estiver deitada, espalhe creme ou molhos, ou esfregue frutas suculentas no corpo dela. Se você estiver derramando um creme de consistência líquida, deixe-o escoar lentamente para que tenha as sensações geladas sobre a pele. (Se você estiver preocupado em fazer bagunça, cubra o colchão com um lençol lavável).

Apenas sobremesas

Gerry, 32 anos, massoterapeuta e treinador físico: "Minha namorada, Nicole, e eu fizemos amor uma vez cobertos da cabeça aos pés com polpa de fruta e creme. Foi um evento completamente espontâneo, embora estivéssemos em casa e apenas com roupas íntimas na ocasião. Começou como uma brincadeira, ela jogando um pouco de comida em mim e eu devolvendo. Uma coisa levou a outra e acabamos lambuzando nossos corpos com a sobremesa e depois lambendo um ao outro. Na hora, a coisa toda ficou mais sensual e erótica. Deslizamos um sobre o outro no final. Definitivamente recomendo; foi delicioso!".

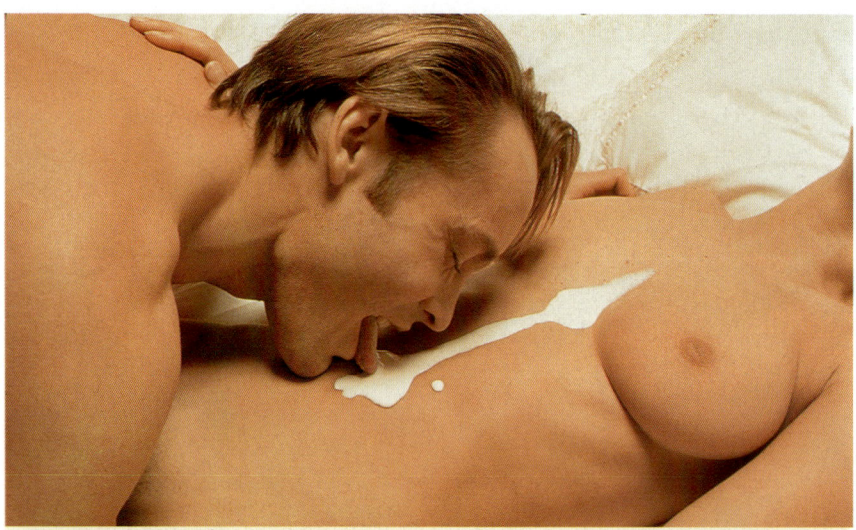

Sensações saborosas

Comece a lamber o creme do corpo dela. Lentamente, dê lambidas suaves e depois faça alguns movimentos ágeis – isso arrepiará a pele dela e fará com que se deleite. Passe mais tempo nas regiões mais sensíveis, como a barriga. Passe a língua quente em torno do umbigo e diga a ela que seu sabor é delicioso.

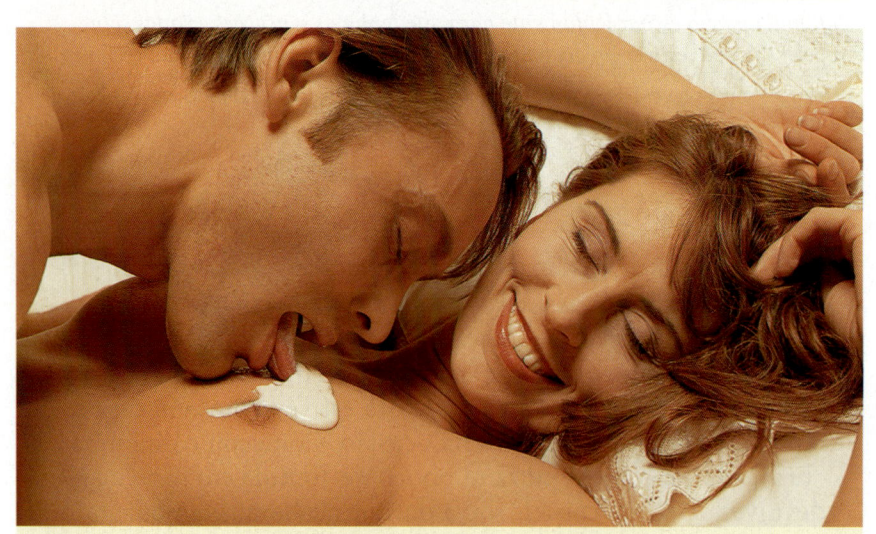

Deleite nos seios dela

Despeje algumas gotas de creme sobre os seios dela e passe o tempo que desejar saboreando seu gosto. Passe a língua lentamente ao redor da circunferência dos seios antes de despejar mais creme sobre os mamilos. Sugue e lamba os mamilos de modo provocativo, apreciando o banquete erótico.

Fantasias com roupas

Enquanto a maioria de nós apresenta uma personalidade particular para o mundo exterior com a qual nos identificamos predominantemente, dentro de nós há muitas outras características que se entrelaçam para criar a rica tapeçaria de nossas psiques humanas. Na melhor das hipóteses, as tonalidades variantes de nossas personalidades podem combinar-se para se integrarem, cada uma das partes tendo a oportunidade de se expressar em um momento apropriado.

Ocasionalmente, no entanto, certos aspectos de nosso mundo interior tornam-se omitidos ou renegados, talvez por causa de condicionamento moral, medo de ser julgado pelos outros ou por meio de autocensura. Às vezes, é apenas uma falta de oportunidade que nos obriga a renunciar a alguns de nossos aspectos interiores mais vivos e ocultá-los. Isso é particularmente verdade quando se diz respeito a nossa consciência sexual, e um dos motivos de a fantasia poder ser, em geral, tão útil, é que ela nos permite acessar essas partes mais obscuras de nós mesmos.

Em um relacionamento íntimo e carinhoso, em que duas pessoas confiam uma na outra e estão dispostas a compartilhar suas fantasias sem censura, há uma ótima oportunidade de desempenhar papéis que os permitam se expressar e se divertir com algumas dessas identidades sexuais. Uma maneira de fazê-lo é se fantasiando, permitindo que, por meio disso, suas fantasias sexuais venham à tona com toda a pompa.

Vocês podem até se fantasiar para serem dramáticos, transformando seu quarto em uma terra fantasiosa onde interpretam seus heróis e heroínas do cinema, do teatro, da literatura – ou mesmo aqueles

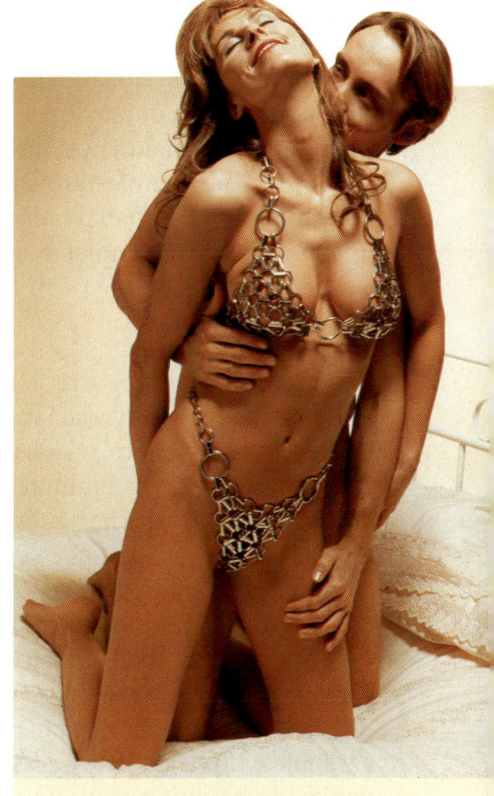

Fantasia à Parte

Procure o tipo de traje ou roupa íntima exagerado que você normalmente nunca vestiria. Pode ser puramente exibicionista ou completamente sexy. Se você quiser ser uma Bond girl ou uma rainha amazona, couro, látex, borracha ou correntes lhe darão o visual vigoroso e sexualmente agressivo para ajudá-la a interpretar seu papel na fantasia.

de sua imaginação. Vocês podem se transformar, à noite, em Heathcliff e Cathy*ou Romeu e Julieta. Quem sabe um ou outro tenha uma estrela de cinema preferida, então por que não ser Humphrey Bogart** ou Marilyn Monroe, ou qualquer outra pessoa que vocês admirem, e interpretá-la para sua audiência favorita? Ou, se vocês confiam um no outro, vistam-se para manifestar seus segredos e fantasias sexuais. Ataquem seu guarda-roupa ou explorem lojas para encontrar itens de vestimenta que os ajudarão a completar sua personalidade sexual.

A sedutora

Você tem um emprego respeitável, sua vida é bem organizada, você pode ser mãe e ter um relacionamento estável e duradouro. Ou você tem sentimentos fortes em relação à igualdade sexual, apoia o movimento feminista e odeia ver mulheres serem retratadas como objetos sexuais. Há, no entanto, uma parte de você (pode ser uma bem pequena!) que tem a fantasia constante de ser uma prostituta, uma mulher fatal, uma "mulher da vida" ou uma sedutora.

Se você se permitir que esse lado de sua natureza saia vez ou outra, não significa dizer que todos os seus valores e modo de vida mudarão. Vestir-se e interpretar sua fantasia como prostituta ou mulher atrevida na segurança de seu quarto e em companhia de seu parceiro será apenas uma maneira excitante e divertida de expressar um determinado lado seu. Além disso, você pode se sentir enriquecida, pois um aspecto importante de quem você é pode ter um lugar na sua vida.

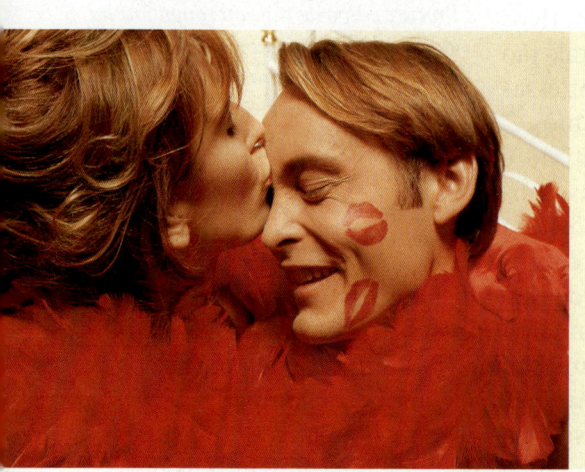

Dedique sua atenção

Você conseguiu conquistar seu homem e agora ele está em suas mãos. Envolva-o em seu boá de penas e aproxime do calor de sua pele e das curvas suaves de seu corpo. Agora que você o tem nos braços, você dedicará atenção a ele. Que tal depositar beijos dados por lábios vermelhos em todo o rosto dele?

---

*N.T.:Heathcliff e Cathy são personagens do romance *Morro dos ventos uivantes,* de Emily Brontë, lançado em 1847.
**N.T.:Ator norte-americano, vencedor do Oscar de melhor ator em 1951 pelo filme *The African Queen* (no Brasil, *Uma Aventura na África*). Morreu em 1957, vítima de câncer.

Uma oferta que ele não pode recusar

Pose para parecer sedutora e exiba suas curvas mais femininas. Para um efeito extra, cubra seu corpo com um boá de penas. Aprenda a ofegar de modo sedutor. Deixe que tudo o que você faz dê um sinal ou uma sugestão de promessa e prazer. Então, dê um tapinha na cama ao seu lado, esperançosamente, e convide-o a se juntar a você. Como é possível ele recusar?

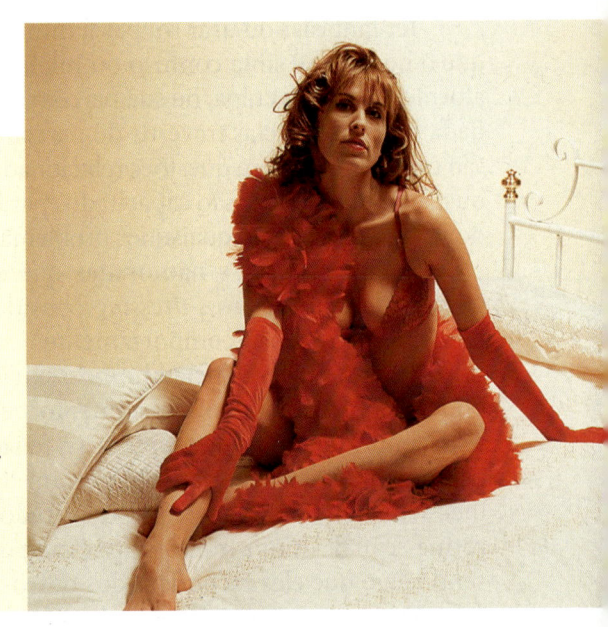

Cross-dressing

Ninguém sabe ao certo quantos homens gostam de fazer *cross-dressing* (vestir roupas de mulher) ou até fantasiam com isso. O assunto ainda é um tabu, embora as questões relacionadas ao travestir-se estejam atualmente sendo discutidas de modo mais aberto. No entanto, pesquisas comprovam que um número considerável de homens fazem *cross-dressing* ou ficam sexualmente excitados ao vestir ou pensar em vestir roupas femininas e, em especial, calcinhas.

O motivo pelo qual esta é uma das fantasias mais secretas de todas é que muitos homens, que claramente se identificam como heterossexuais e apenas querem fazer amor com parceiras do sexo feminino, temem o ridículo e a condenação que o *cross-dressing* inevitavelmente causa. Estudos realizados em homens que realizam *cross-dressing* mostram que mais de 75% deles são casados e têm filhos. Sua orientação sexual pende para o sexo oposto, e eles se identificam claramente seu gênero como sendo o masculino.

Há várias razões pelas quais um homem pode fantasiar com o *cross-dressing*. Pode ser devido à curiosidade e ao desejo de descobrir como é sentir "sendo uma mulher"; roupas íntimas delicadas, femininas ou exóticas podem atraí-lo, ou ele pode até precisar vestir calcinhas ou outros itens para ficar sexualmente excitado. Neste caso, pode ser chamado de fetiche travesti, pois o homem depende desses objetos para se tornar sexualmente realizado.

Ter fantasias ou usar roupas femininas não é um problema, a menos que o homem se sinta confuso ou infeliz com sua identidade sexual, fica atormentado pela culpa, ou sua parceira se sentir aflita, ofendida e intimidada pelas tendências travestis do parceiro. (Alguns conselheiros sexuais são especializados em questões relacionadas ao *cross-dressing*, travestismo ou transexualidade, e são capacitados para auxiliar os indivíduos envolvidos a conversar sobre quaisquer problemas que possam acontecer).

Muitas esposas e namoradas que descobrem que seus parceiros gostam de realizar *cross-dressing* consideram quase impossível aceitar ou compreender seu comportamento. Elas podem temer que seus parceiros possuam tendências homossexuais, sejam afeminados, ou elas podem considerar o comportamento pervertido. Alguns parceiros do sexo feminino, contudo, sentem-se felizes em aceitar esse aspecto da personalidade masculina e até gostam de vesti-lo, maquiá-lo ou escolher seus itens de vestuário. É o segredo deles e se torna parte de sua rotina sexual – um aspecto importante de seu relacionamento, mesmo sendo algo que eles escondem dos outros.

Talvez suas fantasias envolvendo roupas possam incluir o *cross-dressing*. Isso poderia ser uma resposta ao verdadeiro desejo masculino de, às vezes, vestir roupas femininas, ou poderiam apenas ser um jogo esporádico de interpretar o papel do sexo oposto. Se isso for aceitável para as pessoas envolvidas e você sentir que seu relacionamento é forte o suficiente para resistir às implicações, o *cross-dressing* pode se tornar uma brincadeira fantasiosa compartilhada que envolve os dois.

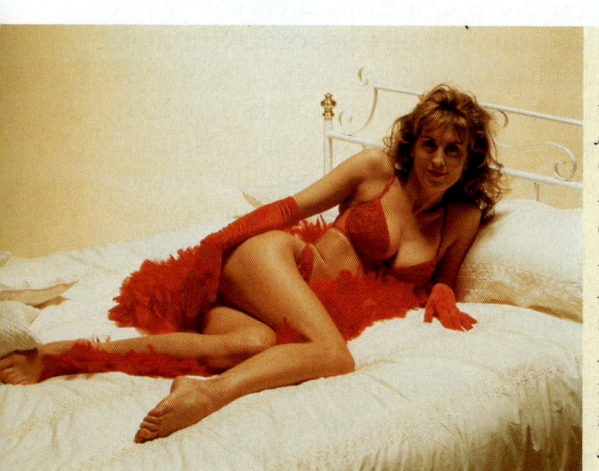

Fantasia de mulher fatal

Há uma sedutora ou uma mulher fatal dentro de você querendo se expressar? Você fantasia em ser Mata Hari,* uma cortesã de alta classe ou uma concubina cara? Divirta-se interpretando seu papel. Adote um visual glamouroso e o mantenha totalmente feminino. Escolha o impetuoso vermelho, renda e penas, além de muita maquiagem. Capriche para seduzir seu homem.

---

*N.T.: Margaretha Geertruida Zelle, dançarina e cortesã, nasceu em 7 de agosto de 1876, em Leeuwarden, na Holanda. Acusada de espionagem na Primeira Guerra Mundial, foi executada em 1917.

Curtindo a fantasia dele

Nem todas as mulheres se sentem incomodadas por uma fantasia masculina envolvendo cross-dressing. Ela pode participar, escolher itens de seu vestuário para ele usar ou levá-lo ao shopping para escolher roupa íntima feminina. Na verdade, a função de vestir o homem pode ser uma fantasia para ela também.

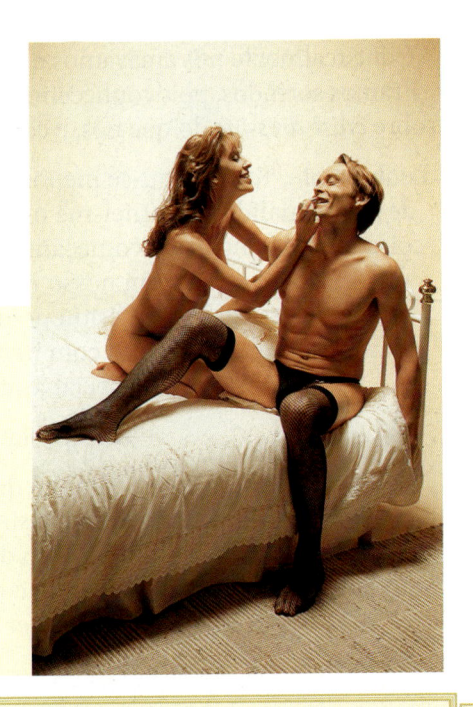

Chegando a um acordo em relação ao cross-dressing

Melanie, 42 anos, casada há 14 anos com Tom, também 42 anos:

"Estávamos casados há nove anos quando descobri que Tom gostava de usar roupa íntima feminina. Descobri porque entrei no banheiro certa manhã e o encontrei vestido com uma de minhas melhores calcinhas – preta, de seda, que eu guardava para ocasiões especiais. Não sei quem parecia mais chocado: Tom, por ser descoberto, ou eu.

Tivemos uma situação terrível, durante a qual ele me confessou ocasionalmente vestir roupas femininas e que, às vezes, se vestia como mulher, sempre que estava sozinho em casa. Fiquei um pouco histérica e disse algumas coisas horríveis para ele, acusando-o de todos os tipos de comportamentos pervertidos. Ele afirmou sempre se sentir culpado sobre esse aspecto e estava obviamente muito angustiado por eu saber.

Eu sentia que ele havia se transformado em um estranho num segundo, que não era mais o homem que conheci, e até me perguntei se ele era homem de verdade. Nosso relacionamento passou por um momento muito atribulado, mas, de alguma forma, conseguimos continuar conversando, pois a parte mais importante é que realmente nos amávamos e tínhamos um bom relacionamento. Éramos sortudos, pois conhecemos algumas pessoas que sabiam mais sobre *cross-dressing* do que nós, e conseguimos obter conselhos com elas.

Lentamente, Tom sentiu-se menos culpado e passei a aceitar esse lado de sua sexualidade. Tornei-me menos receosa e crítica a respeito da coisa toda. No final, até começamos a usar o *cross-dressing* dele como um "extra" ocasional em nosso relacionamento sexual. Quando ele sente a necessidade e eu estou preparada, eu o visto e maquio. Não falamos sobre esse assunto com nossos amigos, mas se tornou nosso segredo especial, e até nos divertimos".

A resposta de Tom:

"Tudo o que quero acrescentar ao que Melanie disse é que nada disso tem a ver com a maneira com que sinto em relação a ela, pois sempre a amei verdadeiramente. Ao final do dia, foi um alívio que ela soubesse. Sou muito sortudo por ter alguém como Melanie, que pôde finalmente aceitar e compreender essa parte de mim."

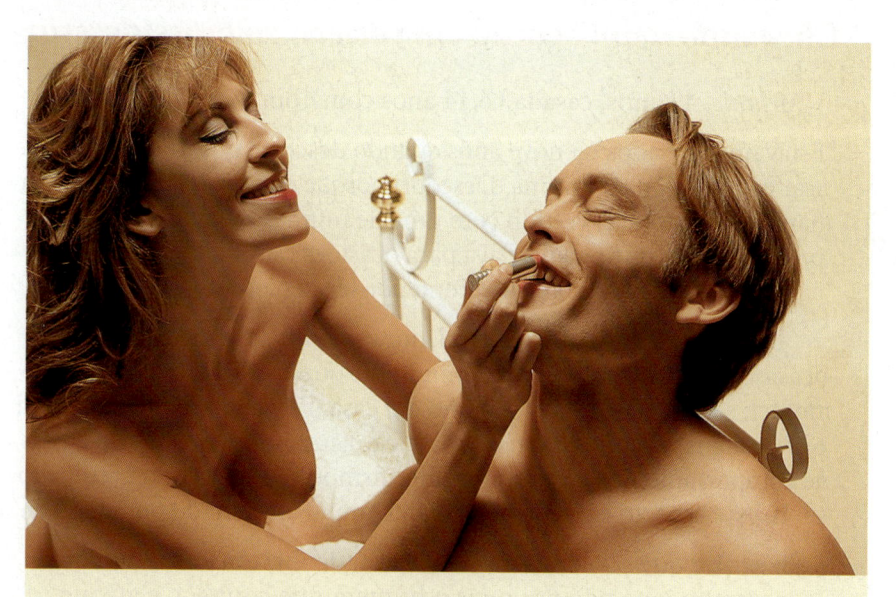

Interpretando o papel feminino

Ele pode apenas querer vestir calcinha ou meias-calças, mas pode também desejar se vestir por completo como uma mulher e interpretar o papel feminino por algum tempo.

Excitando-se

Algumas pessoas ficam muito excitadas com a ideia de terem a pele provocada, onde são acariciadas por todo o corpo com o melhor dos toques e com todos os tipos de textura que possam resultar em uma intensidade quase insuportável. No outro extremo, contanto que ambos os parceiros estejam dispostos, os amantes podem considerar estimulante realizar fantasias que envolvam bondage e dominação.

Provocação da pele

Não se trata de uma fantasia para quem sente cócegas, mas se a ideia de uma sessão de excitação na pele atrair um de vocês, reúna todos os tipos de materiais sensuais, de modo que possam apreciar uma variedade de sensações táteis. Descubram um com o outro se algum de vocês tem um fetiche tátil específico – talvez vocês adorem a sensação de penas ou de seda suave e voluptuosa em sua pele, ou até a textura rígida do couro ou da borracha sendo passada na superfície de seu corpo.

Toque do couro

Se seu parceiro excita-se com a ideia de couro preto, encontre luvas eróticas feitas de couro macio para vestir e comece a acariciar de modo muito suave, porém lento, sobre todo o corpo dele. Vende-o com um lenço de seda (deixe-o frouxo), para que ele não saiba para onde serão seus toques ou exatamente o que você planeja fazer – o que aumentará sua excitação. Acaricie todo o rosto dele, de modo que ele consiga sentir o cheiro do couro; em seguida, leve uma mão após a outra suavemente para a superfície da pele, descendo pelo corpo até as pontas dos dedos dos pés.

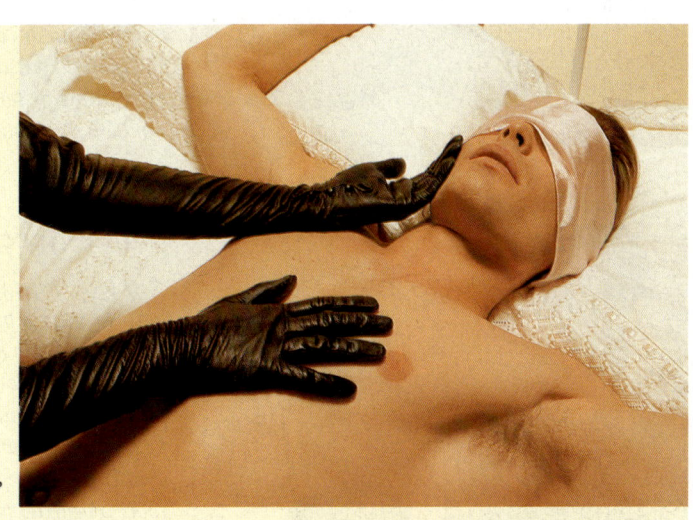

Ainda mais excitante é usar diferentes materiais e toques, talvez até soprar ou lamber todo o corpo, ou então percorrer os dedos muito suavemente sobre as partes mais sensíveis da pele. Toques eróticos na pele envolvem roçar em sua superfície, quase sem pressão, de modo que os nervos sensoriais mais periféricos sejam avivados. Todos os folículos pilosos que cobrem a pele são envoltos por terminações nervosas que são estimuladas por essas carícias eróticas. Às vezes, seu corpo inteiro é deixado em formigamento e trêmulo a ponto de você estar tentado a implorar que seu parceiro pare. No entanto, o prazer está em ser levado diretamente ao auge da sensação na pele.

Há muitas maneiras de curtir esse jogo fantasioso. Você pode querer experimentar todos os diferentes tipos de estimulação na pele em uma única ocasião, para vivenciar uma variedade completa de toques e

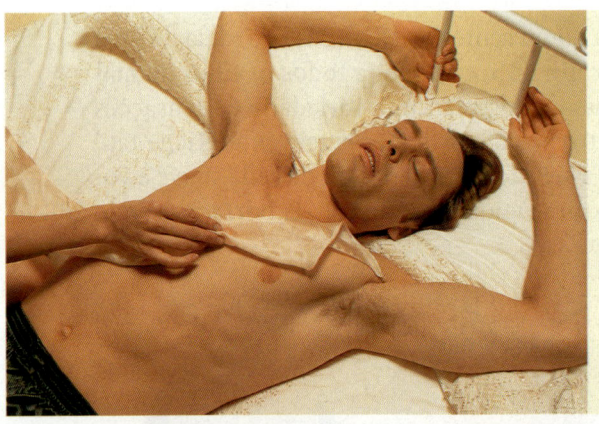

Carícias de seda

A carícia suave de um lenço de seda criará uma sensação contrastante na pele em comparação à do couro. Sua textura levemente sensual quase não aplicará qualquer pressão à pele. Isso estimulará os nervos, levando as sensações de seu parceiro para a superfície do corpo. A seda pode produzir uma sensação maravilhosa de carícia voluptuosa, em especial quando passada sobre regiões com pele extremamente sensível. Veludo ou chiffon também são materiais com textura sensual.

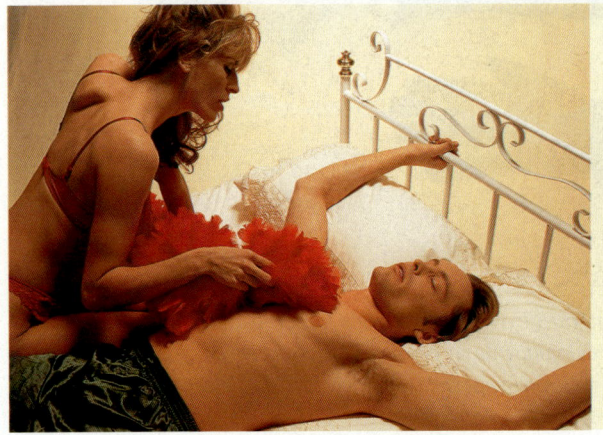

Toques leves com uma pena

A agitação felpuda de penas contra a pele fará cócegas e a provocará agradavelmente. Penas são ainda mais macias do que a seda, tão leves que podem voar. Para o efeito provocante de muitas penas roçando a pele, faça um feixe com um boá de penas de avestruz e o esfregue para cima e para baixo, sobre o peito do parceiro. Você então pode afrouxar o feixe e percorrer toda a extensão do corpo, pedindo para seu parceiro virar em algum momento, para que você possa acariciar suas costas.

texturas. Você pode gostar da sensação de qualquer material, inclusive lã, seda, cetim, chiffon e penas. Ou você pode torná-la um evento totalmente emplumado, tentando a pele com carícias delicadas feitas com uma variedade completa de plumas exóticas. Talvez você prefira se excitar com o calor do toque de seu parceiro. Sua pele pode ser acariciada por completo com o roçar suave das pontas dos dedos, a umidade sensual da língua ou a brisa carinhosa da respiração.

Se você estiver sendo provocado, tente relaxar o máximo que puder com a intensidade das respostas de sua pele. Enquanto o toque for deliciosamente suave, seus nervos sensoriais estarão em um estado de grande excitação. Se você ficar tenso, o toque se tornará muito coceguento, mas se você se render aos toques provocantes, ele pode se transformar em uma sensação extremamente prazerosa.

Plumas do prazer

Muitas pessoas fantasiam em ter sua pele estimulada de modo carinhoso por penas de pavão. As cores ricas e os belos desenhos da plumagem dessa ave proporcionam uma aparência muito exótica. A parte superior da pena, em forma de leque, e sua haste delicada a tornam uma ferramenta perfeita para excitar a pele se acariciada muito suavemente em todo o corpo. Proporcione à sua parceira um arrepio, percorrendo a pena de pavão pela superfície da sua pele com pressão quase imperceptível – que fará todo o seu corpo formigar e estremecer de prazer.

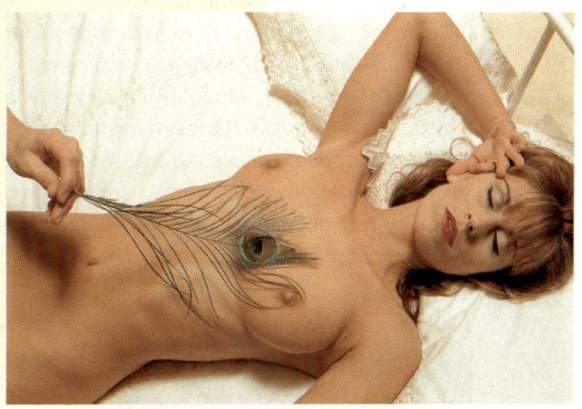

Deleite de cócegas

Quase sem peso algum, uma simples pena de boá dá a sensação de uma brisa batendo sobre a pele. Observe os arrepios na pele aparecerem e sumirem! Varra com essa delicada pena por todas as zonas erógenas, de modo delicado. Percorra os mamilos e as axilas, a lateral do pescoço, a barriga, a virilha e as coxas de sua parceira. Quando ela se virar, deslize sobre as solas dos pés e no ponto sensível atrás dos joelhos e depois a circule sobre as nádegas. Veja como ela se contorce com esse deleite de cócegas.

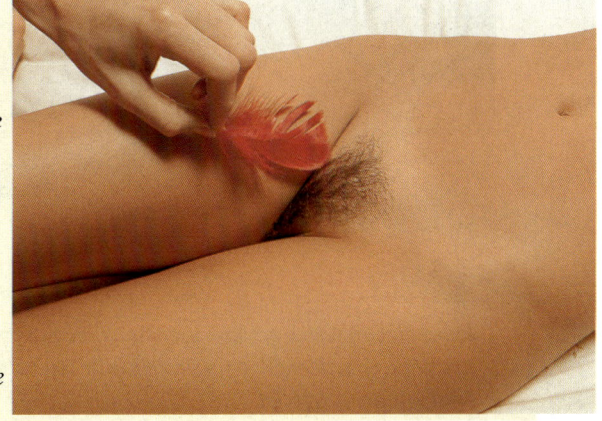

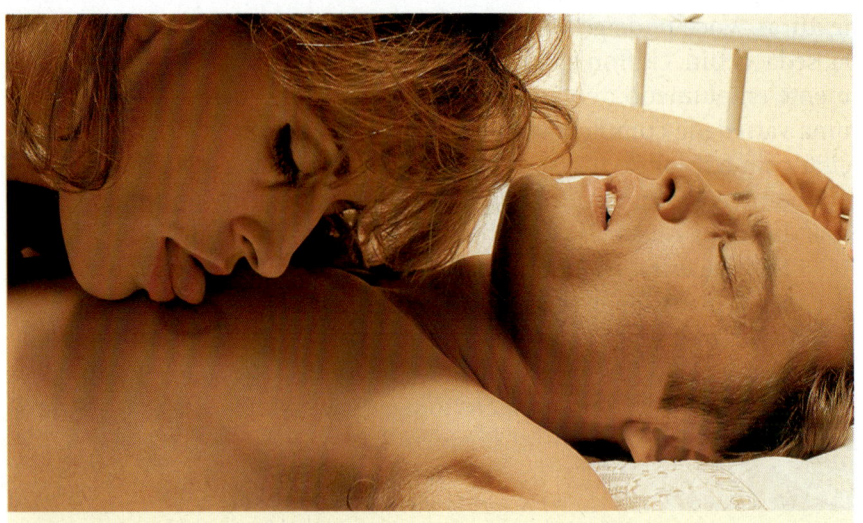

Provocação com a língua

Cubra o corpo inteiro com as sensações quentes e úmidas de sua língua, agitando e lambendo a superfície da pele suavemente. Essa é uma forma muito erótica de estimular a pele, incitando as sensações sexuais e sensuais do parceiro ao ponto de extrema agitação. Passe sua língua suavemente pela superfície dos lábios e as pontas das orelhas de seu parceiro. Mova-a rapidamente, para cima e para baixo, sobre os mamilos e, mais abaixo, circule o umbigo. Deixe sua língua percorrer suavemente os genitais, mas tente não excitá-lo demais aqui. Continue a passar sua língua sobre todo o corpo dele para mantê-lo no limite sensorial.

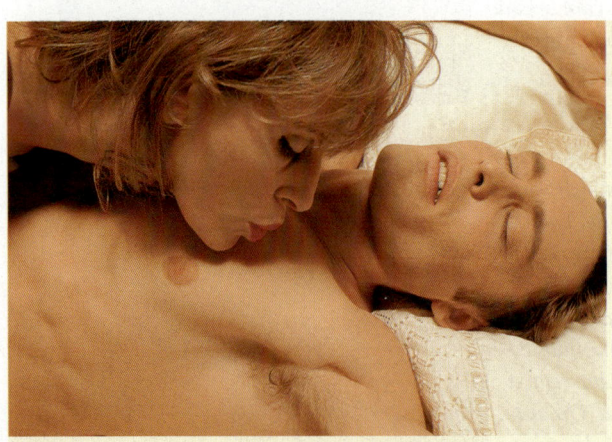

Sopro sensual

Quando a pele estiver umedecida pela língua, sopre suavemente sobre as regiões molhadas. O calor de seu sopro contra a leve umidade da pele é particularmente sensual. Varra todo o corpo dele com golpes de sopro, ora acariciando a pele como uma brisa suave, ora soprando um pouco mais forte em movimentos circulares, como se estivesse criando um pequeno redemoinho na superfície de seu corpo. Respire sobre os mamilos dele para um efeito especial.

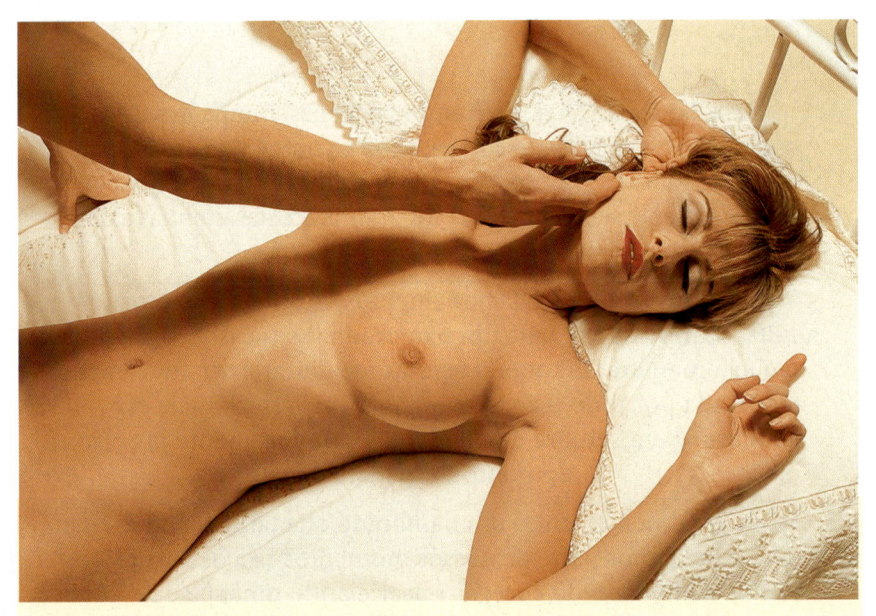

Traçando os contornos dela

Ela pode se deitar e se render aos toques suaves de seus dedos percorrendo suavemente o rosto dela. Não deve haver qualquer pressão em suas mãos, apenas um movimento leve que despertará os nervos sensoriais mais periféricos da pele de sua parceira. Deixe que a sensação de seus dedos seja suave e carinhosa, e movimente-os, descendo pelo rosto, traçando os contornos de suas feições. Percorra delicadamente as pontas dos dedos sobre a ponta dos cílios e lábios. Tente tornar seu toque o mais suave possível.

Demore-se carinhosamente

Utilize o dorso e as pontas dos dedos, e até a extremidade das unhas para intensificar as sensações na pele dela. Demore-se de modo sensual sobre as regiões mais sensíveis, em que a pele é particularmente suave e indefesa, para provocar e excitar. Acaricie sua barriga e as laterais da caixa torácica. Depois, deslize os dedos pela parte interna das coxas com esses toques provocantes e prazerosos que levam o calor de sua pele à superfície do corpo da parceira.

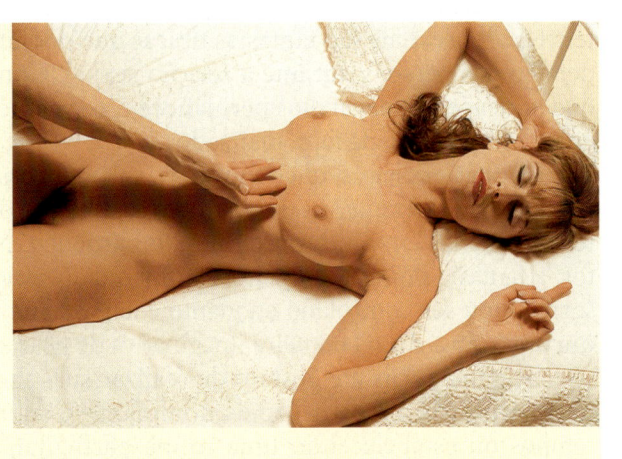

> ### *Jogo por Pancadas*
>
> *Patsy*, 33 anos: "Quando erámos pequenas, minha irmã e eu passávamos horas fazendo cócegas uma na outra, e eu amava aquele toque suave em minha pele. Havia regiões especiais em que particularmente sentia prazer, como minhas costas, minhas axilas e, mais especificamente, meus pés.
>
> Em todos os meus relacionamentos, desde que me tornei adulta, sempre desejei que um namorado me tocasse e provocasse daquela maneira. Eu queria apenas me deitar e ser suavemente acariciada por todo o corpo – quanto mais sutil, mais excitada eu ficava. Nem sempre é sexual, mas é imensamente prazeroso do ponto de vista físico.
>
> Agora, finalmente, tenho um namorado que também adora isso, então passamos parte de nossos momentos físicos apenas nos provocando, fazendo cócegas e acariciando um a pele do outro com todos os tipos de coisas. Sempre nos revezamos, assim um de nós pode apenas se entregar ao prazer de todas essas sensações maravilhosas na pele. Para mim, parece luxúria, e meus sonhos se realizam. Às vezes, gosto disso tanto quanto de fazer amor".

Dominação e bondage

Dominação e *bondage* são temas comuns em fantasias sexuais. Imagens de ser amarrado, espancado ou até "forçado" (ainda que eroticamente) a ter relações sexuais são fantasias típicas que podem passar pelas mentes de algumas pessoas durante a relação sexual. Com mais frequência do que nunca, esses devaneios permanecem na mente como fantasia particular e nunca são, de fato, realizados.

Muitas pessoas sequer conversariam sobre essas fantasias com seus parceiros, seja porque se sentem muito acanhadas, ou apenas porque querem mantê-las em seu próprio mundo particular. No entanto, para muitos, a fantasia de ser o parceiro dominante ou submisso em um cenário sexual – ou ser controlado enquanto é lentamente provocado até atingir um orgasmo – é uma maneira imaginativa de ficar eroticamente excitado.

Alguns casais até gostam de realizar suas fantasias sexuais juntos no quarto, trocando os papéis dominante e submisso de tempos em tempos ou estabelecendo uma rotina particular, dependendo do que os excita mais. *Bondage*, disciplina ou vestir-se com couro e outros apetrechos fetichistas pode ser muito excitante para algumas pessoas, mas repugnante para outras. A regra mais importante para esses jogos sexuais é que os dois parceiros estejam felizes e dispostos a se darem uma chance. Ninguém deve, em hipótese nenhuma, pressionar seu(sua) parceiro(a) para realizar esse tipo de jogo sexual fantasioso. Porém, se ambos gostarem de um pouco de jogo bruto na vida sexual e a ideia de levar o erotismo ao limite os excita, não há motivos para que vocês não adicionem essas alternativas ousadas a seu repertório sexual.

Regras do jogo

Algumas pessoas temem que seu jogo sexual duro possa significar que estejam beirando o sadomasoquismo. Não é preciso se preocupar, a menos que você realmente esteja machucando seu parceiro ou sinta que estar recebendo, de fato, castigo e maus-tratos. O que estamos discutindo aqui é a simulação do uso de dominação e força e a brincadeira com tais conceitos, pois você os considera sexualmente excitantes e enriquecedores à sua vida sexual. Então, onde está o seu limite?

Antes de tudo, essas brincadeiras fantasiosas devem sempre ter consentimento de ambas as partes. Então, crie algumas regras e as siga. Apenas represente a dominação e a submissão quando estiver em um relacionamento no qual confie e conheça seu parceiro bem o suficiente para ter certeza de que ele(a) nunca o(a) machucaria ou sequer o obrigaria fazer algo que não deseje. Se bater nas nádegas faz parte de sua brincadeira, leve-a até onde vocês considerarem divertido e excitante.

Não provoque dor verdadeira, arranhões ou machuque a pele. Você pode fingir humilhar seu parceiro, mas deve conhecer os limites entre brincar e ofender. Não diga coisas de que você pode se arrepender mais tarde ou que magoarão seu parceiro. Converse exatamente sobre qual tipo de comportamento o excita na fantasia sexual, quais são os limites e o que você quer que aconteça ou não, e então siga essas regras.

Certifique-se de terem um sinal ou código que ambos reconheçam como senha para cessar a brincadeira imediatamente. No momento em que um ou outro disser essa palavra ou der o sinal, vocês devem parar!

Se você achar que estar amarrado à cabeceira da cama enquanto seu parceiro faz amor com você de forma lenta e provocante ou proporciona sexo oral orgástico (pesquisas mostram que restrição provavelmente é a fantasia mais popular) é interessante e você pretender realizar essa fantasia, então certifique-se de que seu parceiro não o amarre muito forte e que seja possível desfazer os nós assim que você pedir, ou sempre que for necessário.

Você pode prender os pulsos e os tornozelos, mas nunca deve prender nada ao redor do pescoço. Cobrir a boca também pode ser perigoso. Se seu parceiro estiver preso, não o deixe sozinho, mesmo por um período curto. Você precisa estar consciente e presente durante todo o tempo em que seu parceiro estiver amarrado.

Algumas pessoas podem ter fantasias relacionadas à restrição, e até desejam realizar essa fantasia, porém simplesmente têm muito medo de serem amarradas. Respeite essa preocupação e apenas finja que ele(a) está amarrado(a). Uma maneira de fazê-lo é agarrar-se à cabeceira da cama, de modo que os braços fiquem abertos, e as pernas, afastadas, na postura presa.

Brincadeiras poderosas

Jonathan, 33 anos, vendedor, mora com a namorada, Anja, há cinco anos. "Foi Anja que primeiramente sugeriu que introduzíssemos algumas brincadeiras de dominação e submissão em nossa vida sexual. Ela disse que, em seu último relacionamento, o namorado às vezes amarrava seus braços e pernas à cabeceira da cama, e depois fazia amor com ela – o que ela descobriu ser incrivelmente excitante. Eu fiquei mais do que feliz em dar uma chance, pois sempre desejei fazer algo parecido, mas minha ex-namorada nunca concordaria. Agora, de vez em quando, nos revezamos para sermos amarrados. Às vezes, eu a amarro e ela simplesmente fica maluca, em especial se estou fazendo sexo oral nela. Ela afirma que esse tipo de brincadeira sexual proporciona a ela os orgasmos mais intensos. O mesmo acontece comigo, pois há algo incrivelmente erótico em estar completamente rendido e indefeso enquanto ela está fazendo amor comigo. Ela faz tudo muito lentamente e me leva quase ao ponto de ter um orgasmo, depois acalma e em seguida recomeça. No final, sinto como se fosse explodir – o que geralmente acontece."

Clara, 27 anos, paisagista, divide a casa com o noivo há dois anos. "Jack e eu gostamos de todos os tipos de brincadeiras sexuais e ficamos muito excitados com temática de dominação. Fazemos de tudo, e tenho certeza que as pessoas que nos conhecem ficariam bastante chocadas com o que aprontamos em alguns finais de semana, já que parecemos tão normais. Confio plenamente nele e sei que me ama e nunca faria nada que de fato me machucasse.

Tenho uma senha e, se eu a falar, ele sempre para. Nós também fazemos amor de todas as maneiras "normais", pois não queremos que esse seja nosso único tema sexual. O interessante é que apenas em nosso relacionamento sexual a fantasia de dominação de Jack aflora. Em todos os demais aspectos de nosso relacionamento, estamos absolutamente em igualdade de condições".

Kirsty, 26 anos, professor, casado há dois anos. "Esse tipo de brincadeira sexual definitivamente não é comigo. Sequer tenho fantasias a respeito, embora saiba que algumas de minhas namoradas, sim. Não consigo me relacionar com isso. Para mim, fazer amor é só isso – uma maneira de expressar nossos sentimentos de amor e carinho em relação ao outro. Quero apenas ser eu mesmo na cama, e não há espaço para fantasias. Acho que nos faria sentir como se estivéssemos transando com um desconhecido."

Conseguindo os materiais

Brinquedos fetichistas podem ser utilizados, e você pode adquiri-los em um bom sex shop. Roupas pretas são a escolha popular para jogos de *bondage* e dominação, e luvas que se estendem até os cotovelos – feitas de couro, látex ou borracha – são trajes que costumam excitar as pessoas. Os homens ficam mais visualmente estimulados com esses trajes do que suas parceiras, mas as mulheres podem gostar de se vestir para estimular seus homens. (Algumas pessoas podem considerar toda a ideia algo chauvinista e absurda!)

Cordas macias, lenços de seda ou cordas de algodão podem ser usadas para amarrar, mas certifique-se de que nada que usar queime ou esfole a pele. Se você quiser usar equipamentos mais sofisticados, há algemas sensuais disponíveis, que ambos podem abrir se necessário. Não use algemas de verdade, que são muito ameaçadoras e podem ser difíceis de soltar.

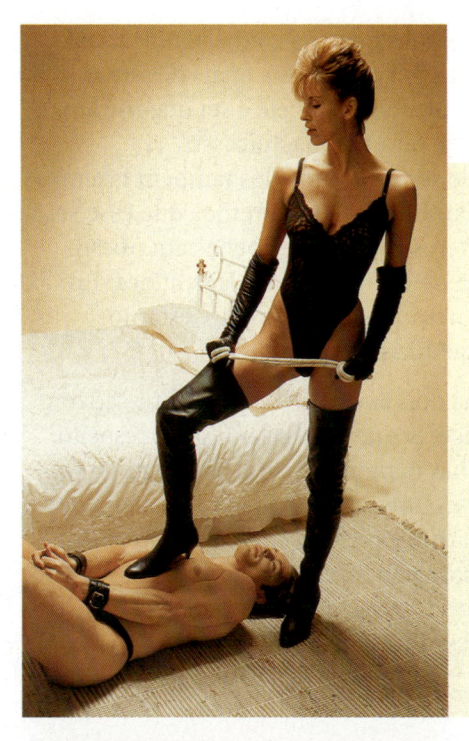

Mestre e escravo

Muitos homens podem ficar muito excitados por desempenhar um papel submisso em um jogo sexual, em especial como uma libertação de tensão, se estiverem em uma posição de poder. Alguns casais gostam da brincadeira de "mestre e escravo", na qual a mulher desempenha um papel dominante e disciplina o parceiro. Se você estiver interpretando o papel de dominadora, vista-se para parecer sexy, mas austera e rígida. Botas de couro preto até as coxas a fará entrar no clima. Declare seu domínio sobre o parceiro, ameaçando discipliná-lo caso ele não atenda todos os seus desejos e caprichos.

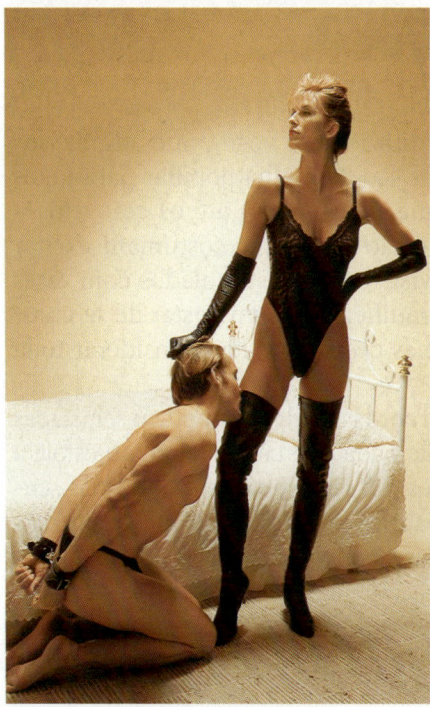

Exija a obediência dele

Permaneça altiva e orgulhosa enquanto ele se rebaixa a seus pés. Deixe-o adorá-la de sua posição inferior. Ele deve tocar, beijar ou cariciá-la de qualquer modo que você ordenar, mas você deve parecer superior à excitação das atenções dele. Reclame e o obrigue a fazer mais. A diversão é fingir ter controle total e poder exigir completa obediência dele.

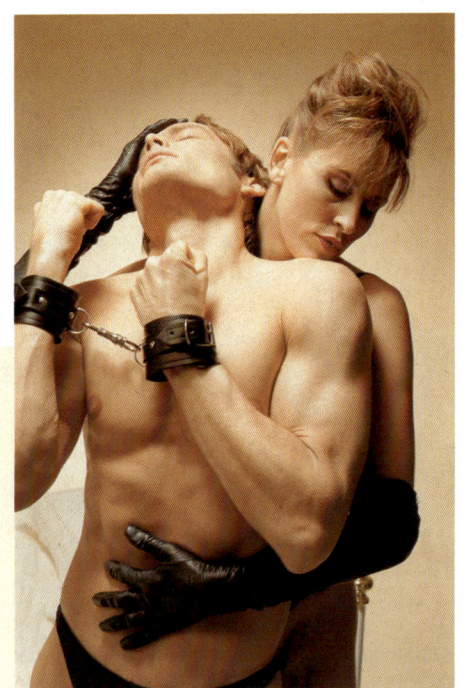

Afirme sua sexualidade

Se você considerar que ele está sendo "mau" ou está demonstrando demais suas próprias vontades, pode ser um pouco mais severa com ele. Ou então, você pode exibir sua sexualidade agressiva, puxando-o para perto de seu corpo, apertando o dele. Você pode até fazer amor com o parceiro, mas você deve estar no comando.

Inútil resistir

Ser presa ou levemente amarrada à cabeceira da cama e ter seu amante lenta, sensual e deliberadamente excitando-a enquanto você finge estar indefesa pode ser extremamente excitante. A emoção extra é a restrição de movimentos que pode levar sua excitação ao limite. Ele deve prestar atenção a cada parte de seu corpo. Se ele lamber e beijar seus seios e mamilos enquanto você estiver amarrada, você pode sentir como se estivesse prestes a explodir com a sensação erótica. Ele deve, deliberadamente, fazer tudo lentamente, demorando-se para mantê-la oscilando nesse pico quase doloroso de excitação.

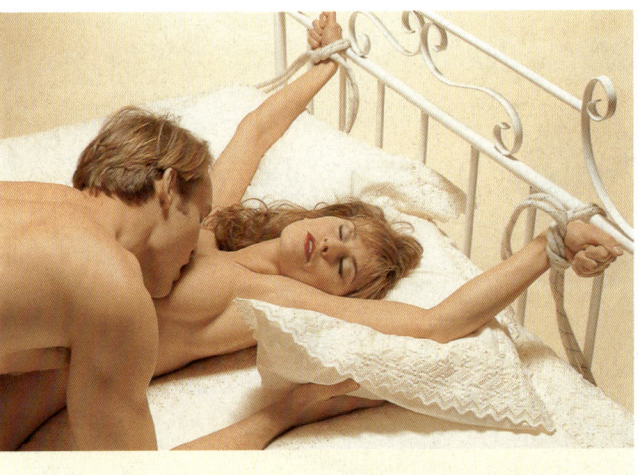

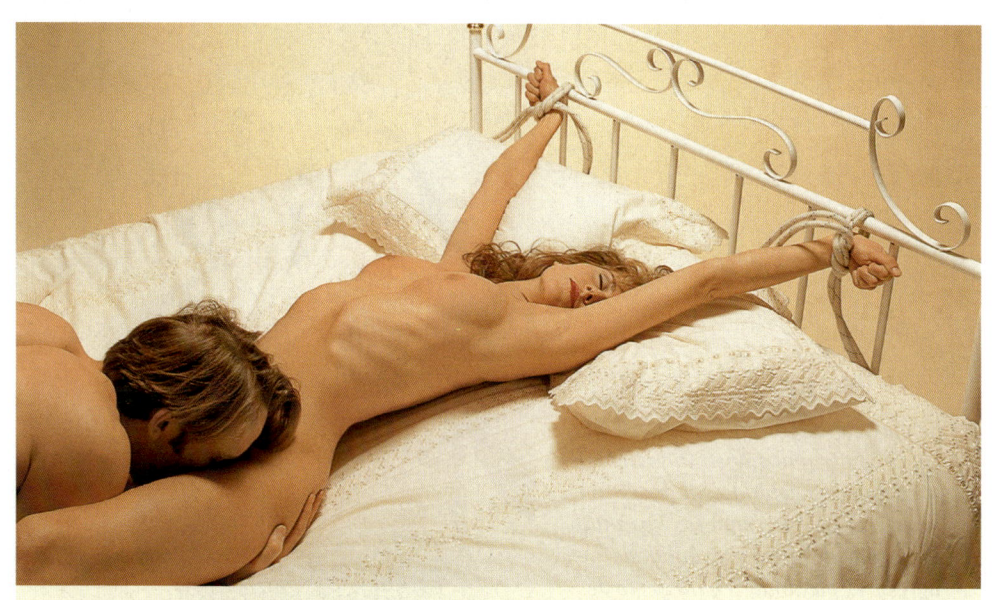

Implorando por mais

Sexo oral lento e erótico enquanto estiver amarrada pode ser uma experiência incrivelmente sexual. Mais uma vez, ele deve demorar-se, fazer tudo de maneira provocante e extremamente sensual. Se ele for sensível às suas reações, saberá exatamente quando diminuir o ritmo para atrasar seu momento de orgasmo, de modo que você implore para que ele continue.

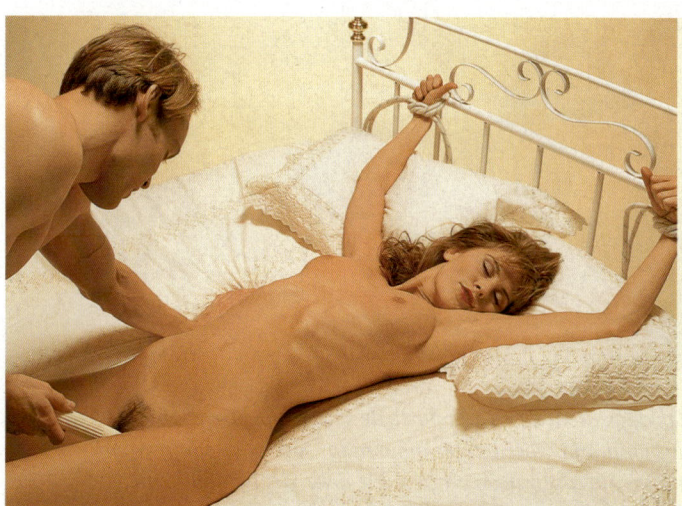

Boas vibrações

Outra variação para acrescentar às suas brincadeiras é ele utilizar um vibrador para levá-la ao orgasmo. Após beijar e acariciar cada parte de seu corpo e aguardar que você tenha atingido o auge da excitação, ele pode usar um brinquedo sexual e vibrá-lo contra sua vulva. Ao mesmo tempo, você pode deixar as fantasias de sua mente correrem soltas.

Sexo espontâneo

Sexo espontâneo refere-se à notória "rapidinha". É a matéria-prima de romances best-seller de aeroporto, repletos de excitação erótica, corpos ofegantes e retorcidos, cenas de sexo de romances eróticos ou, pelo menos, lugares incomuns. Não é lento e sensual ou particularmente íntimo, mas é quente e apaixonado, além de deliciosamente primitivo. Quando o sexo espontâneo acontece, é o encontro do homem e da mulher selvagens – não há formalidades e roupas são abandonadas com a inibição.

O sexo espontâneo tem espaço em um relacionamento carinhoso e íntimo? Sim, sem dúvida, se as duas pessoas envolvidas estiverem igualmente ansiosas pela ação. É o apetite sexual em sua maior voracidade, uma fome imediatamente saciada por dois parceiros em consenso.

Pode ser extremamente excitante e divertido, afirmando uma atração física mútua e dando vida a qualquer relacionamento sexual com seu conteúdo rústico e indomado. Ele pode acontecer em qualquer lugar e quando menos se espera, porque, por sua própria natureza, não é algo planejado.

A única coisa que vocês devem garantir, contudo, é total privacidade, com absolutamente ninguém à vista, pois nem a lei, sua família e tampouco seus vizinhos os aplaudirão se vocês forem pegos no ato.

Mudança de ânimos

A excitação sexual pode acontecer quando você menos espera. Você pode estar planejando simplesmente relaxar com seu parceiro depois de um dia cansativo de trabalho e assistir um pouco de televisão antes de ir para cama dormir. Ambos se aconchegam para uma noite confortável, porém tranquila, quando, subitamente, os ânimos mudam e seus corpos ficam eletrificados apenas com a proximidade um do outro.

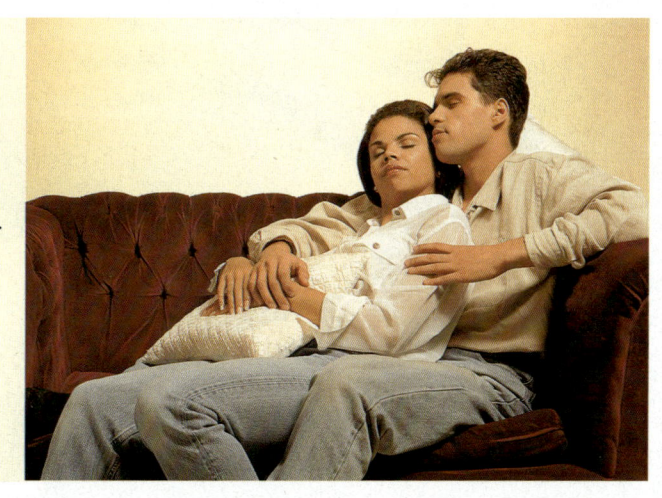

◀ O desejo assume o controle

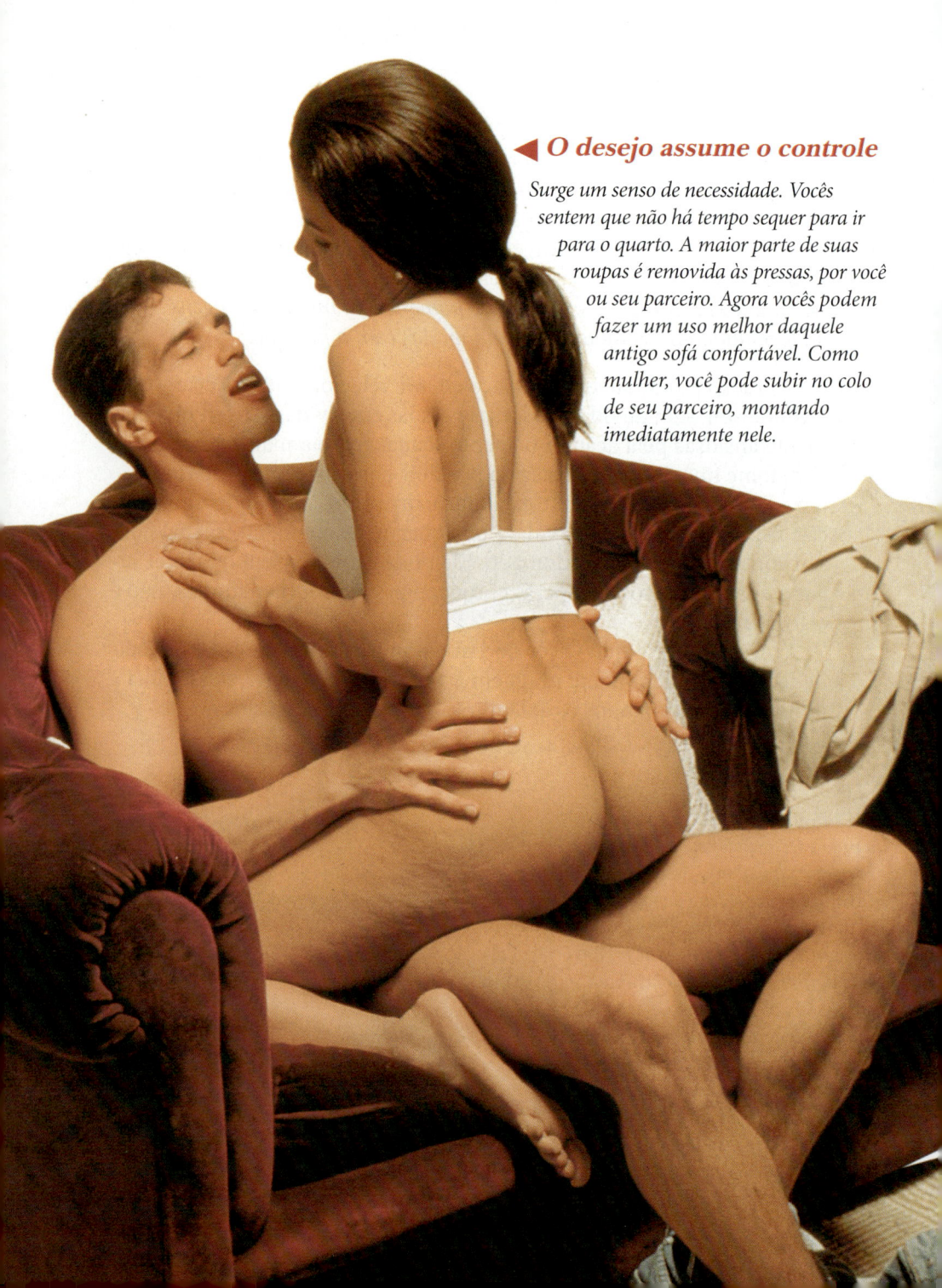

Surge um senso de necessidade. Vocês sentem que não há tempo sequer para ir para o quarto. A maior parte de suas roupas é removida às pressas, por você ou seu parceiro. Agora vocês podem fazer um uso melhor daquele antigo sofá confortável. Como mulher, você pode subir no colo de seu parceiro, montando imediatamente nele.

O sexo espontâneo raramente acontece no quarto; é mais provável que aconteça na cozinha, na sala de estar, no banheiro ou nas escadas. Pode ser ainda mais libidinoso em momentos proibidos no porão do escritório, em um leito de grama macia, contra uma árvore convidativa ou à noite, em uma praia varrida pelo vento.

A maravilha desse tipo de sexo é que ele pode recapitular a excitação e a espontaneidade do início do romance, quando os hormônios sexuais eram desenfreados e ambos mal podiam esperar um segundo a mais para fazer amor. Uma "rapidinha" pode ser o estimulante capaz de trazer de volta o sabor ao seu relacionamento sexual.

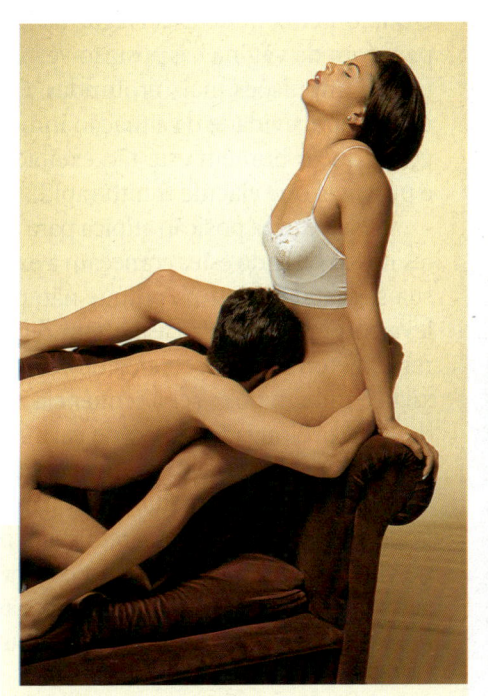

Calor sexual ativado

Ambos podem se entregar a uma relação sexual apaixonada usando o sofá para melhor proveito. O braço do sofá é um bom lugar para se sentar se seu parceiro quiser realizar cunilíngua em você. O calor do momento aumentará a estimulação e a excitação de ambos, e você pode se deixar levar pelas ondas de prazer.

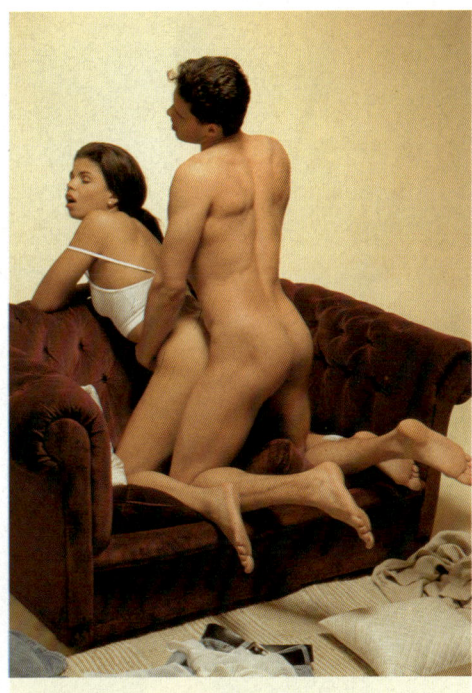

Paixão primitiva

Fazer amor na posição de cachorrinho, com o parceiro de sexo masculino penetrando a vagina por trás aumenta a intensidade primitiva de seu sexo espontâneo. Você pode jogar o peso para o encosto do sofá e, enquanto ele estiver penetrando, também pode estimular o clitóris com os dedos.

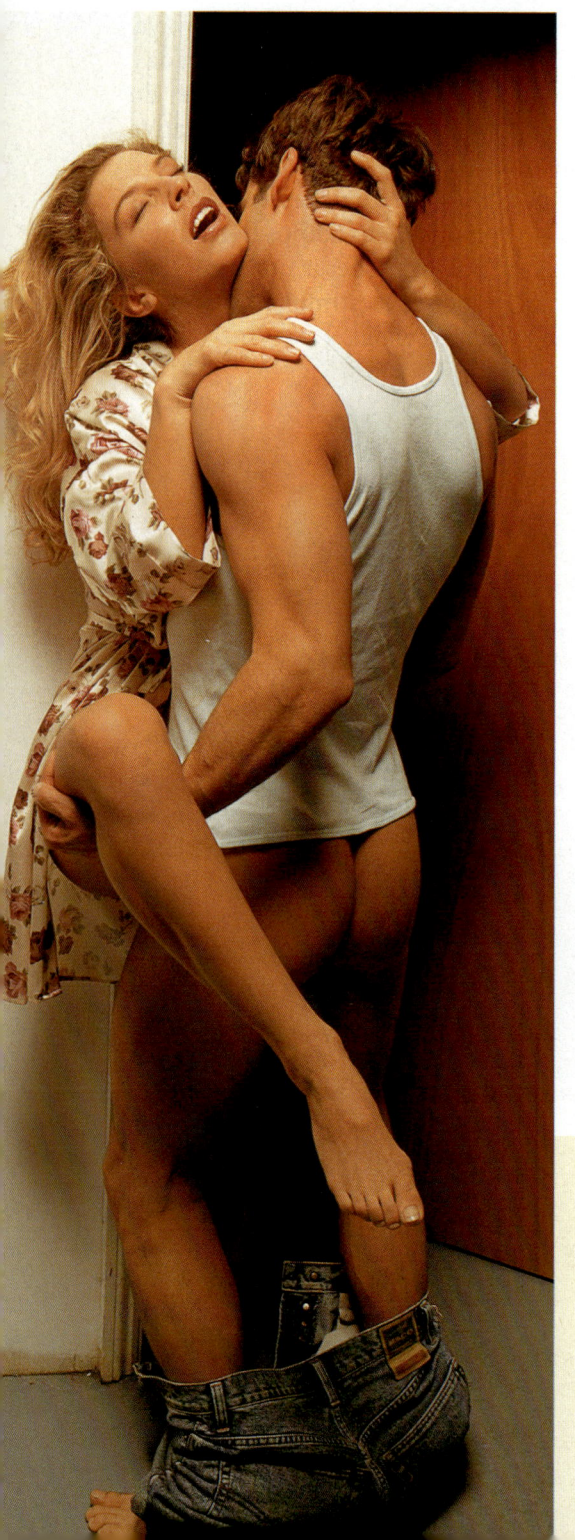

Em pé

A posição em pé é clássica, porém desagradável para uma relação sexual. Geralmente sugere sexo rápido e violento, sem preliminares, mas é quente e impetuoso e, portanto, provavelmente muito excitante. Se você adotar essa posição, é melhor ter algo em que se encostar, como uma parede ou uma árvore, e definitivamente funciona melhor se os parceiros tiverem altura e peso semelhantes. O problema principal é que o pênis pode escorregar facilmente para fora da vagina e a posição vertical dificulta impulsões mais profundas. Contudo, a impulsividade da situação indica, em geral, que o homem está tão excitado que é provável que ejacule muito rapidamente.

Não é uma posição atípica para amantes novos quando estes começam a explorar sua sexualidade, talvez porque não podem levar o parceiro para casa e têm de recorrer a métodos mais secretos de contato sexual. Também pode ser a sequência natural de uma prolongada sessão de carinho. No entanto, nessas situações, a penetração não acontece necessariamente, mas a mulher pode fechar as coxas ao redor do pênis, permitindo que seja esfregado contra seus genitais. Dessa força, ambas as pessoas podem obter uma liberação rápida de sua excitação sexual e tensão.

Sexo em pé

Vocês não podem esperar chegar até o quarto, então, contra a parede, fazem amor na posição em pé. Seu parceiro conseguirá penetrá-la mais profundamente se levantá-la um pouco e você passar uma perna ao redor dele. Ele deve tomar cuidado para não empurrá-la com muita força contra a parede enquanto estiver penetrando-a.

Paixão e luxúria

Paixão é o tempero da vida – é a sexualidade em cores. Ela nos fascina e assusta um pouco, porque sob seu feitiço nós perdemos temporariamente a cabeça, enquanto nossas emoções e corpos assumem a liderança. A luxúria é um sinal de libido saudável em potência máxima, e a vida seria muito tediosa se nunca a encontrássemos.

O principal no que diz respeito à paixão sexual é a intensidade e a velocidade com que ela pode ir e vir. Sob o domínio de um relacionamento apaixonado, todas as demais áreas da vida perdem a importância em comparação. O que mais levaria políticos, entre outros, a arriscarem suas carreiras, casamentos e reputações que levaram anos para construir meticulosamente?

A paixão é a fonte de inspiração para milhares de canções e poemas – o roteiro da maioria dos filmes de sucesso. É como se precisássemos ter paixão em nossas vidas, mesmo se não estivermos, de fato, vivendo uma.

Paixão e luxúria inevitavelmente chegam ao fim, mas em um relacionamento estável elas podem ser substituídas pelo brilho quente da intimidade e do companheirismo. O amor sexual pode, no entanto, crescer, e um relacionamento físico pode se tornar mais harmonioso e compatível, integrando-se ao contexto de tudo o que é significativo na vida.

Mesmo nos relacionamentos mais satisfatórios, em geral há um desejo secreto de a chama da paixão ser acesa novamente. Perdemos a excitação e a emoção do inesperado e a experiência incontrolável das sensações físicas e emocionais irresistíveis. A maioria de nós ficaria exausta se vivêssemos em estado de paixão o tempo inteiro. No entanto, um relacionamento é afortunado quando é possível manter esses elementos, pois se um casal puder reviver tais momentos de paixão, luxúria e química que os uniu no início, o manto da complacência e do aborrecimento que pode afetar qualquer relacionamento terá dificuldades em assumir o controle.

Portanto, o sexo espontâneo, selvagem e luxurioso desempenha um papel terapêutico dentro de um relacionamento. Quando a disposição tomá-lo, você pode ser criativo com ela. Deixe-se levar por ela e permita que suas fantasias eróticas tornem realidade imediatamente. Não se preocupe com o período do dia ou com em que parte da casa vocês estão. Deixe a paixão mútua aflorar sem controle e use ao máximo qualquer apoio que tiver ao redor, como as cadeiras, as escadas ou a banheira.

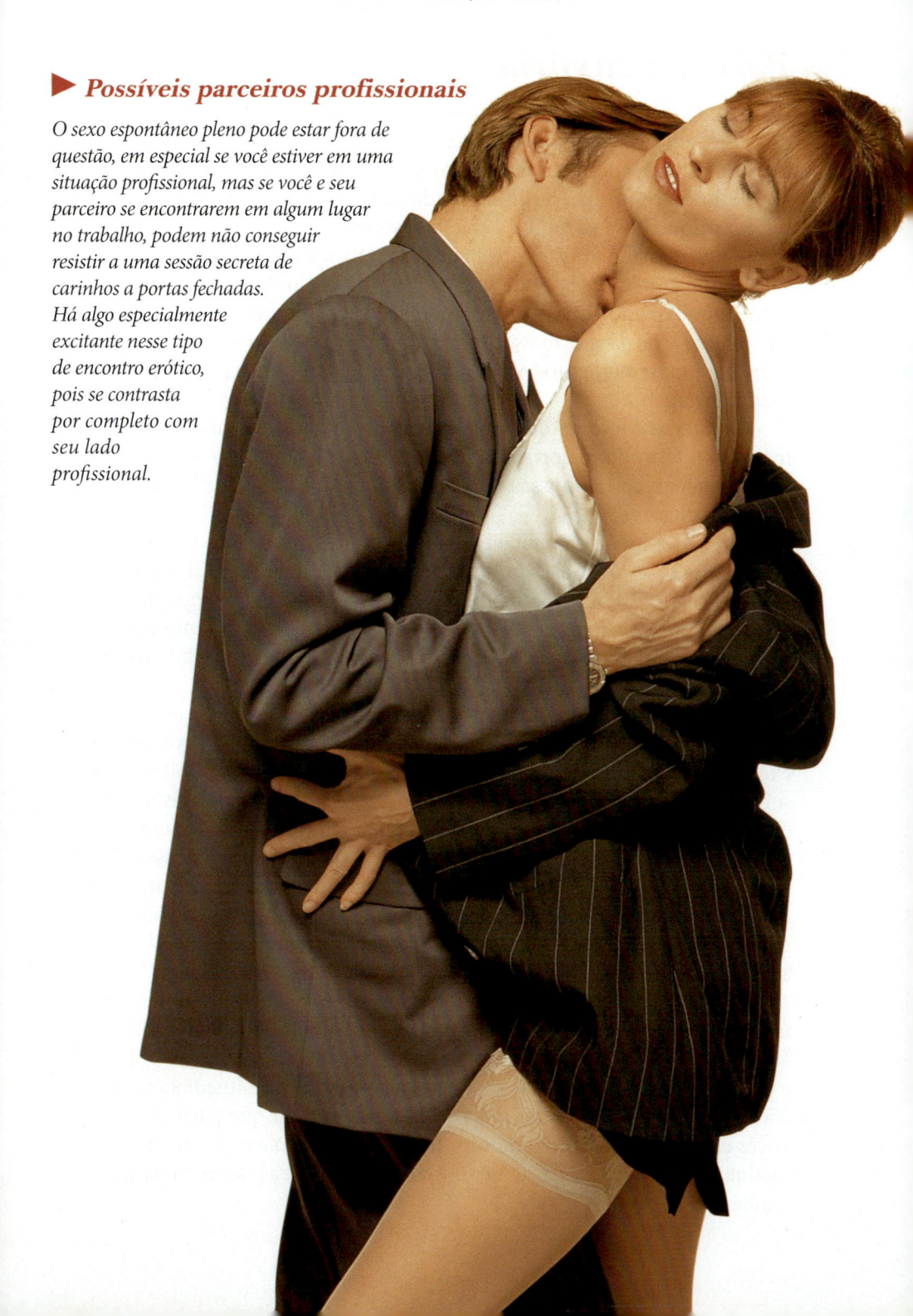

▶ Possíveis parceiros profissionais

O sexo espontâneo pleno pode estar fora de questão, em especial se você estiver em uma situação profissional, mas se você e seu parceiro se encontrarem em algum lugar no trabalho, podem não conseguir resistir a uma sessão secreta de carinhos a portas fechadas. Há algo especialmente excitante nesse tipo de encontro erótico, pois se contrasta por completo com seu lado profissional.

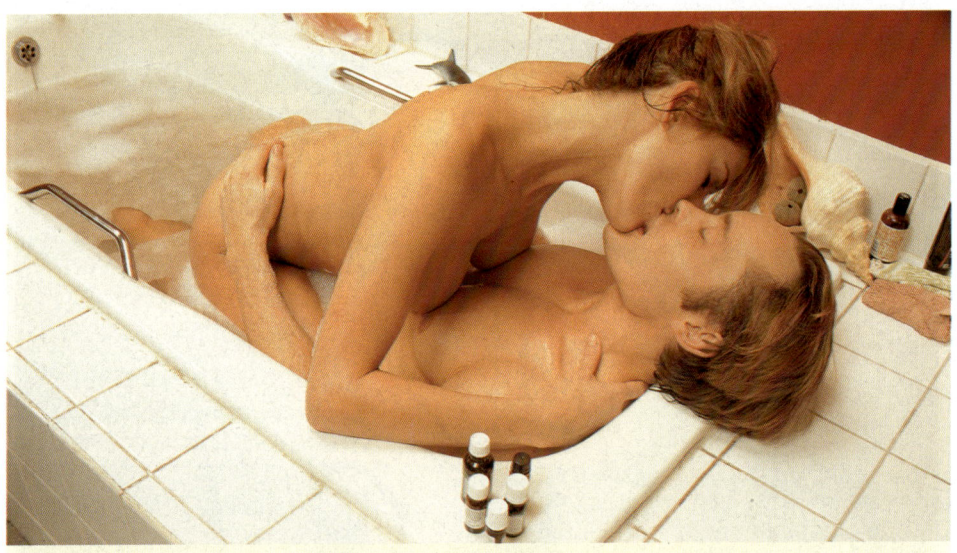

A luxúria aflora

Vocês podem tomar banho juntos para simplesmente lavar as preocupações do dia, mas, de repente, livres de roupas e aquecidos pela água, sua paixão pelo parceiro surge. Não há problema em saírem e se secarem para ir ao quarto. Apenas utilizem o clima sensual e sigam seus sentimentos. Suba em seu parceiro e beije-o, fazendo todo o seu corpo entrar em contato com o dele.

Sensualidade perfumada

Fazer amor em uma banheira de água morna e tranquilizante, em especial se perfumada com óleos aromáticos, pode ser uma experiência maravilhosamente erótica. Deixe seus desejos espontâneos assumirem o controle. Será necessário montar no colo do seu parceiro, mas você pode usar o apoio da banheira para subir e descer o corpo, enquanto ele beija e acaricia todo o seu corpo.

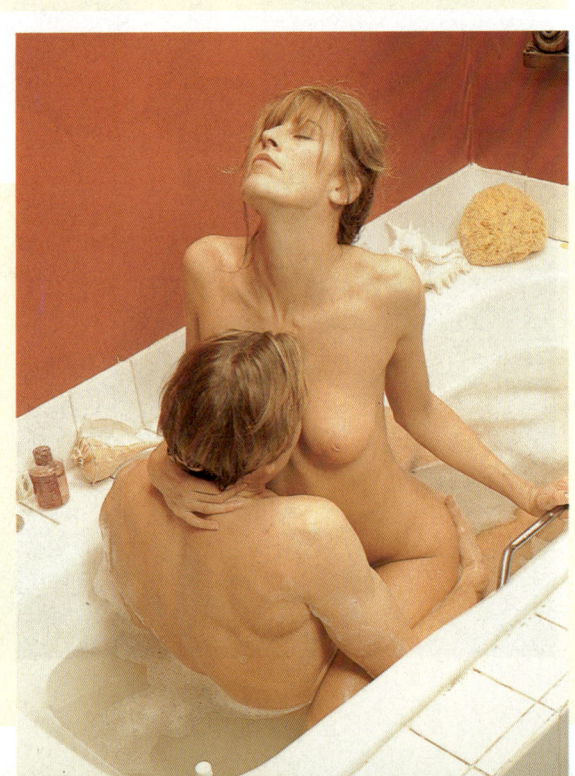

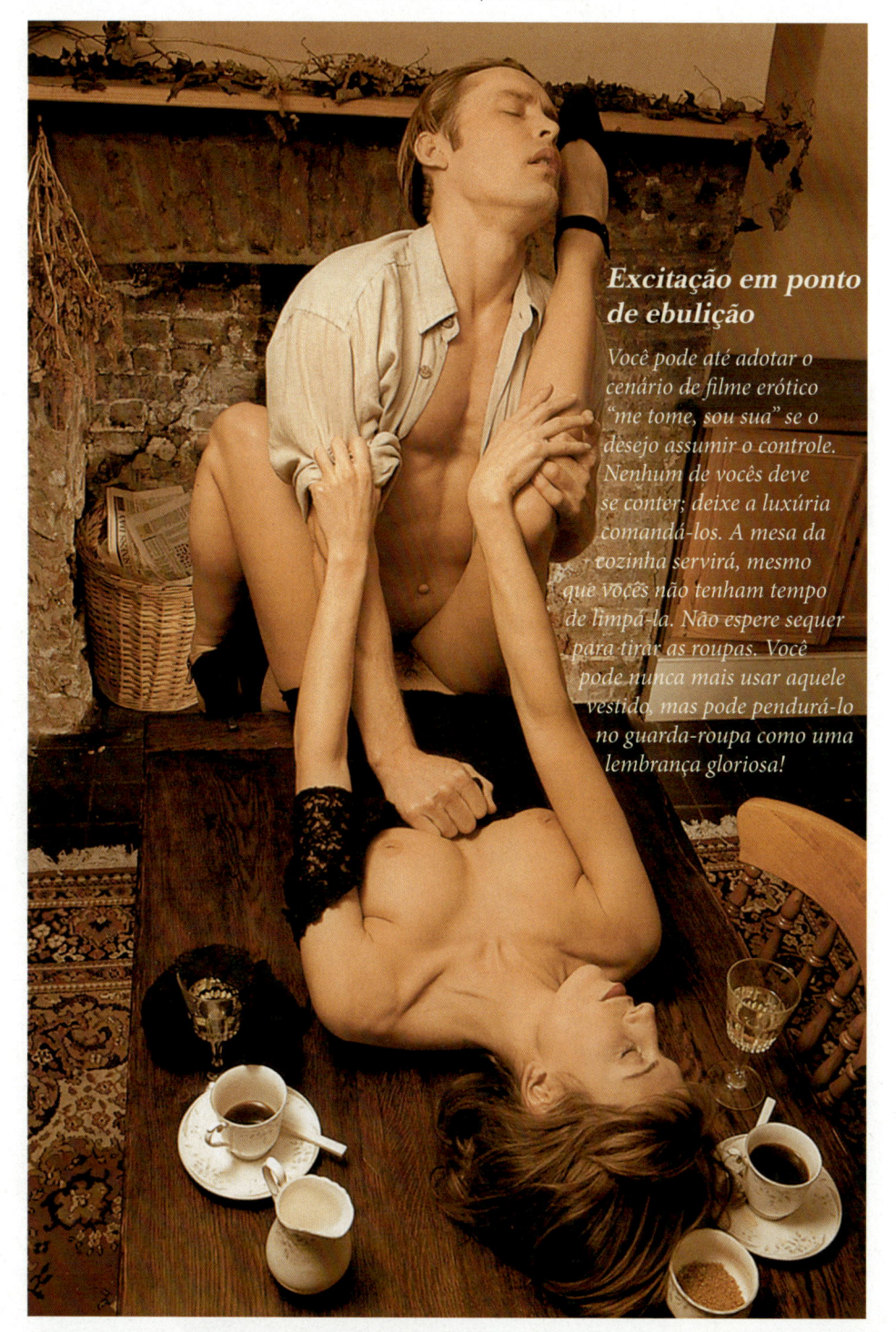

Excitação em ponto de ebulição

Você pode até adotar o cenário de filme erótico "me tome, sou sua" se o desejo assumir o controle. Nenhum de vocês deve se conter; deixe a luxúria comandá-los. A mesa da cozinha servirá, mesmo que vocês não tenham tempo de limpá-la. Não espere sequer para tirar as roupas. Você pode nunca mais usar aquele vestido, mas pode pendurá-lo no guarda-roupa como uma lembrança gloriosa!

Sexo ardente na mesa

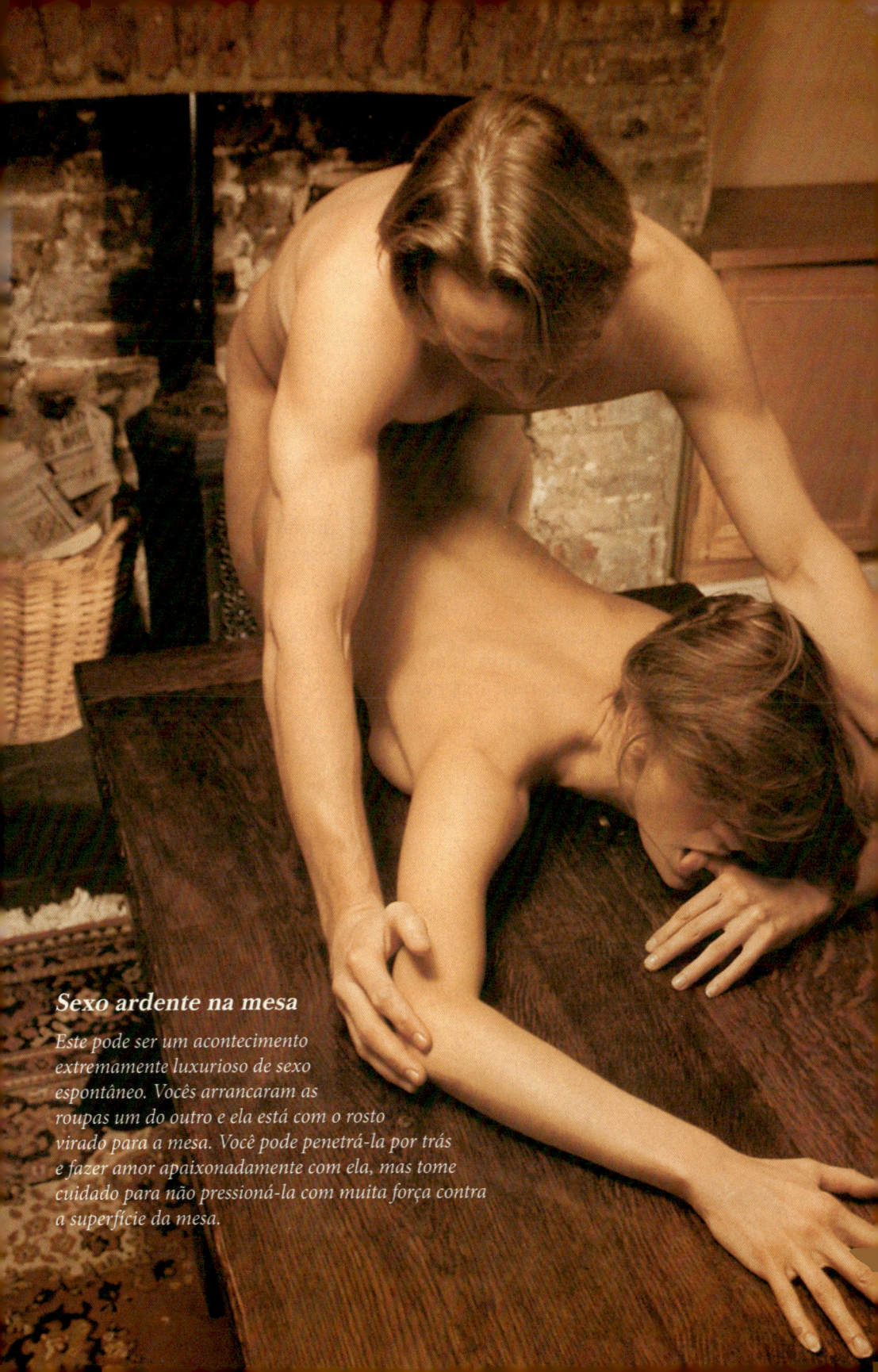

Este pode ser um acontecimento extremamente luxurioso de sexo espontâneo. Vocês arrancaram as roupas um do outro e ela está com o rosto virado para a mesa. Você pode penetrá-la por trás e fazer amor apaixonadamente com ela, mas tome cuidado para não pressioná-la com muita força contra a superfície da mesa.

Superando dificuldades

A falta de interesse sexual demonstrada por um dos parceiros é a forma mais comum de problemas que ocorrem em um relacionamento. Pode haver uma série de fatores que bloqueiam a resposta sexual. Às vezes, estresse no trabalho ou em casa podem causar fadiga ou ansiedade e, consequentemente, uma diminuição na libido. Se houver raiva ou outros sentimentos negativos entre os parceiros, além da falta de habilidades comunicativas claras, o relacionamento sexual provavelmente irá sofrer.

Infelizmente, em muitos relacionamentos, quando a primeira descarga de paixão e excitação diminuem, a relação sexual pode se tornar mecânica, concentrada principalmente na penetração e nos movimentos de penetração, e considerada mais um alívio da tensão sexual do que um encontro sensual, estimulante e satisfatório. Nessas circunstâncias, qualquer parceiro pode se retirar da arena sexual, e isso pode levar a um aumento da frustração no relacionamento.

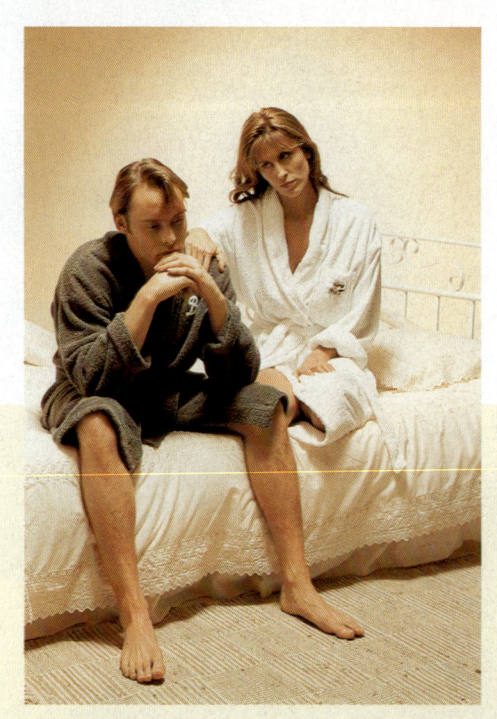

O efeito do estresse

Um homem pode, às vezes, passar por um período de impotência por causa de fatores como estresse ou ansiedade, mas com a compreensão e o apoio carinhoso de sua parceira, ele deve, eventualmente, recuperar o entusiasmo e a habilidade de conseguir uma ereção.

Exercícios de foco sensorial são a espinha dorsal da terapia psicossexual, possibilitando aos casais superar suas dificuldades sexuais e recuperar, ou até descobrir um lado mais sensual e íntimo do seu relacionamento físico. Eles trabalham ajudando o casal a mudar seu foco do sexo com penetração, desempenho e obrigação sexual. Enquanto um casal estiver trabalhando nesses exercícios, ele se compromete a suspender as relações sexuais até o último estágio.

O ponto focal é ajudar as pessoas a romper com velhos hábitos e padrões de comportamento sexual que se provaram insatisfatórios. A pressão é removida da necessidade de iniciar ou responder a propostas de sexo, dando ao casal uma oportunidade de relaxar um com o corpo do outro para recriar seu relacionamento sexual em uma forma completamente nova.

Os exercícios de foco sensorial, originalmente criados pelos pesquisadores de sexo William Masters e Virginia Johnson, baseiam-se em encorajar os casais a descobrir a alegria e o prazer do próprio toque sensual, e não como meio para um fim. Esse é um fator muito importante que pode ter sido perdido na parceria sexual. O sexo é muitas vezes direcionado à penetração e aos movimentos de impulsão e pode se tornar uma maneira de usar o corpo da outra pessoa para autogratificação.

Em sua precipitação em atingir o clímax, muitos indivíduos podem não vivenciar, de fato, seu próprio prazer sensual e podem perder por completo as reações sensuais do parceiro. Se o relacionamento sexual cair nessa rotina durante um longo período de tempo, não é de surpreender muito que um ou outro parceiro fique desiludido ou ressentido e, finalmente, abra mão do contato físico.

O corpo humano tem uma enorme capacidade para a alegria e o prazer sensual, em especial aquele vivenciado por meio do toque, mas esse senso fundamental é geralmente suprimido dentro de nós em um estágio inicial da vida. As crianças pequenas frequentemente escutam que "não devem tocar" os próprios corpos nem os objetos ao redor, inibindo, assim, o desenvolvimento de sua percepção sensorial. O toque, nas culturas ocidentais, é em geral associado à sexualidade quando atingimos a adolescência. Esquecemo-nos de como nos comunicar e sentir por meio do toque, como apreciar essas qualidades estimulantes e, ao fazê-lo, nos privamos de uma vasta dimensão de consciência sensorial tátil.

Se você e seu parceiro estiverem passando por problemas sérios ou de longa data no relacionamento ou sua comunicação começou a falhar de modo que esse conflito surja sempre que questões sexuais ou emocionais são discutidas, vocês provavelmente se beneficiariam procurando ajuda profissional de um terapeuta psicossexual qualificado. O terapeuta é treinado para lidar com um amplo leque de problemas sexuais ou disfunções, inclusive ejaculação precoce, perda de desejo, disfunção erétil, incapacidade de atingir o orgasmo, medo da penetração ou fuga da relação sexual.

Ele ou ela os ajudará a melhorar suas habilidades comunicativas, para que sejam capazes de se relacionarem um com o outro e negociar soluções para assuntos complicados. É muito difícil para qualquer casal que esteja vivendo dificuldades sexuais e no relacionamento terem sozinhos uma perspectiva clara da situação, simplesmente porque estão muito envolvidos emocionalmente nos problemas. Um psicoterapeuta ou conselheiro sexual atuará como um mediador, dando conselhos práticos e o ajudando-os a ter sua própria compreensão dos problemas.

Quando um casal se dedica aos exercícios sensoriais com um terapeuta, o profissional será capaz de ajudá-lo a resolver conflitos físicos e emocionais que possam surgir entre eles em qualquer estágio do processo. O que se apresenta aqui é um programa de exercícios sensoriais adaptados de um modelo terapêutico, mas elaborado para que os casais os realizem sozinhos. Eles baseiam-se no programa sensorial de autoajuda de Masters e Johnson. Você pode usá-los para melhorar seu relacionamento, especialmente se você se sentir capaz de trabalhar em seus problemas sexuais com seu parceiro sem intervenção de um profissional.

O sucesso desses exercícios depende do comprometimento verdadeiro que você e seu parceiro terão ao seguir as regras em cada estágio do processo, além de sua dedicação mútua em reservar um tempo para realizá-los.

Escolham um período específico durante a semana no qual ambos possam dar total atenção aos exercícios e decida qual parceiro deve iniciar a sessão. Tente escolher um período em que ambos se sintam geralmente relaxados e em conformidade um com o outro. Reservem de 40 a 60 minutos por sessão, para garantir que vocês tenham total privacidade, escolham um tempo em que não haja interrupções dos filhos ou de visitas, e lembrem-se de tirar o telefone do gancho.

Vocês precisam de um cômodo aquecido, pois ambos estarão nus, e um colchão confortável ou uma base para se deitarem. Se possível, escolham um cômodo na casa que não seja o quarto – um lugar onde vocês não se recordarão das questões carregadas do seu relacionamento sexual. Vocês estão tentando criar algo novo, deixando para trás padrões, expectativas e memórias antigas.

Estágio Um: toque não sexual

Durante as primeiras semanas de seus exercícios sensoriais, vocês devem abster-se de relações sexuais. Este é um período em que vocês explorarão sua receptividade sensual aos corpos um do outro e desenvolverão sua comunicação tátil. Vocês se revezarão para se tocarem, como se estivessem descobrindo e explorando o corpo humano pela primeira vez. A pessoa que estiver tocando deve lembrar-se que ele ou ela não tem o objetivo de excitar o parceiro, mas simplesmente dedicar-se ao desenvolvimento de sua própria consciência sensorial.

Você pode tocar em qualquer parte do corpo de seu parceiro, exceto os genitais ou outras regiões erógenas, como os seios. Você deve se permitir sentir, por meio das mãos e dos dedos, todas as diferentes sensações do toque, texturas e temperatura da pele. Varie o modo como aplica o contato tátil, por meio das palmas, das pontas dos dedos ou até do dorso das mãos.

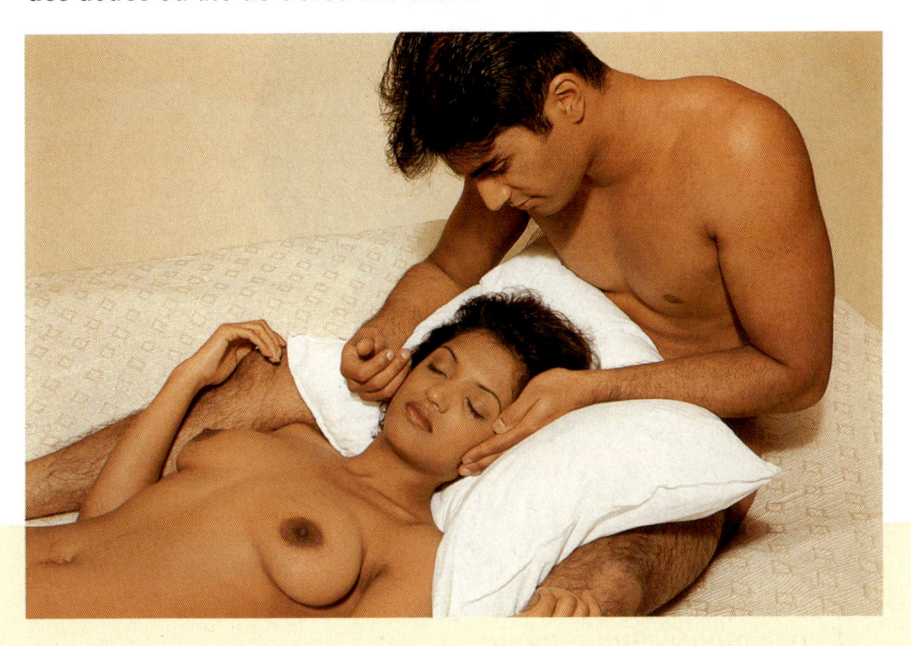

Explore o rosto dela

Cuidadosamente, você deve explorar os ângulos e os contornos do rosto dela, sentindo a diferença entre a firmeza dos ossos e a suavidade da pele e dos músculos. O ponto principal desse experimento tátil é que você aumente sua consciência sensorial e sua sensibilidade de toque.

Você deve experimentar com uma mão de cada vez, ou acariciar com ambas as mãos, e observar as diferentes sensações à medida que elas ocorrerem. O parceiro passivo tem de apenas se deitar e concentrar-se na sensação de ser tocado.

Não tente retribuir o toque ou entrar em uma fantasia sexual. Ambos devem tentar evitar a análise da situação ou fazer julgamentos, como "isso é bom" ou "estou fazendo certo?". Tudo o que você tem de fazer é concentrar toda sua atenção nas sensações físicas que está experimentando, sejam elas de tocar ou ser tocado.

Entrem em consenso prévio, como: se o parceiro passivo estiver desconfortável com o tipo de toque ele ou ela está recebendo, ele pode dizer e a sessão pode parar e continuar em outra ocasião. Cada parceiro deve passar de 15 a 20 minutos tocando e sendo tocado antes de trocar os papéis. Não permaneça por muito tempo para que você não fique entediado ou cansado. Quando o exercício acabar, vocês podem compartilhar o que vivenciaram.

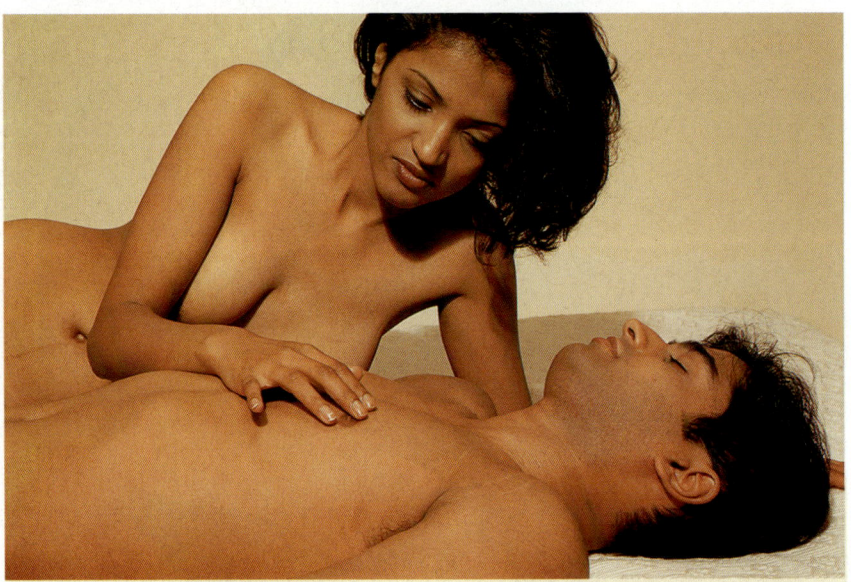

Experimente com o toque

Demore-se em tocar e sentir o corpo de seu parceiro como nunca antes. Você não está tentando agradá-lo ou excitá-lo; este experimento é puramente para sua própria sensação. Percorra os dedos ao redor dos mamilos dele e pela pele macia na lateral da caixa torácica, sentindo a diferença entre o osso e a pele. Explore o corpo dele com seu toque, sentindo toda e qualquer parte, exceto a região genital. Movimente as articulações, agitando os dedos dos pés e das mãos. Observe que a temperatura da pele muda, bem como suas partes mais ásperas e mais macias.

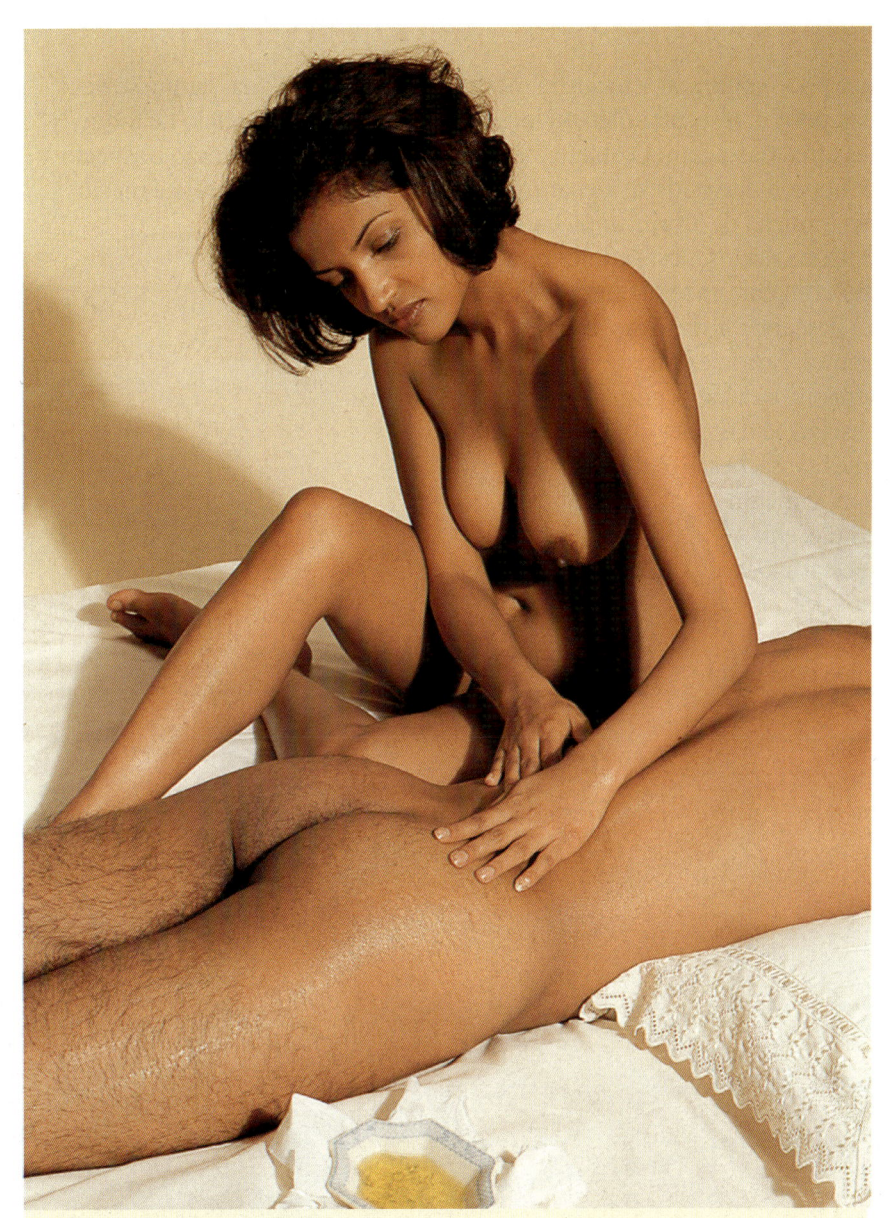

Varie o contato

Revezem-se em ser o primeiro parceiro ativo de cada sessão. Toque e explore cada nuance do corpo dele, como antes. Desta vez, utilize uma loção ou outro lubrificante para um tipo diferente de contato. Deixe suas mãos tocarem a pele dele com graus de pressão variáveis e modele as curvas arredondadas do corpo, como as nádegas, os quadris e a cintura.

Estágio Dois: acrescentando loção

Você pode continuar a tocar do mesmo jeito que antes, mas agora, se desejar, pode acrescentar óleo ou loção. Este é ainda um exercício de toque, mas uma massagem. O objetivo é experimentar outra dimensão e aspecto do toque, o que pode se tornar mais suave e sensual, mais fluido e macio com a adição de lubrificante. Lembre-se: o propósito destes exercícios, nesta conjuntura, não tem a ver com dar prazer à outra pessoa, e sim descobrir novas reações táteis sozinho. Acaricie, amasse e pressione a carne, tendo consciência das diferentes sensações de movimento e toque, em especial agora que você acrescentou o óleo ou a loção corporal.

Superando dificuldades 189

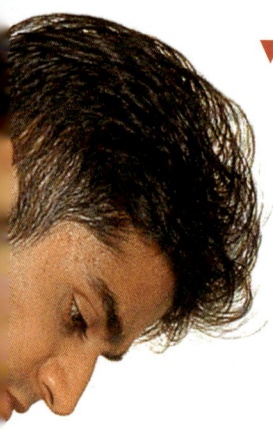

▼ Deixe suas mãos fluírem

Tente continuar a tocar de uma maneira sensual, mas não sexual, quando for sua vez de espalhar loção em sua parceira. Sinta a fluidez de suas mãos enquanto elas deslizam sobre a pele e ao redor das curvas do corpo dela. Utilize os dedos, polegares e as palmas das mãos para aplicar diferentes níveis de pressão em seus toques. Pare de se movimentar ocasionalmente, deixando uma mão descansar sobre o coração, e a outra, na barriga. Veja se consegue sentir as batidas do coração dela sob suas mãos e sinta o movimento da respiração no corpo.

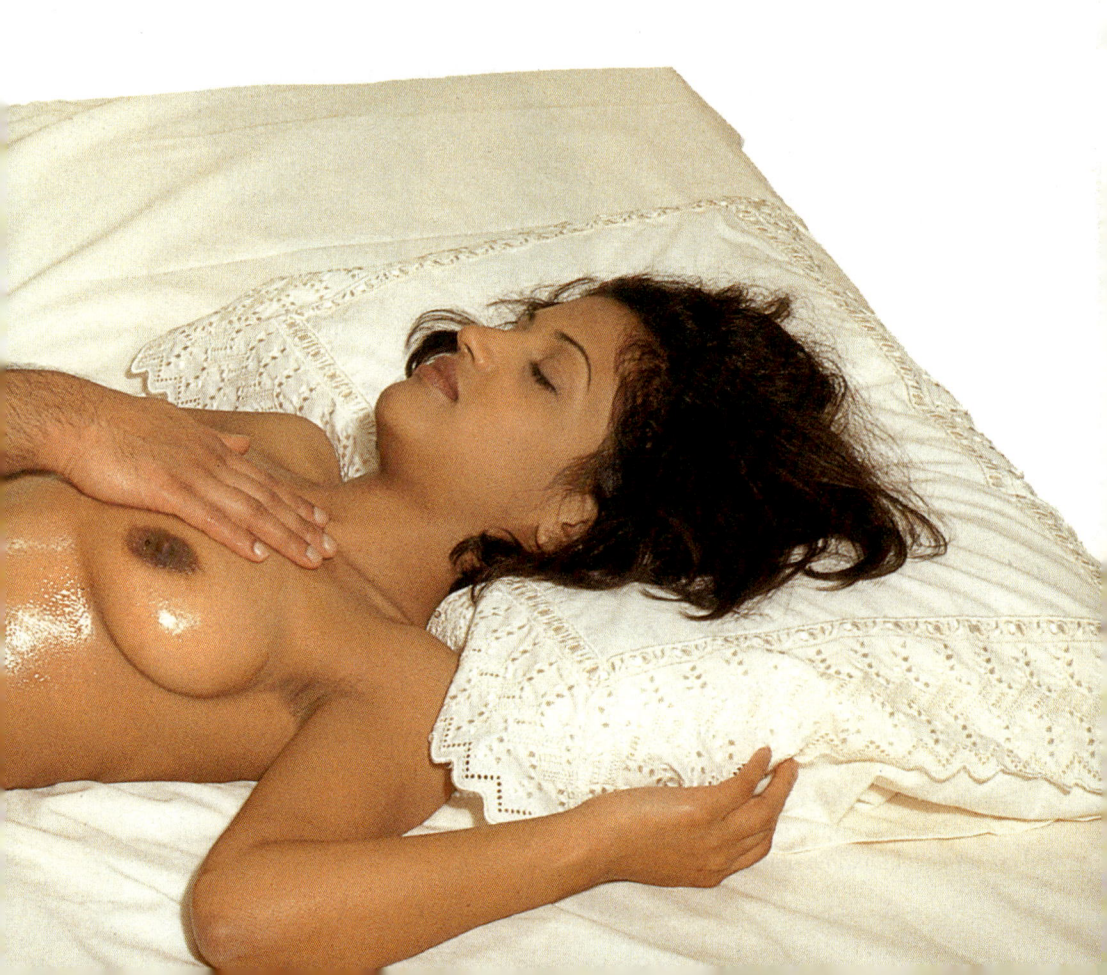

Estágio Três: tocando os genitais

Assim que ambos se sentirem preparados, vocês podem avançar ao estágio destes exercícios em que são autorizados a incluir os genitais e os seios no programa de exploração de toque. Porém, seu contato tátil não deve ser estendido para criar excitação sexual, embora isso possa acontecer inadvertidamente. Não toque as zonas erógenas imediatamente, mas comece com toques por todo o corpo, como antes, com ou sem loção.

Ainda não há qualquer objetivo, exceto vivenciar plenamente o momento presente de consciência tátil. Se você vir que o parceiro está ficando muito excitado, mude para outra região do corpo, como fez no primeiro estágio do exercício. Se você for o parceiro ativo do sexo masculino, pode usar uma posição sentada durante esta fase, para que as costas de sua parceira se apoiem em você. Apoie-se em alguns travesseiros e estique os braços confortavelmente para tocar a frente do corpo dela. Além disso, tenha consciência da sensação das costas da parceira quando ela se aconchegar contra sua pele. Como a mulher durante a fase ativa, você pode ajoelhar entre as pernas da parceira para ter acesso mais fácil à região genital.

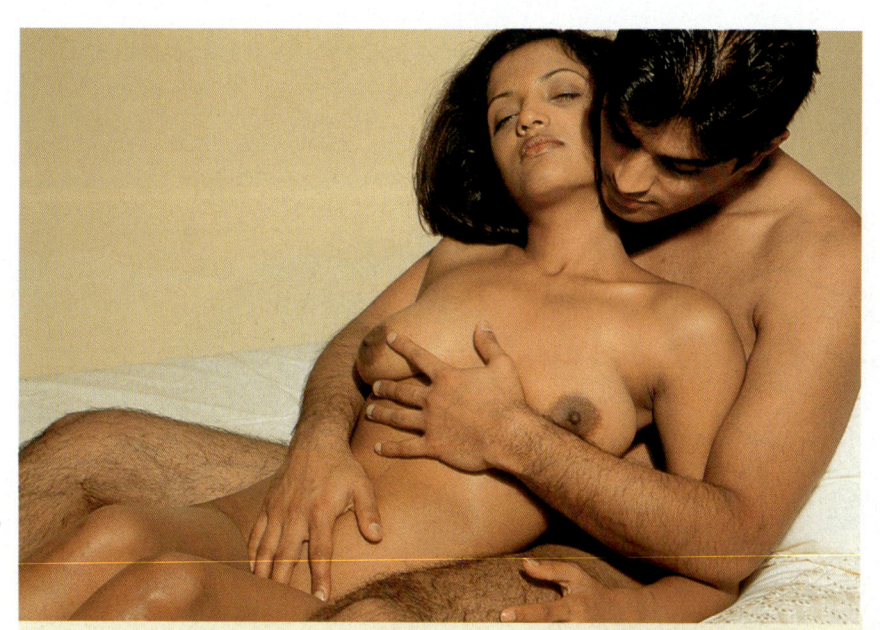

Mantenha os toques inocentes

Muito embora você agora possa fazer contato com as regiões mais sexuais, como os genitais e os seios, você deve estar tocando e acariciando as zonas erógenas dela, da mesma forma com que tocou as demais partes do corpo – com um senso de deslumbramento e inocência. Esta posição sentada pode ser adotada durante este estágio, quando o homem é o parceiro ativo.

Quando estiver tocando os genitais, o parceiro passivo também pode guiá-lo posicionando a mão sobre a sua e dando pistas silenciosas de como gosta de ser tocado ali. Movimente as mãos em sincronia e tente permanecer receptivo às diretrizes sutis do parceiro passivo. Você pode até trocar a posição das mãos, de modo que, em algum momento, sua mão cubra a mão do parceiro receptivo. Siga seus movimentos, determinando como seu parceiro gosta de se tocar e quais variações de pressão ela ou ele podem gostar de aplicar.

Sua intenção não é estimular o outro para chegar ao orgasmo, pois seu foco ainda é ter um senso maior de consciência tátil. Não se concentre apenas nos genitais, mas continue a tocar outras partes do corpo como antes. Você não deve beijar neste estágio ou realizar alguma atividade que pode levar à relação sexual. Se, no entanto, algum parceiro estiver a ponto de atingir um orgasmo quando tiver o genital tocado, você pode continuar seu toque manual apenas com suas próprias mãos ou suas mãos combinadas, para permitir que o orgasmo aconteça.

Permita-se ser guiado

Ela pode posicionar a mão sobre a sua e, pelo toque, dar um leve direcionamento por onde você seguir, o quão firme ou suave a pressão deve ser, quando movimentar sua mão para outro local e quando retornar. Verifique se você consegue compreender os sinais dela por meio da receptividade de sua pele. Dessa forma, você está se tornando mais profundamente sintonizado com as mensagens físicas de sua parceira. Você também pode inverter a posição das mãos, de modo que elas fiquem sobre as delas.

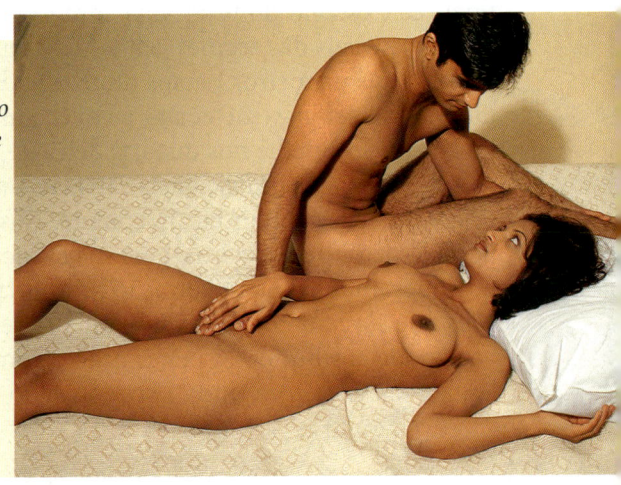

Sensações simultâneas

Quando iniciar o exercício de toque mútuo, vocês devem ter muito cuidado para não transformar o episódio em uma seção de preliminares ou relação sexual completa. Deitem-se confortavelmente um próximo ao outro, de modo que consigam se tocar simultaneamente e explorar o corpo do outro com a consciência sensual que você desenvolveu de modo regular através deste programa. Concentrem toda sua atenção nas sensações que vocês estão tendo em tocar e serem tocados.

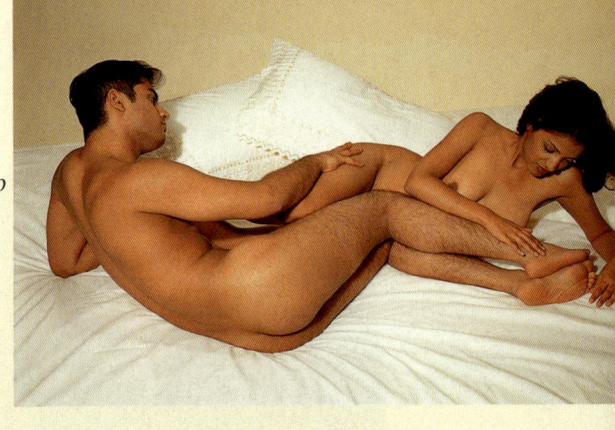

Estágio Quatro: tocando um ao outro

O toque mútuo é agora a nova fase de seu programa sensorial. Você novamente inicia com seus exercícios de consciência sensorial, mas desta vez vocês estão se tocando mutuamente. Ainda há uma proibição em beijar e em ter relações sexuais, mas você agora pode usar a língua para explorar o corpo do outro, embora não com o propósito de estimular. Agora vocês devem concentrar simultaneamente sua atenção no toque e na sensação de ser tocado. Explore um o corpo do outro com diferentes tipos de carícias, usando as pontas dos dedos ou as palmas, exatamente como nos exercícios anteriores.

Estágio Cinco: Fazendo amor

Inicie este estágio do programa com toques no corpo inteiro, inclusive toques sensuais das regiões genitais. No entanto, durante esta fase, você pode dar os primeiros passos da retomada das relações sexuais. O homem pode deitar-se de costas e você, como mulher, deve subir nele de modo que se ajoelhe nos quadris dele.

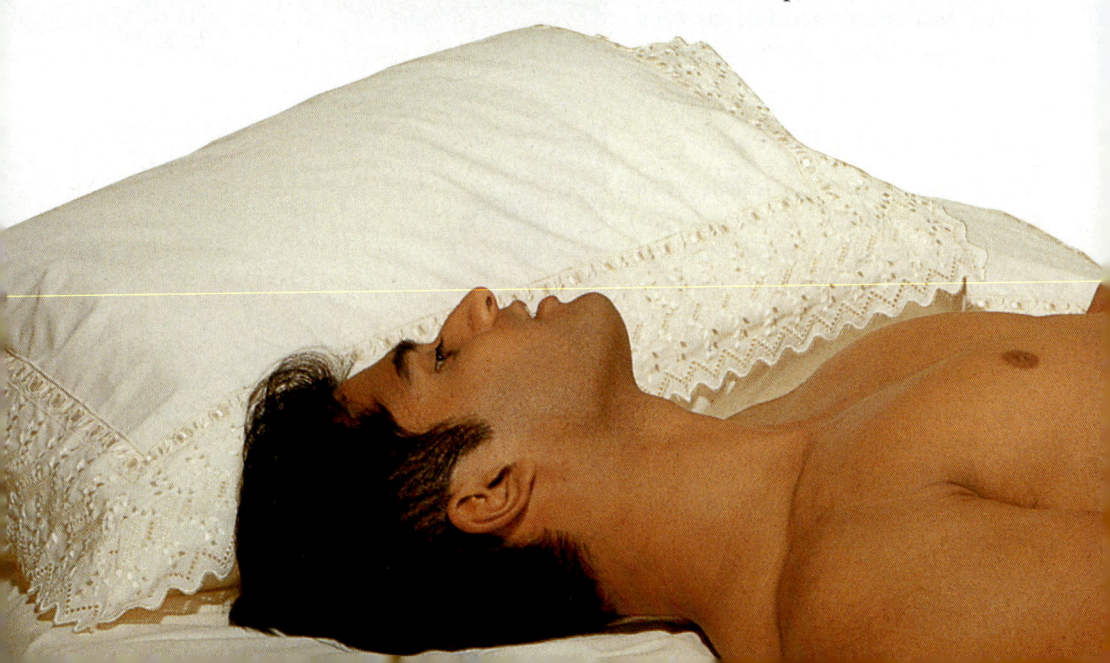

Carregue sua consciência sensual consigo e comece apenas permitindo que seus genitais façam contato. Absorva essas sensações. Depois, pegue o pênis do parceiro e guie sua cabeça para dentro da vagina. Evite qualquer impulso ou penetração profunda. Explore as diferentes sensações que surgem com cada movimento realizado. De maneira gradual, você pode aprofundar a penetração e começar a se movimentar muito lenta e suavemente, ainda concentrando-se em sua experiência física imediata, ao mesmo tempo em que tem uma consciência maior do que nunca sobre as sensações que seu parceiro está vivenciando.

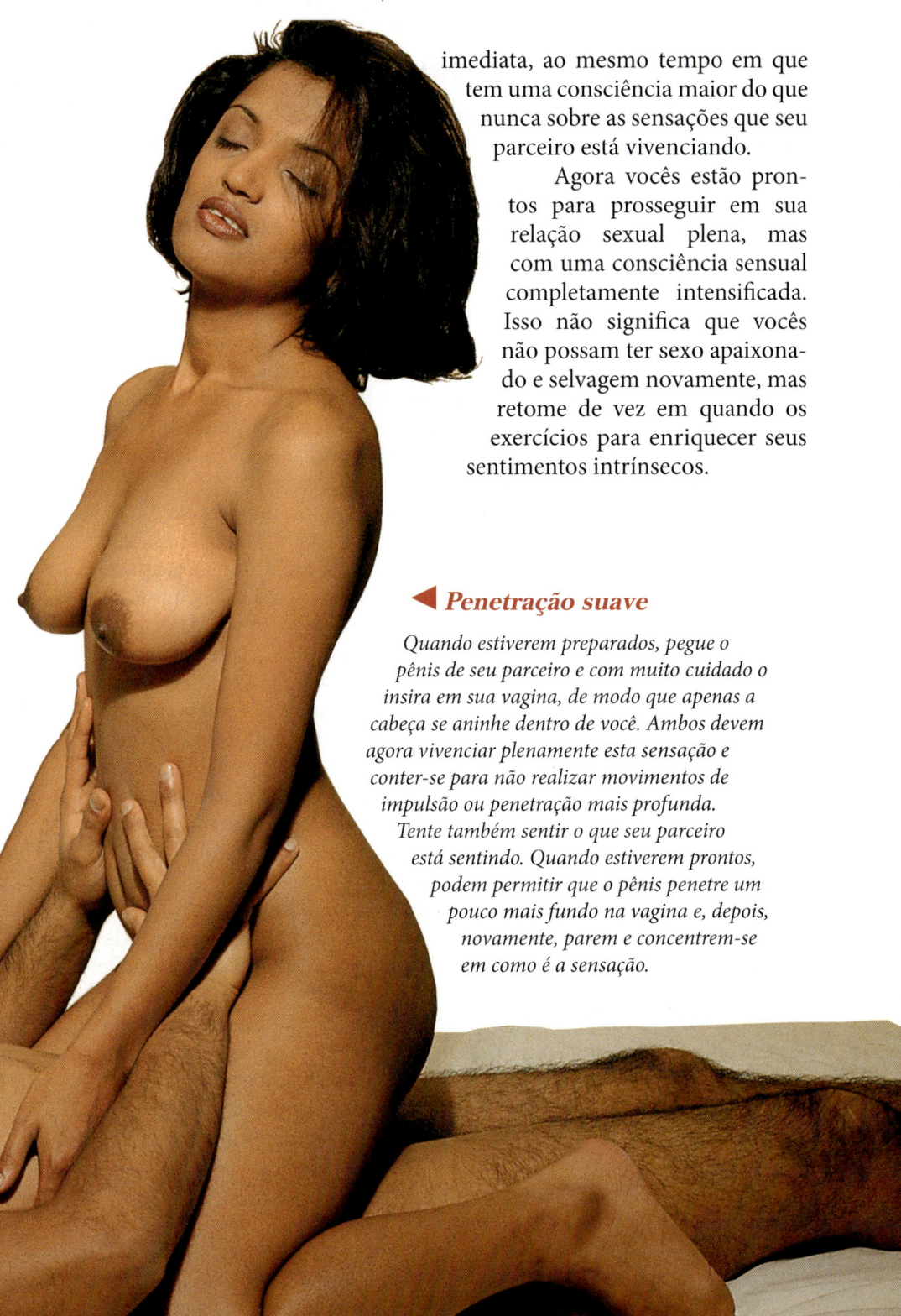

Agora vocês estão prontos para prosseguir em sua relação sexual plena, mas com uma consciência sensual completamente intensificada. Isso não significa que vocês não possam ter sexo apaixonado e selvagem novamente, mas retome de vez em quando os exercícios para enriquecer seus sentimentos intrínsecos.

◄ Penetração suave

Quando estiverem preparados, pegue o pênis de seu parceiro e com muito cuidado o insira em sua vagina, de modo que apenas a cabeça se aninhe dentro de você. Ambos devem agora vivenciar plenamente esta sensação e conter-se para não realizar movimentos de impulsão ou penetração mais profunda.

Tente também sentir o que seu parceiro está sentindo. Quando estiverem prontos, podem permitir que o pênis penetre um pouco mais fundo na vagina e, depois, novamente, parem e concentrem-se em como é a sensação.

Superando problemas de ereção

Não conseguir obter uma ereção ou manter uma durante a atividade sexual acontece com a maioria dos homens em algum momento de suas vidas. Pode ser resultado de estresse e cansaço, tédio sexual, falta de atração pela parceira ou problemas de saúde. Isso é geralmente temporário e a resposta do homem à excitação melhorará sozinha ou quando as circunstâncias e os acontecimentos mudarem para melhor.

Falha na ereção, também chamada de impotência, pode ter causas psicológicas ou físicas – ou uma combinação de ambas. A falha na ereção geralmente possui um fundamento orgânico, portanto, se a condição for um problema persistente, deve ser investigada pelo médico do homem ou por um especialista em disfunções sexuais. Possíveis causas fisiológicas incluem diabetes, doenças neurológicas e vasculares, um efeito colateral de determinados medicamentos, níveis hormonais anormais ou problemas com álcool ou relacionados a outras drogas.

Para muitos homens, no entanto, é o medo da impotência e o receio em relação ao desempenho são o que mais levam à falha consistente na ereção. Um homem pode estar se pressionando muito para atingir um *status* de supergaranhão sempre que faz amor. Às vezes, uma experiência sexual fracassada, talvez agravada pelos comentários insensíveis de uma parceira sexual, tenha aumentado sua ansiedade em relação ao seu desempenho. Essa preocupação pode se tornar uma profecia que cumpre a si própria em todos os relacionamentos sexuais futuros. Se o homem não tiver um relacionamento seguro e, portanto, estiver constantemente envolvido em novas situações sexuais, seus medos em relação ao seu desempenho na cama pode se transformar em algo tão extremo que a tensão torna praticamente impossível ter ou manter uma ereção depois de ter iniciado a relação sexual com penetração.

Alternativamente, se um homem se orienta apenas pelos movimentos de impulsão e pelo sexo com penetração, levado por altos níveis de excitação e seu relacionamento se torna um de maior companheirismo, ele pode ser incapaz de atingir ou manter a excitação nesse novo clima de intimidade.

Quando um homem está sofrendo com os fatores emocionais e físicos da falha na ereção, por qualquer que seja o motivo, a melhor coisa a fazer é se livrar da pressão nessa situação. A abstinência sexual temporária dará a ele o tempo necessário para eliminar a ligação entre ansiedade e desempenho. Se ele tiver uma parceira compreensiva, disposta a ajudá-lo nesse momento, ambos podem se beneficiar com os exercícios sensoriais descritos anteriormente.

Eles devem seguir o programa passo a passo, sem atingir o último estágio até que o homem seja capaz de relaxar completamente durante o toque sensual e recebê-lo por si só, em vez de atingir o clímax. Uma vez que a mulher tenha começado a tocar seus genitais, ela deve evitar concentrar-se demais neles. Se uma ereção ocorrer, ela não deve se tornar o centro da experiência sensorial do toque realizado no corpo inteiro.

Quando o homem começar a relaxar em sua sensualidade de corpo inteiro, a mulher pode estimulá-lo para ter uma ereção, manual ou oralmente, mas deve permitir que a ereção cesse enquanto ela se concentra em outras áreas do corpo. Quando o pênis ficar mole, ela pode estimular o parceiro novamente a ter uma ereção. Nesse estágio, ela não deve tentar levá-lo ao orgasmo.

Assim, o homem começa a perceber que pode ter uma ereção, perdê-la e depois recuperá-la mais tarde. O casal deve praticar esta fase do exercício por cerca de três semanas ou durante o tempo que for necessário para o homem aceitar sem ansiedade as flutuações de sua ereção.

À medida que o casal progride no toque mútuo e nos estágios de contato genital com genital dos exercícios sensoriais, o homem deve continuar a se envolver plenamente no toque e nas carícias do corpo da mulher e evitar se concentrar em se tem ou não uma ereção. A mulher pode ajudar ao continuar tocando e acariciando o corpo e os genitais do parceiro sem esperar que algo aconteça. Quando o casal estiver disposto a atingir o estágio de relação sexual, a mulher deve começar tomando o pênis do parceiro e introduzindo-o lentamente em sua vagina, como descrito. Se o pênis amolecer em qualquer estágio, os dois parceiros devem simplesmente continuar com seus toques sensuais, permitindo que a ereção retorne depois – ou não – dependendo do caso.

Gradualmente, com paciência e apoio carinhoso, o homem pode conseguir quebrar o ciclo de ansiedade que impossibilitava suas reações. Ao se concentrar menos em seu pênis e se envolver mais nos prazeres do contato sensual com a parceira, ele conseguirá relaxar e ganhar uma nova confiança em sua sensualidade e sexualidade.

Um homem solteiro ansioso em relação a seu desempenho deve tentar evitar encontros sexuais casuais, que podem reforçar sua insegurança. É melhor desenvolver uma parceria segura e carinhosa na qual o relacionamento sexual tem tempo para se desenvolver lentamente e a confiança sexual não é imediatamente desafiada.

Superando a ejaculação precoce

A ejaculação precoce é bastante comum em homens jovens que ainda não aprenderam a controlar e prolongar a fase de estabilidade de suas respostas sexuais, que ocorre exatamente antes do orgasmo. Em todos os homens, há um ponto em que a ejaculação é inevitável. No entanto, alguns homens ejaculam quase que imediatamente mediante estimulação genital com genital, ou mesmo durante os estágios iniciais do contato físico. Isso é decepcionante para ambos os parceiros, mas é particularmente frustrante para a mulher se ela não tiver tempo para atingir o orgasmo.

Um padrão constante de ejaculação precoce causará ansiedade, pois o homem se sente incapaz de controlar suas reações corporais e teme desagradar a parceira. Tal ansiedade pode levar a problemas de ereção ou fazê-lo evitar o sexo, especialmente se ele for constantemente criticado pelo "desempenho insatisfatório" na cama.

Felizmente, a ejaculação precoce pode ser tratada com terapia sexual, que deve envolver, idealmente, ambos os parceiros. Se o casal tiver uma boa comunicação e estiverem dispostos a explorar novas técnicas sensuais para ajudar na mudança dos padrões habituais do homem, eles podem se beneficiar com os seguintes exercícios de autoajuda, por meio da "técnica de compressão" (ver a página 198).

Porém, se houver outros problemas fundamentais no relacionamento, aconselha-se que o casal busque ajuda profissional para melhorar sua comunicação e resolver os problemas sexuais e emocionais envolvidos. No método de autoajuda, o casal deve concordar em se abster de relações sexuais durante o período em que estiverem seguindo os exercícios, até

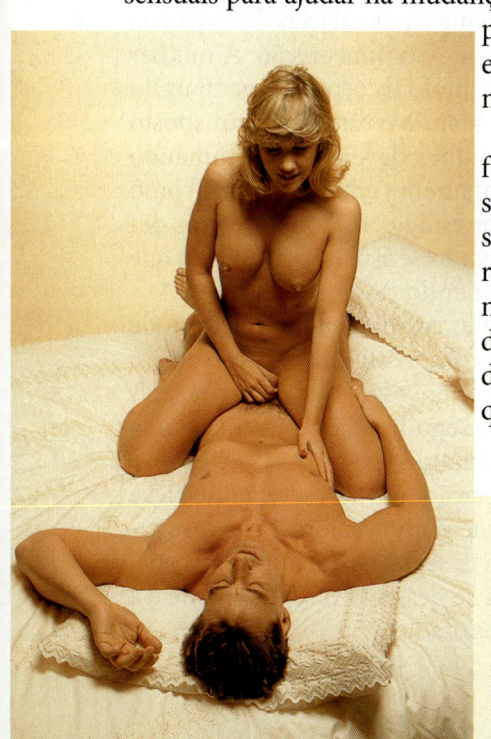

Aplicando a compressão

Sempre que sentir que o parceiro está perto de ejacular, você pode aplicar a técnica de compressão, de modo que a ereção cesse de modo suave. Depois, você pode começar a estimulá-lo novamente.

que um determinado estágio de progresso seja alcançado. O homem pode, no entanto, ajudar sua parceira a atingir o clímax por meio de estimulação oral ou manual sempre que ela desejar.

Tendo se comprometido com esse programa, que deve ser praticado pelo menos três vezes por semana, o casal inicia com estimulação manual. A mulher masturba o homem, aplicando a "compressão" na cabeça do pênis sempre que ele começar a se aproximar do limite do orgasmo. Uma vez que a ereção tiver sido suavemente acalmada, ela o estimula novamente com a mão, repetindo este procedimento por até três vezes. Ele então pode ejacular. Depois de diversas sessões, que não devem acontecer com mais de dois dias de intervalo, o homem deve começar a se sentir confiante em sua habilidade de retardar a ejaculação.

Nesse momento, o casal pode progredir para o contato genital com genital. A mulher monta no parceiro e usa a mão para movimentar o pênis em torno dos lábios vaginais e o clitóris, enquanto aplica a técnica de compressão, se necessário. Quando ambos os parceiros se sentirem confiantes de que o homem obteve algum controle sobre seu processo ejaculatório nessa situação mais íntima, eles podem aplicar a técnica de compressão nos primeiros estágios da relação sexual. A mulher deve se posicionar sobre o parceiro, montada sobre ele, e então guiar o pênis para o interior de sua vagina. Ambos devem permanecer em repouso.

Se a mulher sentir que seu parceiro está prestes a ejacular, ela deve se levantar e aplicar a técnica de compressão. O casal pode repetir este procedimento pelo menos três vezes antes de permitir que a ejaculação ocorra. Se o homem ejacular prematuramente, apesar dos esforços dos dois em atrasá-lo, nenhum parceiro deve considerar isso um desastre. A ansiedade, a expectativa ou a crítica trabalham contra a possibilidade de superar a ejaculação precoce. Persistindo pacientemente com esses exercícios, e com o apoio carinhoso de seu parceiro, o homem aumenta gradualmente sua confiança, além da sua capacidade de retardar a ejaculação.

Se houver bom progresso após três ou mais sessões da fase de penetração descrita anteriormente, a mulher pode começar a se movimentar muito suavemente enquanto o pênis estiver dentro dela. Novamente, à medida que a mulher tiver consciência de que seu parceiro está atingindo o ponto sem volta, ela deve parar de se movimentar, levantar-se e aplicar a técnica de compressão antes de retomar a penetração e a movimentação suave.

O casal deve continuar com esses exercícios até que o homem consiga manter sua ereção por mais de 15 minutos dentro da parceira antes de ejacular. Quanto mais o casal se dedicar nesta fase do exercício, maior a probabilidade de que os velhos padrões de resposta sexual se desfaçam. Eles não devem se preocupar caso o homem ejacule rápido demais, vez ou outra, mas devem insistir com bom humor e otimismo.

Quando os parceiros forem capazes de manter um período maior de penetração e se sentirem confiantes o suficiente para aumentar o impulso e a movimentação, podem começar a aplicar diferentes formas de compressão que não necessitam que a mulher saia de sobre o pênis. A pressão é agora aplicada, seja pelo homem ou pela mulher, à base do pênis, com a "almofada" do polegar pressionando a região logo abaixo do escroto, e os dois primeiros dedos paralelos, aplicando pressão no lado oposto do pênis. Novamente, o pênis não deve ser comprimido nas laterais.

O casal pode, eventualmente, experimentar outras posições sexuais usando a técnica de compressão quando necessário, em especial se o homem retomar a posição por cima, que é mais suscetível de levar à ejaculação precoce. A técnica de compressão também pode ser incorporada aos exercícios sensoriais e aplicada durante todos os estágios, sempre que se fizer necessário.

Muitos homens podem desejar que a relação sexual seja prolongada sem ejacular antes que eles ou suas parceiras estejam prontas. Os exercícios sensoriais os ajudarão a relaxar mais durante o toque sensual e a relação sexual vagarosa, e certamente enriquecerão seu relacionamento sexual.

A técnica de compressão

A técnica básica de compressão é útil em auxiliar um casal a lidar com o problema de ejaculação precoce. A compressão é aplicada pela mulher, que ao mesmo tempo pressiona a "almofada" do polegar contra o frênulo do pênis, logo abaixo da cabeça do pênis, e a "almofada" do dedo indicador logo abaixo da coroa, sobre a glande, enquanto o dedo médio fica paralelo ao primeiro, no corpo do pênis.

A pressão deve ser aplicada diretamente pelas "almofadas" dos dedos e do polegar (evite uma compressão muito firme) e precisa ser mantida firme por pelo menos quatro segundos.
Não deve ser aplicada às laterais do pênis.

O homem pode indicar quanta pressão é confortável, caso sua parceira não tenha certeza. Essa pressão pode fazer com a ereção cesse levemente e atrase a ejaculação. O procedimento é realizado pelo menos três vezes em cada sessão, sempre antes da fase ejaculatória. A mulher deve aprender a reconhecer os sinais que indicam quando o parceiro está perto desse nível de excitação, ou ele mesmo pode fazê-la tomar conhecimento.

Superando dificuldades com o orgasmo

Há muitas razões pelas quais uma mulher pode ter dificuldades em atingir um orgasmo, mas a maioria delas pode ser superada criando uma atitude nova e mais sensual em relação a seu corpo, por meio de sua disposição e a de seu parceiro em explorar as formas mais mutualmente satisfatórias de fazer amor.

Para uma mulher com dificuldades em atingir um orgasmo, ou aquelas que perderam essa capacidade, as seguintes sugestões de autoajuda podem permitir obter a satisfação sexual.

Ela deve aprender a gostar de satisfazer a si mesma, não apenas por meio da masturbação, mas também tendo mais consciência sensual de seu corpo inteiro. Automassagem, tocar e acariciar a si mesma aplicando cremes hidratantes aromáticos à pele e aprendendo a amar o próprio corpo ajudarão a encorajar sua imagem corporal e autoestima. Se ela for tímida ou tiver sentimentos negativos em relação aos genitais, explorar a si mesma, utilizar um espelho e os dedos a auxiliarão a aceitar essas partes mais íntimas.

Tendo estabelecido uma imagem corporal melhor, ela se beneficiará com a automasturbação, permitindo-se tocar, acariciar e esfregar os lábios vaginais e a região clitoriana para descobrir quais pressões e movimentos são mais excitantes. Quanto mais sensual ela fizer desta experiência, mais intensas suas reações podem ser. Ela deve dedicar tempo para o autoprazer regular, deixando seus toques envolverem o corpo inteiro, inclusive o rosto, o pescoço, os seios, a barriga, as coxas, as nádegas, os montes públicos e a vulva.

Para entrar no clima certo, ela pode tomar um banho aromático com antecedência, de modo que se sinta completamente relaxada, tanto mental como fisicamente, e depois hidratar a pele com loção, para deixá-la macia e brilhante. Ela pode se retirar para um lugar aquecido e privado, talvez iluminado por velas e com música relaxante ou *sexy* tocando ao fundo.

A mulher pode começar a se entregar à fantasia erótica, invocando quaisquer imagens sexuais para ajudar em sua excitação. Algumas mulheres encontram dificuldade em permitir-se fantasiar, seja por causa de sentimentos de culpa ou porque não possuem uma fonte adequada de imagens mentais eróticas. Mulheres que se sentem culpadas em ter fantasias sexuais devem ler o livro *Meu Jardim Secreto*, de Nancy Friday. Nele, a autora revela, por meio de pesquisas cuidadosas, a rica diversidade das fantasias femininas, algumas engraçadas, outras bizarras, outras sombrias, mas todas comprovando a fértil e erótica mente feminina. A mulher também pode usar um vibrador para explorar suas respostas sexuais.

Às vezes, uma mulher pode bloquear suas reações orgásticas porque reluta em se entregar, temendo perder o controle sobre o corpo. Obter uma resposta orgástica plena, suspirar e gemer dará mais confiança para ela abandonar-se de modo livre quando ela for orgástica com um amante.

As técnicas de autoestimulação permitem que uma mulher se familiarize com suas próprias respostas sexuais, que são únicas, de modo que possa se referir a si mesmo como orgástica, e não como um resultado do que outra pessoa fez para ela. Ela pode usar esta compreensão maior de suas próprias respostas físicas e mentais em um relacionamento sexual.

Quando uma mulher está passando por uma disfunção orgástica em seu relacionamento sexual, tanto ela quanto o parceiro se beneficiarão com os exercícios de foco sensorial. Eles podem aprender ou redescobrir como tocar o corpo do outro de uma maneira sensual e não imediatamente sexual. Também podem se beneficiar dos exercícios que não exigem contato genital, durante os quais a mulher mostra ao parceiro como prefere se masturbar.

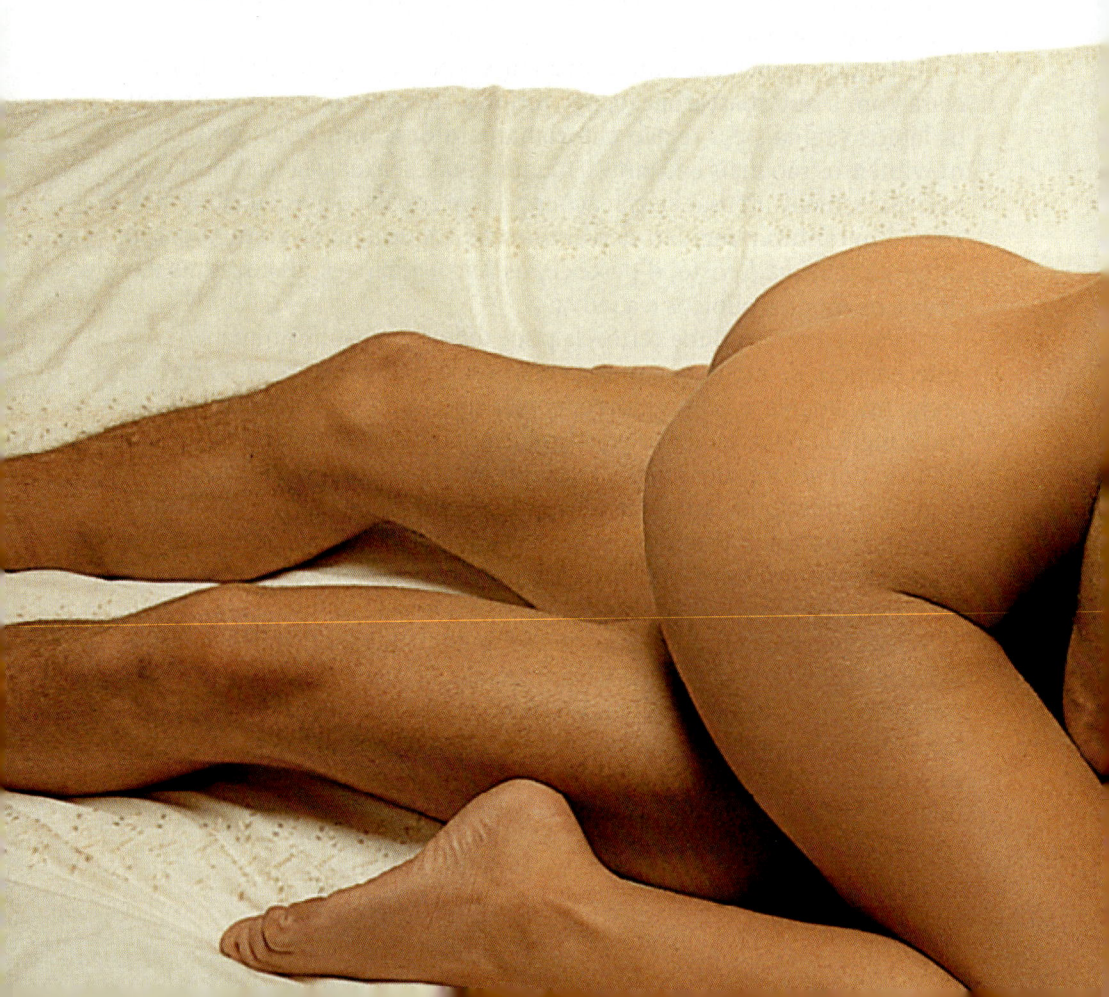

◀ **Aprenda a relaxar**

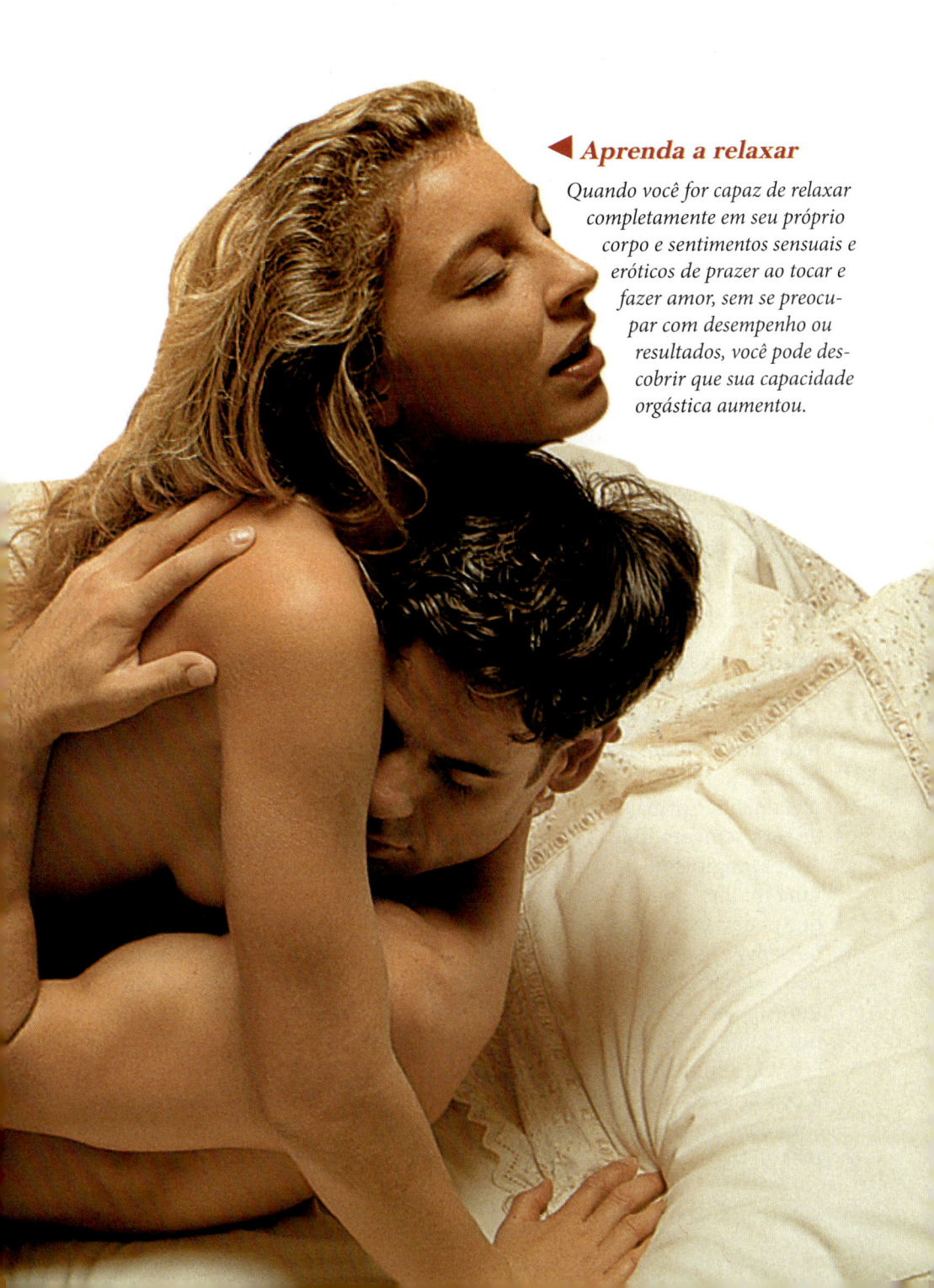

Quando você for capaz de relaxar completamente em seu próprio corpo e sentimentos sensuais e eróticos de prazer ao tocar e fazer amor, sem se preocupar com desempenho ou resultados, você pode descobrir que sua capacidade orgástica aumentou.

Preliminares vagarosas, incluindo beijos, carícias, estimulação clitoriana manual e contato oral-genital, tudo apreciado pelo enorme amor pelo prazer, em vez de concentrar-se apenas no orgasmo, ajudarão a mulher a se sentir estimada e se tornar mais completamente excitada antes que a penetração ocorra.

A mulher não deve sentir que deve atingir o orgasmo para acalmar o ego sexual do parceiro ou para provar a si mesma que reage sexualmente. Essa exigência pode criar uma tensão mental e física que provavelmente vai bloquear suas respostas naturais.

Também é importante que o casal resolva seus conflitos de relacionamento antes de fazer amor, pois ressentimentos escondidos e outros sentimentos negativos também podem afetar a capacidade da mulher relaxar sexualmente. Escolher o momento certo para fazer amor, quando nenhum dos parceiros estiver cansado ou estressado, ou quando for improvável que sejam interrompidos pelas crianças, intensificará as respostas sexuais de ambos.

Uma mulher incapaz de chegar ao orgasmo com qualquer forma de estimulação – uma condição conhecida como anorgasmia – se beneficiará da orientação de um terapeuta sexual qualificado, caso deseja se tornar orgástica.

Tratando o vaginismo

Para algumas mulheres, o sexo com penetração pode ser uma experiência desconfortável ou até mesmo dolorosa. Em casos raros, a relação sexual pode ser impossível por causa das contrações involuntárias dos músculos ao redor da vagina – uma condição conhecida por vaginismo. Muitas mulheres que sofrem disso podem ter respostas sexuais completamente normais e podem facilmente atingir o orgasmo por meio de sexo sem penetração, como a masturbação ou o contato oral-genital.

O vaginismo ocorre mais comumente em mulheres jovens. Porém, uma mulher pode sofrer dessa doença durante toda sua vida sexual, o que pode causar muita angústia para os parceiros, que podem, sob todos os demais aspectos, gostar de um relacionamento íntimo. O problema pode ser sério caso a mulher não consiga inserir um absorvente interno, um supositório vaginal, ou mesmo o próprio dedo na vagina, além de um exame pélvico ser impossível sem sedação.

Se a mulher nunca foi capaz de experimentar penetração vaginal, a condição é conhecida como vaginismo primário. Se ela já tiver feito sexo com penetração no passado, mas depois desenvolveu esses sintomas aflitivos, a condição é chamada de vaginismo secundário.

O vaginismo pode ser resultado de diversas causas complexas. Se for primário, o problema pode ter origem no início da infância ou condicionamento na adolescência, possivelmente por causa das influências religiosas dos pais, que criaram sentimentos negativos em relação à sexualidade em geral ou sobre os genitais da pessoa, em particular.

Outras causas incluem traumas ocasionados por estupro ou abuso sexual na infância, um exame ginecológico doloroso e insensível na adolescência ou um medo exagerado de engravidar ou contrair uma doença sexualmente transmissível. O vaginismo secundário pode ocorrer como resultado de infecção genital, um parto difícil ou outras causas patológicas que fizeram, antes, a relação sexual algo doloroso e consequentemente precipitaram a reação muscular involuntária.

Sejam quais forem as causas do vaginismo e, às vezes, elas são complexas e indefinidas, a mulher deve primeiramente ser examinada por um ginecologista compreensivo, a fim de descobrir se há uma causa identificável subjacente, como uma anormalidade física ou infecção.

O vaginismo é quase sempre tratável, desde que a mulher e seu parceiro – caso ela tenha um – decidam procurar aconselhamento profissional e recebam terapia sexual. A complexidade das questões psicológicas que envolvem o vaginismo e a necessidade de determinar se a condição é primária ou secundária tornam aconselhável que as condições da mulher sejam acessadas por um conselheiro psicossexual. O terapeuta então será capaz de indicar à mulher e seu parceiro o tratamento mais indicado para ela.

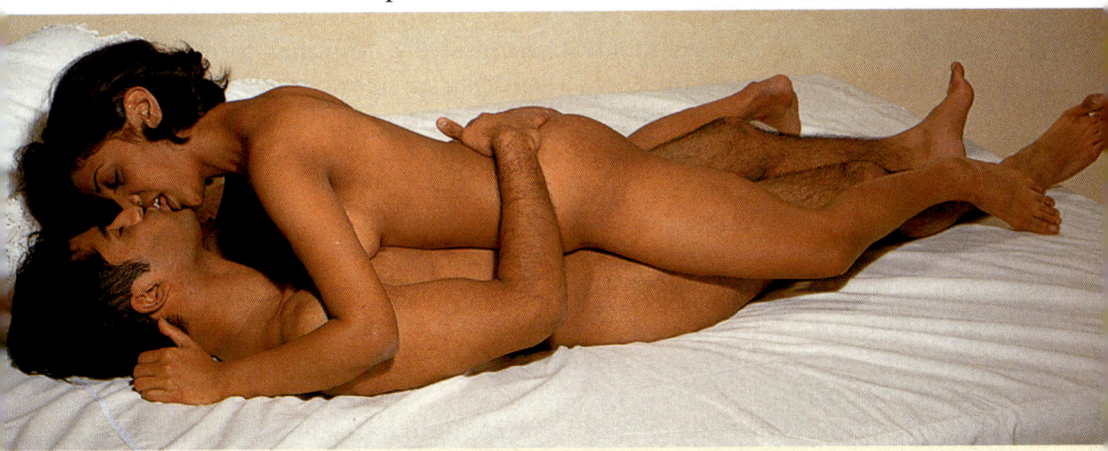

Compreensão mútua

Por meio do carinho, apoio mútuo e mudança de padrões existentes por meio de exercícios e técnicas simples, problemas como ejaculação precoce e vaginismo podem ser compreendidos, tratados e, felizmente, superados, em especial com a ajuda de um conselheiro solidário.

Contracepção

A contracepção é uma consideração importante para a maioria das pessoas sexualmente ativas, como um modo de evitar uma gravidez indesejada ou como suporte para o planejamento familiar. É importante ter em mente, no entanto, que nenhum método é 100% confiável e algumas formas de contracepção não protegem contra o HIV ou demais doenças sexualmente transmissíveis. As camisinhas se provaram eficientes contra esses riscos e desempenham uma função inestimável no sexo seguro, além de protegerem contra a concepção.

Atualmente há muito mais opções de métodos contraceptivos do que nunca, e a maioria está facilmente disponível. As diversas formas são discutidas a seguir, e a adequação para você pode ser mais bem determinada ao consultar um médico. Estilos de vida e necessidades em constante mudança ou questões de saúde relevantes podem exigir que você reavalie o tipo de contracepção usada atualmente. Isso é facilmente feito em uma consulta com seu médico ou em uma clínica de planejamento familiar local.

Como pessoa sexualmente ativa, é importante assumir uma atitude responsável quanto à contracepção e para evitar a contaminação de doenças sexualmente transmissíveis. Algumas formas de contracepção apresentam riscos à saúde, os quais você deve levar em consideração quando escolher o método mais apropriado para você, tendo em mente fatores como condições clínicas, peso, idade e estilo de vida.

No entanto, vale a pena ter em mente que a gravidez e a natalidade também envolvem riscos leves, sem mencionar a angústia de uma gestação indesejada. Os vários métodos agora disponíveis devem tornar a solução para essas questões mais fácil e assegurar que sua escolha seja a mais apropriada às suas necessidades específicas e as de seu parceiro.

Os índices de falha citados neste capítulo baseiam-se no número teórico de gestações que podem ser esperadas em um ano entre cem casais que fazem sexo regularmente e usam uma determinada forma de contracepção mencionada. O risco de falha obviamente aumenta se um método contraceptivo é usado incorretamente.

MÉTODOS HORMONAIS

Pílula anticoncepcional de uso oral

A pílula anticoncepcional de uso oral é usada por milhares de mulheres desde sua criação, no início dos anos 1960. Atualmente há mais de 60 milhões de mulheres no mundo inteiro que adotam esse método. Se usada corretamente, a pílula é um método contraceptivo altamente confiável – quase 99% de eficácia. A vantagem da pílula é que os casais não têm que pensar em contracepção (contanto que seja tomada nos dias e horários específicos), e assim não interfere na sua espontaneidade.

A pílula funciona suprimindo o controle normal do sistema de hormônios sexuais de uma mulher, regulando artificialmente seu ciclo menstrual. A maioria das pílulas contém uma combinação de progestogênio e estrogênio sintético, que imitam os hormônios femininos progesterona e estrogênio. O efeito é evitar a ovulação, tornar o muco cervical impenetrável ao esperma e alterar o revestimento do útero, de modo que um óvulo fertilizado não possa se implantar nele.

A pílula combinada é tomada em 21 de 28 dias – com sete dias sem tomá-la. Está disponível de três formas: monofásica, bifásica e trifásica. As pílulas monofásicas liberam doses constantes de hormônios. Pílulas bifásicas ou trifásicas liberam doses em etapas – em duas e três fases, respectivamente – para simular melhor o padrão normal da produção de hormônio feminino.

A pílula combinada pode ser menos eficaz se tomada com mais de 12 horas de atraso ou se houver vômito ou diarreia. Outros medicamentos, como antibióticos, sedativos e alguns analgésicos também podem alterar a eficácia da pílula combinada. Em qualquer um desses casos, uma forma adicional de contracepção deve ser usada até o final do ciclo.

Estudos ligaram a pílula combinada ao aumento no risco de doenças cardiovasculares, além de câncer de fígado e de colo do útero, mas ela parece oferecer proteção contra câncer de ovário, câncer de endométrio (o revestimento do útero), cistos no ovário, tumores benignos nos seios, fibroides e gravidez ectópica. As opiniões médicas são divididas quanto à ligação entre as pílulas hormonais e o câncer de mama.

Todas as mulheres que usam métodos contraceptivos hormonais devem passar por exames regulares nas mamas, esfregaços no colo do útero e *check-ups* semestrais de pressão sanguínea e peso.

A pílula combinada apresenta alguns efeitos colaterais sérios, como aumento no risco de formação de coágulos nas artérias e veias. Esse risco é muito maior em mulheres com mais de 35 anos de idade, fumantes e aquelas acima do peso. Não é comumente prescrita para mulheres que se enquadram nessas categorias de alto risco. Alguns dos efeitos colaterais relatados incluem sensibilidade nos seios, mudanças de humor, ganho de peso, retenção de líquidos e perda da libido. Infecções vaginais, como herpes, também são mais comuns entre usuárias de pílulas anticoncepcionais.

Minipílula

Outra forma de contracepção hormonal é a pílula única de progestogênio, ou minipílula, que é tomada todos os dias, sem interrupção. Ela contém apenas doses muito baixas de progestogênio, portanto, deve ser tomada no mesmo horário todos os dias para evitar a fertilização, e nunca com um atraso de mais de três horas. Ela apresenta menos efeitos colaterais do que a pílula combinada, mas possui um alto índice de falha (de até 4%).

Pelo fato de não conter estrogênio, que é o hormônio ligado à trombose ou à formação de coágulos nas veias e artérias, pode ser uma alternativa melhor em determinados casos. Está associada a um risco maior de câncer de mama do que a pílula combinada, particularmente entre mulheres que tomaram a droga durante mais de cinco anos. Algumas mulheres que a usam podem ter períodos irregulares ou sangramentos leves entre os períodos.

Implantes

Implantes são outro método hormonal de controle de natalidade. Seis minúsculas cápsulas flexíveis são inseridas sob a pele do braço. Isso exige uma pequena cirurgia, realizada com anestesia local. Uma vez colocadas, as cápsulas liberam baixos níveis de progestogênio diretamente na corrente sanguínea. Os implantes raramente provocam desconforto e proporcionam proteção contraceptiva por até cinco anos. Eles podem causar mudanças na menstruação, produzindo períodos mais intensos ou irregulares e ganho de peso. Também exigem uma pequena cirurgia para serem retirados.

A fertilidade é recuperada logo após a remoção dos implantes. Como esse método não contém estrogênio, pode ser adequado a mulheres que não podem usar a pílula combinada.

Contraceptivos injetáveis

Neste método, uma injeção de progestogênio é administrada em um músculo durante os cinco primeiros dias de menstruação. Ela proporciona proteção contraceptiva de oito a vinte semanas. Apesar de sua eficácia rivalizar com a da pílula, é prescrita na maioria das vezes em circunstâncias excepcionais, que incluem mulheres que acabaram de ser imunizadas contra rubéola; quando a gravidez poderia resultar em defeitos congênitos no feto; mulheres cujos parceiros fizeram vasectomia recentemente, até que testes possam comprovar que não há mais esperma presente; e mulheres que não podem utilizar outras formas de controle de natalidade. Depois da injeção, a ação contraceptiva não pode ser revertida e pode haver também um atraso até que a fertilidade retorne. Distúrbios menstruais, ganho de peso e atraso volta da fertilidade são os efeitos colaterais mais comuns.

MÉTODOS DE BARREIRA

DIU

O DIU (dispositivo intrauterino) é um instrumento em formato de T inserido no útero através de seu colo. Não se sabe ao certo como o DIU funciona. Pensou-se anteriormente que ele evitava que um óvulo fertilizado se implantasse no revestimento do útero, mas pesquisas atuais sugerem que sua ação principal é condicionar o útero a rejeitar o esperma.

Muitos DIUs são feitos de plástico ou fio de cobre sobre uma armação de plástico. Alguns possuem o centro feito de prata e há versões que também liberam progestogênio. Os DIUs possuem dois filamentos de náilon que descem pela vagina e possibilitam que a mulher verifique todos os meses se o dispositivo ainda está no lugar. Algumas formas devem ser substituídas a cada dois ou três anos; outras podem ser deixadas no útero por até cinco anos, e alguns por mais de dez. É necessário realizar exames regulares.

Um DIU só pode ser inserido por um médico. Isso é feito, geralmente, durante a menstruação, pois o colo do útero está levemente dilatado durante esse período e há poucas chances de a mulher estar grávida. Um DIU pode, no entanto, ser expelido do útero logo após a inserção ou nos primeiros três meses. Às vezes, apesar de raro, o DIU pode se desalojar e perfurar a parede do útero. Em geral, isso é notado por dores pungentes no baixo abdome e sangramentos vaginais. Muitas usuárias vivenciam períodos mais intensos e dolorosos, especialmente nos primeiros meses. Ele também torna o sistema reprodutivo feminino mais vulnerável a infecções, como a DIP (doença inflamatória pélvica), que, quando não tratada, pode levar à infertilidade. Não é indicado para mulheres mais jovens ou para aquelas que ainda não têm filhos, ou mulheres com um histórico de doenças sexualmente transmissíveis.

O DIU é uma forma muito eficaz de controle de natalidade, com um índice de proteção similar ao da pílula combinada. Contudo, se a gravidez ocorrer com um DIU inserido, há um risco maior de aborto, se o DIU for mantido no lugar ou no momento da remoção. Ele não protege contra DSTs e é mais apropriado para mulheres que têm relacionamentos monogâmicos.

Espermicidas

Os espermicidas estão disponíveis em diferentes e diversas formas, mais frequentemente como cremes vaginais, géis, espumas, supositórios vaginais e tabletes. Filmes contraceptivos também estão disponíveis, os quais são embalados entre lâminas quadradas de prata para fácil manuseio. Os espermicidas estão disponíveis sem prescrição, e a maioria contém o ingrediente ativo Nonoxynol-9. Eles geralmente oferecem proteção por apenas uma relação sexual e devem ser reaplicados antes que o sexo seja repetido. Sozinhos, eles não têm alta eficácia como contraceptivos, com um índice de falha que chega a 25%.

Espermicidas são mais eficientes quando usados com outro método de barreira, como camisinha, diafragma, capuz cervical ou esponja (veja a seguir). Eles podem causar menos irritações ou alergias em ambos os parceiros. Alguns espermicidas podem causar danos a preservativos e diafragmas, portanto, somente os tipos recomendados devem ser utilizados. Testes recentes provam que Nonoxynol-9 pode matar o vírus HIV, responsável pela AIDS.

O diafragma

O diafragma é uma cúpula de borracha macia, reforçado com um elástico na borda, que é posicionado dentro da vagina, de modo que cubra o colo do útero. É facilmente colocado pela própria usuária simplesmente unindo os dois lados para ser inserido. Quando usado constantemente com espermicida, colocado na superfície do diafragma antes da inserção, pode ser uma forma segura de controle de natalidade – com até 98% de eficácia – e não interfere no equilíbrio hormonal da mulher. No entanto, quando utilizado sem espermicida, o índice de falha pode chegar a 15%. O diafragma deve ser deixado no lugar por pelo menos seis horas após a relação sexual, mas não mais do que 24 horas. Mais espermicida deve ser aplicado antes de a relação sexual ser repetida.

Como o diafragma é feito de uma forma relativamente fina de borracha, deve-se verificar se há sinais de deterioração, como pequenos cortes ou rasgos, antes de cada uso. Seu tamanho também deve ser verificado a cada seis meses, pois parto, aborto ou ganho ou perda de mais de 3 quilos da usuária podem torná-lo menos eficiente. Nesse caso, um tamanho mais apropriado deve ser providenciado. Algumas mulheres consideram difícil inseri-lo, embora com a prática geralmente se torne mais fácil. Ele também pode prejudicar a espontaneidade, pois é necessário inseri-lo antes da relação sexual. Algumas mulheres resolvem isso ao inseri-lo no início da noite, mas devem ter em mente que o espermicida perde muito de sua potência após três horas, e mais deve ser aplicado antes da relação sexual.

O diafragma pressiona a bexiga e, por essa razão, não é recomendado para mulheres que sofrem de cistite recorrente ou outras infecções urinárias. Algumas mulheres são alérgicas à borracha do diafragma e não conseguirão tolerá-lo. Há risco de síndrome do choque tóxico, caso o diafragma seja utilizado de continuamente, em especial durante o período menstrual.

O capuz cervical

O capuz cervical funciona de modo muito semelhante ao diafragma, mas é menor, encaixando-se confortavelmente sobre o colo do útero, onde é mantido no lugar por sucção. Possui o mesmo índice de eficácia do diafragma e deve ser utilizado em conjunto com espermicida para ser o mais eficiente possível. Também deve ser deixado no lugar durante seis horas depois da relação sexual. Mais espermicida deve ser aplicado se a relação sexual se repetir. Como o diafragma, seu principal empecilho é que pode prejudicar a espontaneidade, pois necessita ser colocado antes da relação.

O preservativo (camisinha)

O preservativo é uma das formas mais antigas de contracepção. Preservativos desfrutam de popularidade renovada por causa de sua capacidade de proporcionar proteção contra o HIV e outras doenças sexualmente transmissíveis. Eles são feitos de látex fino e possuem um bico na extremidade para coletar o esperma. Para proporcionar o máximo de proteção, o preservativo deve ser colocado antes de qualquer contato genital. Ele deve ser desenrolado horizontalmente sobre o pênis ereto, tomando-se cuidado para soltar o ar da ponta. Após a ejaculação, o homem deve remover o pênis, segurando a base do preservativo de modo que o esperma não escape para dentro da vagina.

Somente lubrificantes à base de água devem ser utilizados, pois produtos à base de óleo podem deteriorar a borracha. A maioria dos preservativos contém espermicida, e isso geralmente proporciona lubrificação suficiente. Os preservativos devem sempre ser manuseados com cuidado e verificados em busca de danos ou envelhecimento. Não devem ser carregados em bolsos ou carteiras, já que podem ser danificados.

Alguns homens se queixam de perda de sensibilidade quando usam preservativo, mas isso não é mais um problema, pois as camisinhas modernas são feitas com látex muito fino. De fato, qualquer redução na sensibilidade pode ser vantajosa para homens que sofrem de ejaculação precoce ou aqueles que desejam estender a relação sexual. A colocação do preservativo pode se tornar parte das preliminares, portanto não prejudica a espontaneidade.

Exceto por um número muito pequeno de pessoas alérgicas a borracha, não há nada que impeça a maioria das pessoas de usá-los. Os preservativos desempenham um papel inestimável no sexo seguro. Seu uso é particularmente recomendado com parceiros novos ou casuais. Usados de forma constante, possuem eficácia de até 98%.

O preservativo feminino

O preservativo feminino, desenvolvido por um médico dinamarquês nos anos 1980, é uma inovação no controle de natalidade. Como os preservativos masculinos, possui o benefício extra de proteger a usuário contra doenças sexualmente transmissíveis, inclusive o vírus HIV.

A camisinha feminina é um tubo longo e frouxo com cerca de 17,5 centímetros de comprimento e que tem uma das extremidades fechada. Possui um pequeno anel fixo que é inserido dentro da vagina e empurrado o máximo possível para cobrir o colo do útero. Um anel maior permanece no lado externo e é empurrado contra os lábios durante a penetração. O preservativo feminino é pré-lubrificado e feito de poliuretano flexível, mais fino que o látex, portanto não há tanta perda de sensibilidade. Também é muito frouxo, então não causa a mesma sensação de compressão que o preservativo masculino, mas, contudo, provavelmente irá afetar a sensibilidade, mesmo assim.

Algumas mulheres o consideram bastante desconfortável, mas há a vantagem de não exigir que o homem remova o pênis imediatamente, como é o caso da camisinha masculina. O poliuretano é também mais forte e mais durável que o látex, portanto, menos suscetível a romper durante a relação sexual. Como é bastante lubrificado, o preservativo feminino pode beneficiar a mulher que acabou de dar à luz ou que sofra de secura vaginal durante a menopausa, por exemplo. Alguns experimentos afirmam que o preservativo feminino tem um índice de sucesso semelhante ao da camisinha masculina, embora outros estudos sugiram que ele possa ser menos eficiente, com falhas de até 25%.

A esponja

A esponja é feita de espuma de polietileno macia impregnada com espermicida Nonozynol-9. A fim de ativar o espermicida, a esponja deve ser umedecida com água antes de ser inserida. É posicionada o mais profundamente possível na vagina, e deve cobrir o colo do útero. Pode ser inserida a qualquer momento antes do sexo e deve ser removida em no máximo 30 horas (mas deve ser deixada por pelo menos seis horas).

O componente espermicida mata os espermatozoides por até 48 horas, independentemente do número de relações sexuais. Sua maior desvantagem é que possui um alto índice de falha, de até 25%, e deve ser utilizado com preservativo para proteger contra o risco de gravidez. Um pequeno número de mulheres, entre 3 a 5%, é alérgico ao espermicida.

CONTRACEPÇÃO PÓS-COITO

A pílula do "dia seguinte"

Se a mulher teve uma relação sexual sem proteção ou suspeita que seu método de contracepção tenha falhado e estiver preocupada em relação a gravidez, pode conseguir a pílula do dia seguinte com seu médico. Essa contracepção de emergência é uma forma de pílula hormonal tomada em dose dupla, ou seja, duas pílulas por vez. A primeira dose é administrada dentro de 72 horas após a relação sexual, e a segunda, 12 horas mais tarde. Muitas usuárias apresentam náusea e sensibilidade nos seios.

Se ocorrer vômito, outra dose será necessária, pois as pílulas podem não ter sido absorvidas pelo organismo. Não parece haver quaisquer outros efeitos colaterais, embora a pílula possa ser inadequada para mulheres que tenham sido aconselhadas a não utilizar outras formas de contracepção hormonal. A pílula do dia seguinte pode falhar, e ainda não se sabe quais efeitos ela pode ter no desenvolvimento do feto.

DIU pós-coito

O DIU também pode ser usado como método emergencial de contracepção e possui a vantagem de poder ser usado por até cinco dias depois do sexo sem proteção, ou dentro de cinco dias após a ovulação. Não é recomendado para mulheres que não tenham filhos ou quando há risco de doenças sexualmente transmissíveis, por exemplo, em casos de estupro. Como método de contracepção pós-coito, credita-se ao DIU um índice de eficácia de 100%.

ESTERILIZAÇÃO

A esterilização é uma forma permanente de controle de natalidade e, embora seja reversível, não há garantias de que a fertilidade será recuperada. É uma opção que favorece pessoas que já possuem filhos. Geralmente é desaconselhável para pessoas jovens ou aquelas que ainda não tiveram filhos, pois elas podem mudar de ideia mais tarde e a reversão pode não ser bem-sucedida. Sugere-se aconselhamento antes de se optar pela esterilização.

Vasectomia

A vasectomia é um procedimento cirúrgico relativamente simples, geralmente realizado sob anestesia local, com duração de dez a 15 minutos. Consiste em cortar e amarrar a parte posterior dos dutos deferentes, os tubos que conduzem o esperma dos testículos. A maioria dos homens precisará de um ou dois dias para se recuperar completamente da operação.

O sêmen do homem ainda pode conter esperma ativo entre seis a oito semanas após a vasectomia, então é importante que um meio alternativo de controle de natalidade seja usado durante esse período, até que duas amostras isoladas de sêmen tenham sido examinadas e seja comprovada a ausência de espermatozoides.

Em raras ocasiões, as extremidades de um duto deferente podem se unir espontaneamente, mas a vasectomia é geralmente uma forma muito eficaz de controle de natalidade. Técnicas reversas com utilização de microcirurgias estão se tornando cada vez mais bem-sucedidas, mas sempre há o risco de terem sido produzidos anticorpos antiespermáticos, o que devolverá a fertilidade ao homem. Portanto, a vasectomia deve ser considerada irreversível e somente considerada se o homem tiver certeza que sua família está completa.

Esterilização feminina

A esterilização feminina está crescendo em popularidade, em especial entre as mulheres que já têm filhos. É uma cirurgia mais complicada do que a vasectomia e, como é geralmente realizada sob anestesia geral, carrega um risco maior. Consiste em bloquear as trompas uterinas, que transportam óvulos dos ovários até o útero, por meio de corte, cauterização e fixação de clipes nelas. Isso é normalmente realizado por meio de uma pequena incisão feita no baixo abdome, logo abaixo do osso púbico.

A esterilização geralmente não exige o pernoite no hospital, e seus efeitos são imediatos. Pode ser um pouco desconfortável para o casal durante alguns dias, até que o gás bombeado para dentro do abdome durante a operação se disperse gradualmente. Para muitas mulheres que tiveram filhos, a esterilização remove o temor da gravidez. Não é recomendada para mulheres mais jovens ou aquelas que ainda não tiveram filhos. Algumas mulheres apresentam períodos menstruais mais severos após a cirurgia. A reversão é um processo caro e difícil, e nem sempre eficaz, pois a chance de sucesso é de 40 a 80%. Como a esterilização masculina, ela deve ser considerada apenas se uma mulher tiver certeza que sua família está completa.

PLANEJAMENTO FAMILIAR NATURAL (O MÉTODO DO RITMO OU DA TABELINHA)

Uma vez que um óvulo é liberado durante a ovulação, ele consegue sobreviver por cerca de 24 horas. O esperma possui uma vida mais longa, mas as condições devem ser favoráveis. Cerca de seis dias antes da ovulação, o colo do útero começa a produzir um tipo especial de muco que proporciona exatamente o tipo de ambiente adequado para os espermatozoides. Eles não conseguem sobreviver por muito tempo sem esse muco, mas, quando este se faz presente, podem sobreviver por até cinco dias, aguardando em repouso, prontos para fertilizar o óvulo assim que ele é liberado. O planejamento familiar natural diz respeito a reconhecer as mudanças no corpo da mulher que indicam seu período fértil. Portanto, a menos que o casal planeje ter um bebê, podem se abster de sexo durante esses dias ou utilizar um método contraceptivo de barreira.

Pode ser a única opção para casais que, por razões morais ou religiosas, escolham não adotar métodos artificiais de controle de natalidade. Também pode ser usado por mulheres que desejam sentir estar em sintonia com seus corpos ou aquelas que não encontram outros métodos satisfatórios de controle de natalidade, ou ainda quem esteja tentando ativamente engravidar.

Há diversas formas de planejamento familiar natural. O mais praticado é o método sintotérmico, que emprega uma combinação de fatores para reconhecer o período fértil. Isso inclui mudanças na temperatura corporal basal (a temperatura da mulher em repouso, geralmente medida logo após acordar pela manhã), mudanças no muco cervical e modificações na textura, firmeza e posição do colo do útero. Outros sinais incluem dor ou desconforto nas costas, no baixo abdome ou nos seios. Tais mudanças precisam ser registradas em uma tabela, e a mulher geralmente tem de monitorar esses sintomas e sinais durante diversos ciclos antes de começar a reconhecer um padrão.

Por exemplo, após a ovulação, a temperatura corporal basal de uma mulher aumenta muito pouco e permanece nesse nível até o início do próximo período. Essa sutil mudança pode apenas ser detectada por meio de um termômetro especial de fertilidade, disponível em farmácias ou clínicas de planejamento familiar. O muco da mulher pode mudar de escasso, viscoso, branco ou ausente, geralmente modificando sua textura para escorregadia e elástica, podendo ser claro ou levemente turvo. Algumas mulheres também sentem dores ou desconforto no momento da ovulação. O monitoramento cuidadoso desses diversos sinais devem detectar os dias férteis.

O planejamento familiar natural é um procedimento complicado que exige motivação, comprometimento e observação cuidadosa das regras. As mulheres precisam aprender o método correto com um professor de planejamento familiar devidamente treinado antes de adotá-lo como a única forma de controle de natalidade. Quando empregado conscienciosamente, tem um índice de 97% de eficácia, o que se compara ao DIU e à contracepção hormonal.

COITO INTERROMPIDO/MÉTODO DE RETIRADA

O coito interrompido, também como conhecido por método de retirada, é provavelmente a forma de controle de natalidade mais amplamente adotada no mundo, além de ser a mais insegura. Ele envolve a retirada do pênis de dentro da vagina exatamente antes da ejaculação. Como o fluido pré-ejaculatório pode conter milhões de espermatozoides e acidentes são inevitáveis, este método possui um índice muito alto de falha.

Guia rápido da contracepção

Método: **A pílula combinada**
Riscos:
- ✗ Efeitos colaterais: variações de humor, náusea, ganho de peso, perda da libido, dores de cabeça
- ✗ Aumento no risco de coágulos sanguíneos, especialmente entre mulheres acima do peso e tabagistas acima de 35 anos
- ✗ Possível aumento do risco de doenças cardiovasculares e de câncer no fígado, nos seios e no colo do útero

Benefícios:
- ✓ Muito eficiente como contraceptivo
- ✓ Proteção contra câncer nos ovários e no endométrio
- ✓ Períodos menstruais mais suaves
- ✓ Redução no risco de cisto no ovário

Método: **A minipílula**
Riscos:
- ✗ Pequeno aumento no risco de cistos no ovário
- ✗ Menos eficaz do que a pílula combinada
- ✗ Possível aumento no risco de câncer no seio

Benefícios:
- ✓ Possível proteção contra câncer no ovário
- ✓ Os efeitos colaterais são menos severos do que os da pílula combinada

Método: **Implantes hormonais**
Riscos:
- ✗ Foram relatadas complicações em algumas mulheres durante a inserção ou remoção dos implantes
- ✗ Períodos menstruais intensos, irregulares ou ausentes
- ✗ Ganho de peso

Benefícios:
- ✓ Não interrompe a espontaneidade da relação sexual
- ✓ Proporciona contracepção eficaz por até cinco anos ou até a remoção

Método: **Injeção hormonal**
Riscos:
- ✗ Períodos menstruais intensos, irregulares ou ausentes
- ✗ Ganho de peso
- ✗ Atraso na volta da fertilidade

Benefícios:
- ✓ Risco reduzido de câncer no ovário e no endométrio
- ✓ Risco reduzido de cistos no ovário
- ✓ Não interrompe a espontaneidade da relação sexual

Método: **DIU**
- ✗ Riscos: Aumento no risco de DIP e outras infecções pélvicas
- ✗ Aumento no risco de gravidez ectópica
- ✗ Períodos menstruais mais intensos em muitas usuárias

Benefícios:
- ✓ Forma muito eficaz de controle de natalidade
- ✓ Pode ser removido sem atraso na volta da fertilidade

Método: **Diafragma/capuz cervical**
Riscos:
- ✗ Risco leve de síndrome do choque tóxico
- ✗ Pode interromper a espontaneidade da relação sexual
- ✗ Não é tão eficaz sem o uso de um espermicida

Benefícios:
- ✓ Não interfere no equilíbrio hormonal da mulher
- ✓ Alguma proteção contra verruga genital
- ✓ Alguma proteção contra câncer do colo do útero
- ✓ Alguma proteção contra HIV e outras doenças sexualmente transmissíveis, particularmente quando usado com espermicida

Método: **Preservativo**
Riscos:
- ✗ Pode romper-se ou rasgar durante a relação sexual
- ✗ Pode interromper a espontaneidade da relação sexual

Benefícios:
- ✓ Protege contra HIV e outras doenças sexualmente transmissíveis

Método: **A esponja**
Riscos:
- ✗ Risco relativamente alto de falha

Benefícios:
- ✓ Uma vez colocada, pode ser deixada por 24 horas

Método: **Vasectomia**
Riscos:
- ✗ Arrependimento pela perda de fertilidade
- ✗ Pode ser considerada, em geral, irreversível

Benefícios:
- ✓ Libertação do receio de engravidar a parceira

Método: **Esterilização feminina**
Riscos:
- ✗ Arrependimento pela perda de fertilidade
- ✓ Pode ser considerada, em geral, irreversível
- ✓ Algumas mulheres apresentam períodos menstruais mais intensos

Benefícios:
- ✓ Libertação do receio de gravidez

Método: **Planejamento familiar natural**
Riscos:
- ✗ Sem orientação adequada, motivação e comprometimento, esta é uma forma de controle de natalidade não confiável

Benefícios:
- ✓ Moralmente aceitável para casais que não desejam usar métodos de contracepção artificiais
- ✓ Proporciona maior compreensão das funções corporais da mulher

Método: **Coito interrompido**
Riscos:
- ✗ Muito pouco confiável

DSTs
(Doenças sexualmente transmissíveis)

As doenças sexualmente transmissíveis (DSTs) podem apresentar consequências desagradáveis e, em geral, sérias. A disseminação mundial da AIDS , uma condição potencialmente fatal a partir de uma doença sexualmente transmissível destacou, mais do que nunca, a necessidade de evitar práticas sexuais de alto risco. Se você suspeitar ter contraído uma doença sexualmente transmissível, é vital que busque cuidados médicos na primeira oportunidade. Com todas as DSTs, a pessoa infectada deve informar todos os parceiros sexuais conhecidos, de modo que também possam ser examinados e recebam tratamento adequado.

Nunca ignore os sintomas de uma doença sexualmente transmissível. A maioria das DSTs responde bem ao tratamento imediato, mas o atraso pode permitir que a doença se espalhe e ameace a fertilidade, provoque deformações e até morte. Cuidados especializados estão disponíveis com seu médico ou, caso prefira, em uma clínica de DSTs ou de urologia, onde profissionais possuem conhecimento especializado. Nessas clínicas, o tratamento é confidencial e os visitantes podem permanecer anônimos, se desejarem. No entanto, serão perguntados os nomes dos parceiros sexuais que possam estar em risco, pois a clínica precisará entrar em contato com eles para que recebam tratamento. Eles serão contatados em total sigilo. A seguir, em ordem alfabética, estão listadas as doenças sexualmente transmissíveis mais comuns.

Cancroide

É uma doença sexualmente transmissível causada pela bactéria *Harmophylus ducreyi*. É encontrada com mais frequência em países tropicais, especialmente por meio do contato com prostitutas, mas está se tornando mais comum no Ocidente por causa do aumento de viagens internacionais. Há um período de incubação de até uma semana antes que uma úlcera dolorosa se forme no pênis ou próximo da entrada da vagina. Também pode haver um inchaço doloroso na virilha. Se a doença não for tratada, abcessos podem se formar na virilha, que deixam cicatrizes profundas. O cancroide é geralmente tratado com um antibiótico, como a eritromicina.

Candidíase (sapinho)

A candidíase, ou sapinho, é uma queixa comum. É causada por um fungo semelhante à levedura, chamado *Candida albicans*, que vive, geralmente inofensivamente, na boca, no trato intestinal e na vagina. Normalmente são mantidos sob controle pelas bactérias que também vivem nessas regiões. Um ambiente quente e úmido é necessário para que o fungo vingue, portanto, a vagina é um lar ideal.

Qualquer coisa que altere as condições da vagina pode mudar o equilíbrio a favor do fungo e permitir que ele se multiplique. Roupas justas e apertadas, doenças ou antibióticos, que podem destruir as bactérias benéficas, podem disparar uma erupção. É mais comum em mulheres grávidas, diabéticas e aquelas que utilizam hormônios contraceptivos. A candidíase também pode ser contraída por meio do sexo e, a cada ano, milhares de pessoas com a condição visitam clínicas de DSTs.

Os sintomas variam. Nas mulheres, pode haver intensa coceira na vulva, com irritabilidade, vermelhidão e inchaço ao redor da vagina, da vulva e do ânus. Elas podem ter uma sensação de queimação durante o sexo ou quando urinam; algumas podem notar um corrimento espesso, branco e com cheiro fermentado, cuja consistência é de queijo cottage. Nem todas as mulheres, contudo, apresentam esses sintomas.

Nos homens, uma erupção aparece no pênis e pode ocasionalmente se espalhar para o escroto. Alguns podem observar uma leve sensação de queimação no pênis durante ou depois da relação sexual. A candidíase pode provocar desconforto considerável, em particular naqueles que tendem a ter recaídas.

A condição é, em geral, tratada com drogas antifúngicas, comumente pomadas ou supositórios vaginais. O parceiro deve ser tratado ao mesmo tempo para evitar reinfecção. Outras medidas podem ser necessárias, como vestir roupas folgadas e de tecidos não sintéticos, e esterilizar toalhas e roupas íntimas. As mulheres que usam contraceptivos hormonais podem ser aconselhadas a utilizar uma forma alternativa de controle de natalidade.

Clamídia

Chlamydia trachomatis, um microrganismo semelhante a uma bactéria, é a doença sexualmente transmissível mais comum no Ocidente. É uma das causas principais de uma doença chamada uretrite não específica ou UNE (veja na p. 227), que pode levar à infertilidade. A clamídia pode ser transmitida por sexo vaginal, anal ou oral, e pode ser passada para o bebê durante a gestação.

Os homens podem experimentar uma sensação de queimação ao urinar, um corrimento esbranquiçado expelido pela uretra, dor e inchaço dos testículos, mas, em geral, não há sintomas. Em mulheres, os sintomas são ainda menos comuns, mas algumas podem notar dor ou queimação ao urinar, ou um corrimento branco e turvo.

Se a clamídia continuar sem que seja detectada, pode se espalhar para o sistema reprodutivo, resultando em uma condição potencialmente fatal chamada doença inflamatória pélvica (DIP), a maior causa de infertilidade. A clamídia é tratada com antibióticos, como tetraciclina e eritromicina. Os parceiros devem ser tratados ao mesmo tempo, para evitar reinfecção.

Gonorreia

Gonorreia é uma infecção causada pela bactéria *Neisseria gonorrhoea*. É uma das doenças sexualmente transmissíveis mais comuns, e é encontrada principalmente entre adolescentes e jovens adultos com muitos parceiros sexuais. Pode ser transmitida durante o sexo vaginal, anal ou oral, e uma mulher infectada pode transmitir a doença para o bebê durante o parto. Os homens são mais suscetíveis do que as mulheres a manifestarem os sintomas. Eles podem apresentar dor ou inchaço na ponta do pênis, e uma sensação de queimação quando urinam, geralmente acompanhada de um corrimento leitoso que sai pela uretra, de dois a dez dias após a infecção. O corrimento pode ser tornar mais espesso e amarelado, e, às vezes, contém traços de sangue.

Até 60% das mulheres infectadas apresentam sintomas brandos ou nenhum. Elas podem urinar com maior frequência, e a micção pode ser dolorosa. Pode haver um corrimento aquoso, de cor amarela ou verde saindo da uretra. Se o colo do útero estiver infectado, pode haver corrimento vaginal e sangramento menstrual atípico.

A gonorreia é uma causa comum de infertilidade e pode levar à doença inflamatória pélvica (DIP). Em alguns casos, a infecção pode se espalhar pela corrente sanguínea, causando condições tão diversas quanto a gota, erupções cutâneas e septicemia, resultando até em danos cerebrais e morte, em casos severos. A doença é facilmente tratada com antibióticos à base de penicilina (ou alternativas apropriadas para aqueles que são alérgicos a essas drogas) e, como todas as DSTs, os parceiros sexuais devem ser contatados para que também recebam tratamento.

Hepatite

A hepatite é uma doença séria e potencialmente fatal, na qual o fígado fica muito inflamado, levando a sérios danos no tecido. Pode ser provocada por abuso de álcool, drogas, venenos, produtos químicos e certos vírus. Das diferentes formas de hepatite viral, as duas mais comuns são a A e a B. O tipo A é geralmente contraído por meio de comida ou água contaminadas. A hepatite B é transmitida, principalmente, durante o sexo ou por meio de agulhas contaminadas, em especial entre usuários de drogas.

Há um período de incubação que pode durar de algumas semanas a vários meses. As pessoas que sofrem dessa doença podem sentir-se como se estivessem gripadas, com náusea e vômito, seguidos de icterícia. Alguns portadores, no entanto, não apresentam quaisquer sintomas, embora sejam capazes de infectar outros. Até 10% da população que sofre da doença desenvolve a forma crônica, ou a longo prazo, resultando em aumento do dano no fígado.

Não há tratamento específico, a não ser repouso, uma boa dieta e drogas anti-inflamatórias. No entanto, há uma vacina contra a hepatite B, recomendada para qualquer um que apresente risco, inclusive aqueles com múltiplos parceiros sexuais (homossexuais ou heterossexuais), usuários de drogas intravenosas, trabalhadores do ramo da saúde e parentes de portadores.

Herpes genital

O herpes genital é causado pelo vírus *Herpes simplex*, que produz bolhas dolorosas no genital ou próximo a ele. *Herpex complex* ocorre de duas formas principais. A primeira, tipo I, provoca feridas. É o tipo II que causa a herpes genital. Esta última forma é, em geral, transmitida por contato sexual, inclusive sexo oral, e pode adentrar o sistema por meio das membranas das mucosas ou por minúsculos rasgos na pele. É muito infeccioso e o risco de contrair a doença aumenta bastante se um indivíduo tiver múltiplos parceiros sexuais.

Há um período de incubação de três a seis dias, seguido pela aparição de um grupo de pequenas e dolorosas bolhas sobre ou perto dos genitais. Essas bolhas se abrem e se curam em um período de 10 a 20 dias. O ataque inicial da herpes genital é geralmente acompanhado de sintomas como febre, dores de cabeça, dor muscular e coceira. Erupções posteriores causarão, em geral, o retorno das bolhas.

Uma vez tendo contraído o vírus, uma pessoa o portará durante toda a vida, embora mais de 20% tenha apenas um ataque. Para os demais, as erupções se tornam menos intensas com o passar do tempo. Diversos fatores podem causar a eclosão, inclusive estresse, ansiedade, depressão ou doenças. Algumas pessoas conseguem prever um ataque, dois ou três dias antes, quando notam sintomas, como formigamento, coceira ou sensação de queimação nos genitais. O contato sexual deve ser evitado durante e exatamente antes da eclosão, pois a condição é extremamente infecciosa nesse momento. Não há cura para a herpes genital, mas drogas antivirais, como o aciclovir, podem reduzir a dor a acelerar a cicatrização. O herpes genital pode ter influência no câncer de colo de útero, portanto, mulheres infectadas devem ter certeza de realizar anualmente esfregaços de colo de útero.

HIV/AIDS

HIV (vírus da imunodeficiência humana) é uma doença mais frequentemente transmitida por meio da relação sexual sem proteção e pelo compartilhamento de seringas entre usuários de drogas intravenosas. O HIV pode atacar o cérebro diretamente, mas os alvos mais comuns são as células sanguíneas chamadas T4, que são vitais para o sistema imunológico.

Durante um período de tempo, o sistema imune está tão debilitado que o corpo começa a ficar vulnerável a um conjunto de infecções oportunistas e canceres. Este último estágio, potencialmente fatal, é chamado AIDS (síndrome da imunodeficiência adquirida). Algumas dessas doenças, como sarcoma de Kaposi ou pneumocistose são raras ou relativamente inofensivas entre pessoas que não sofrem de AIDS, mas o põe em risco a vida das pessoas com sistemas imunes debilitados.

A velocidade com que o HIV progride para AIDS é altamente variável. Algumas pessoas desenvolvem AIDS dentro de meses, enquanto outros têm sintomas mais brandos durante anos, uma condição conhecida por CRA (complexo relacionado à AIDS). Eles podem ter períodos com boa saúde, intercalados com períodos de doença. Algumas pessoas infectadas não demonstram sintomas, mas mesmo assim são capazes de infectar os outros. Pode levar até dez anos ou mais para que os sintomas da AIDS se desenvolvam plenamente.

O HIV morre facilmente fora do organismo, e não há risco conhecido no contato social comum, como abraçar, dividir uma refeição ou usar copos, talheres ou louça da outra pessoa. O risco principal é através da troca de fluidos corporais, pois o HIV pode ser transmitido em todas as formas de sexo com penetração, em especial se há cortes, arranhões ou feridas na vagina ou no anus, ou no pênis ou colo do útero.

Há um risco maior se uma pessoa já contraiu herpes ou verrugas genitais. Embora o HIV esteja presente em todos os fluidos corporais de uma pessoa infectada, em especial no sêmen, nos fluidos vaginais e no sangue, o risco de transmissão pela saliva é considerado mínimo. Mães podem transmitir HIV para seus bebês, durante o nascimento ou através da amamentação. No passado, o HIV era contraído por meio de sangue e produtos sanguíneos, mas esse risco é agora insignificante nos países do ocidente, com a introdução do rastreamento e do condicionamento do sangue do doador. Os profissionais da saúde podem correr riscos, ao se ferirem acidentalmente com uma agulha contaminada.

Aqueles que suspeitam ter HIV, especialmente pessoas em categorias de alto risco, podem realizar um exame sanguíneo para determinar se foram infectados. Esse teste detecta se o corpo desenvolveu anticorpos para tentar combater a doença. Aqueles que desenvolveram anticorpos são chamados de HIV positivos. Um resultado negativo significa que aquele indivíduo não tem o vírus ou que seu corpo ainda não produziu anticorpos, o que leva de dois a três meses para se desenvolver. Se você estiver considerando fazer um teste de HIV, é de extrema importância que primeiramente tenha aconselhamento de um especialista para ajudá-lo a compreender as implicações se o resultado for positivo.

Atualmente não há vacina contra HIV, nem cura para o HIV ou AIDS, embora os sintomas e as complicações possam ser geralmente tratados com antibióticos, drogas anticâncer e radioterapia. Drogas antivirais, como AZT (zidovudina) e aciclovir, podem reduzir a velocidade com que a AIDS se desenvolve.

Para reduzir o risco de infecções por HIV, os indivíduos devem praticar sexo seguro se não tiverem certeza do histórico sexual de um parceiro. Isso significa encontrar alternativas mais seguras para o sexo com penetração, como masturbação manual, ou usar preservativos ou outras formas de barreira de látex. Isso se aplica tanto para sexo casual quanto parceiros de longa data que podem ter sido anteriormente expostos ao risco de contrair HIV. Usuários de drogas intravenosas nunca devem compartilhar suas agulhas e seringas.

Piolhos pubianos ("caranguejos")

Piolhos pubianos, *Phthiris púbis*, são uma forma de inseto parasita. Eles são mais comumente conhecidos como caranguejos, por causa das garras com as quais atacam os pelos. Eles são mais suscetíveis de infestarem a região pubiana, mas podem ser encontrados em todos os pelos do corpo – até nas sobrancelhas. Eles não costumam infectar o colo cabeludo.

Os caranguejos são transmitidos principalmente por contato sexual, embora também possam ser pegos em roupas de cama ou roupas comuns, ou em assentos de sanitários. Os ovos são colocados na base dos pelos pubianos e chocam cerca de uma semana depois. Os piolhos pubianos perfuram a pele para se alimentar do sangue, o que causa intensa coceira e irritação. O tratamento é com loção inseticida, disponível sob prescrição em uma farmácia, aplicada nas regiões afetadas. Os parceiros devem ser tratados também para evitar reinfecção, e as roupas e os lençóis devem ser lavados em água muito quente.

Sífilis

A sífilis, uma doença sexualmente transmissível causada pela bactéria *Treponema pallidum*, foi introduzida na Europa, vinda da América do Norte, no final do século XV. Logo atingiu proporções epidêmicas, causando muitas mortes. A sífilis continuou a se espalhar nos séculos seguintes, embora sua virulência tenha diminuído. A descoberta de penicilina nos anos 1940 a controlou.

A bactéria entra no corpo através da pele ferida ou pelas membranas mucosas, na boca, nos genitais ou no ânus – ou próximos destes. É altamente contagiosa e pode ser transmitida por qualquer contato íntimo, inclusive sexo com penetração, sexo oral e até pelo beijo. Ao contrário da maioria das demais DSTs, os preservativos não protegem totalmente contra a sífilis.

A doença possui quatro estágios: primário, secundário, latente e terciário. Durante o estágio primário, os primeiros sintomas de sífilis surgem depois de um período de incubação de pouco menos de um mês. Uma úlcera pequena e indolor aparecerá no local de transmissão, em geral ao redor dos genitais ou do ânus, mas às vezes nos lábios, na garganta ou nos dedos. Essa úlcera geralmente desaparece após seis semanas.

O estágio secundário normalmente ocorre em até três meses depois da infecção inicial. Ele é caracterizado por uma variedade de sintomas, os mais comuns sendo erupções cutâneas, mas pode haver febre, dores de cabeça, garganta inflamada, linfonodos inchados, dores, perda de cabelo e pontos rosados que podem aparecer na pele. Em alguns casos, pode haver meningite (inflamação das membranas que cercam o cérebro), infecção ocular ou problemas nos rins.

Se a doença não for tratada, o portador entra no período latente, quando os sintomas podem ficar adormecidos por 20 anos ou mais. Os sintomas podem reaparecer em alguns portadores. A fase terciária é muito séria e geralmente envolve a destruição de tecidos e órgãos internos, como danos ao coração, aos vasos sanguíneos, ao sistema nervoso e ao cérebro, resultando em doenças cardíacas e mentais, paralisia e morte.

A sífilis é, em geral, identificada com um teste sanguíneo. A doença por ser controlada de modo eficaz com penicilina ou outros antibióticos, embora 50% das pessoas infectadas sofram uma reação severa ao tratamento, pois o corpo responde à morte de um grande número de bactérias.

Tricomoníase

A tricomoníase é uma infecção causada por um parasita unicelular, ou protozoário, chamado *Trichomonas vaginalis*. Esse microrganismo, muito infeccioso, é uma causa comum de vaginite ou inflamação na vagina, e é quase que exclusivamente transmitido sexualmente.

Os sintomas, caso haja algum, começam entre quatro dias e três semanas após o contato sexual e podem se apresentar como um corrimento vaginal fino, amarelo ou verde, espumoso e, em geral, com cheio desagradável. Além disso, algumas mulheres podem apresentar dor e coceira vaginal, especialmente durante as relações sexuais. Esses sintomas geralmente pioram durante ou após a menstruação. Muitas mulheres, no entanto, não apresentam quaisquer sintomas.

Os homens normalmente não manifestam sintomas, apesar de alguns poderem notar um corrimento insignificante e considerarem doloroso urinar. A condição geralmente responde ao tratamento com a droga antiprotozoária metronidazol. O parceiro sexual deve também ser tratado para evitar reinfecção.

UNE

UNE (ou uretrite não específica) é uma inflamação da uretra, o tubo pelo qual a urina passa para fora do corpo, devido a causas que não sejam gonorreia. É uma queixa bastante comum. O sintoma principal é dor ao urinar, que é às vezes, mas nem sempre, acompanhada por corrimento. Há mais de 70 causas de UNE, sendo a mais comum a clamídia (veja a p. 220) e a infecção tricomoníase (veja p. 226). É, em geral, transmitida sexualmente.

O tratamento pode ser difícil, a menos que o responsável pela doença seja descoberto. Isso é comumente feito retirando amostras da abertura da uretra ou examinando uma amostra de urina (em geral colhida pela manhã, quando há o maior acúmulo de organismos). A escolha da medicação depende da causa oculta, embora seja provável que esta seja curada por antibióticos. Os parceiros daqueles que têm UNE também devem ser tratados para evitar reinfecção.

Verrugas genitais

As verrugas genitais são causadas pelo *papillomavirus* humano, que é sexualmente transmissível. As verrugas são macias, secas e de cor rosa-acinzentada. Geralmente indolores, são encontradas no genital ou próximo a ele, e no ânus. Há um período de incubação de seis a oito semanas após a exposição. O vírus é transmitido por contato direto com as verrugas, embora o vírus também seja encontrado no sêmen. Como o herpes genital, as verrugas genitais têm relação com o câncer de colo do útero, portanto, esfregaços são aconselháveis para as mulheres afetadas.

As verrugas genitais podem ser destruídas por produtos químicos cáusticos, como podofilina, ou por meio de cirurgia a *laser* ou nitrogênio líquido. Como os vírus permanecem nos tecidos, as verrugas genitais, contudo, tendem a voltar. Mesmo que as verrugas não estejam presentes, as pessoas afetadas devem usar preservativos para evitar que os vírus sejam transmitidos aos parceiros.

Índice Remissivo

A

AIDS 6, 55, 208, 219, 223, 224
anilíngua 19

B

barreiras de látex 13, 19
beijar 28, 30, 32, 33, 36, 38, 39, 43, 61, 74, 83, 85, 104, 113, 123, 125, 128, 139, 170, 171, 172, 191, 192
beijo de língua 32
bondage 119, 161, 166, 169
brinquedos sexuais 13

C

clitóris 38, 41, 44, 45, 46, 47, 48, 49, 50, 68, 71, 75, 77, 78, 82, 84, 85, 86, 87, 89, 91, 92, 98, 102, 104, 105, 108, 117, 121, 132, 135, 136, 139, 143, 175, 197
coito interrompido 215
compatibilidade 30, 60, 100
contracepção 9, 204, 205, 206, 209, 211, 212, 214, 216, 218
cross-dressing 142, 157, 158, 159, 160
cunilíngua 13, 47, 48, 49, 50, 55, 100, 104, 175

D

decisão 9, 10, 51
dedos dos pés 40, 161, 186
diafragma 125, 208, 209
dificuldades 5, 148, 177, 182, 183, 184, 199

DIUs 207
doenças sexualmente transmissíveis (DSTs) 6, 219
dominação 113, 119, 140, 142, 161, 167, 168, 169

E

ejaculação 18, 38, 55, 68, 88, 99, 102, 104, 110, 132, 135, 184, 196, 197, 198, 203, 210, 215
ejaculação precoce 38, 68, 88, 184, 196, 197, 198, 203, 210
ereção 18, 38, 41, 51, 100, 104, 182, 194, 195, 196, 197, 198
espelhos 143
espermicidas 208
esterilização 212, 213

F

fantasias 5, 24, 133, 137, 140, 141, 142, 144, 145, 146, 155, 156, 157, 158, 161, 166, 168, 169, 172, 177, 199
felação 13, 47, 50, 51, 55, 57
foco sensorial 183, 200

G

gonorreia 221, 227
gravidez 67, 82, 101, 131, 204, 205, 207, 208, 211, 213, 217, 218

H

hepatite 222
herpes 15, 55, 206, 222, 223, 224, 227
higiene 35, 58, 93
HIV 6, 8, 10, 12, 15, 16, 55, 204, 208, 209, 210, 217, 223, 224
hormônios 40, 41, 175, 205, 220

I

impotência 76, 182, 194

J

jogo sensual 30, 38, 41, 43, 45, 46, 48

K

Kama Sutra 112, 113

L

luxúria 166, 177, 179, 180

M

mamilos 38, 41, 42, 43, 73, 74, 83, 85, 86, 95, 132, 133, 135, 150, 152, 154, 163, 164, 171, 186
masturbação 15, 44, 100, 130, 131, 132, 133, 134, 135, 136, 137, 138, 140, 141, 199, 202, 224
mestre e escravo 170
método de retirada 215
métodos de barreira 13, 19

O

Orgasmo 30, 35, 38, 45, 46, 47, 50, 51, 56, 57, 63, 66, 67, 69, 74, 84, 86, 88, 89, 94, 95, 99, 100, 101, 102, 103, 104, 105, 106, 107, 108, 110, 111, 114, 115, 117, 119, 121, 129, 130, 131, 132, 133, 135, 137, 138, 139, 141, 142, 166, 168, 172, 184, 191, 195, 196, 197, 199, 202
Orgasmos múltiplos 107

P

Paixão 9, 114, 119, 143, 177, 179, 182
Pênis 12, 16, 17, 18, 41, 43, 44, 46, 47, 50, 51, 53, 54, 57, 65, 66, 67, 71, 72, 73, 75, 76, 78, 82, 83, 85, 86, 88, 89, 90, 91, 92, 93, 94, 98, 102, 104, 109, 118, 120, 122, 123, 124, 125, 127, 128, 132, 136, 137, 138, 176, 192, 193, 195, 197, 198, 210, 211, 215, 219, 220, 221, 224
Pílula do dia seguinte 211, 212
Planejamento familiar natural 213, 214
Ponto g 88, 94, 108, 109, 110, 118, 125
Posição com a mulher por cima 93, 106
Posição com o homem por cima 67, 68, 115
Posição do cachorrinho 120, 121, 123
"Posição do missionário" 64
Posições sentadas 95, 98
Precoce 38, 68, 88, 184, 196, 197, 198, 203, 210
Preliminares 14, 17, 20, 24, 27, 28, 32, 34, 35, 36, 37, 38, 40, 41, 43, 45, 46, 83, 84, 93, 106, 130, 176, 191, 210
Preservativos 6, 9, 13, 15, 16, 17, 19, 208, 210, 224, 225, 227
Problemas 92, 106, 107, 111, 142, 158, 182, 183, 184, 194, 196, 203, 226
Provocação 145, 148

R

Roupa íntima 21, 24, 146, 155, 159
Roupas 20, 21, 23, 24, 25, 27, 145, 146, 153, 155, 157, 158, 159, 173, 174, 179, 180, 181, 220, 225

S

Sêmen 6, 12, 13, 15, 17, 18, 51, 55, 104, 212, 224, 227
Sessenta e nove 56
Sexo espontâneo 62, 173, 175, 177, 178
Sexo oral 13, 15, 19, 47, 48, 52, 53, 55, 56, 100, 113, 135, 167, 168, 222, 225
Sexo seguro 6, 7, 8, 9, 10, 12, 13, 15, 55, 204, 210, 224
Sífilis 225, 226

T

Técnica de compressão 196, 197, 198
Terapia 141, 183, 196, 203
Toque 25, 26, 35, 36, 44, 48, 51, 72, 75, 85, 120, 123, 132, 134, 135, 138, 146, 148, 150, 163, 165, 166, 183, 185, 186, 188, 190, 191, 192, 195, 198
Tricomoníase 226, 227

U

Uretrite não específica 220, 227

V

Vagina 12, 18, 19, 35, 41, 46, 47, 48, 49, 50, 51, 55, 65, 66, 67, 71, 72, 73, 75, 76, 77, 78, 82, 83, 84, 85, 88, 89, 90, 91, 93, 94, 101, 105, 108, 109, 110, 120, 122, 125, 128, 132, 136, 139, 175, 176, 192, 193, 195, 197, 202, 207, 208, 210, 211, 215, 219, 220, 224, 226
Vaginismo 202, 203
Vasectomia 207, 212, 213
Verrugas Genitais 224, 227
Vulva 19, 47, 49, 57, 65, 66, 75, 77, 78, 81, 82, 84, 85, 86, 87, 89, 94, 116, 117, 118, 119, 121, 125, 128, 132, 136, 139, 143, 172, 199, 220

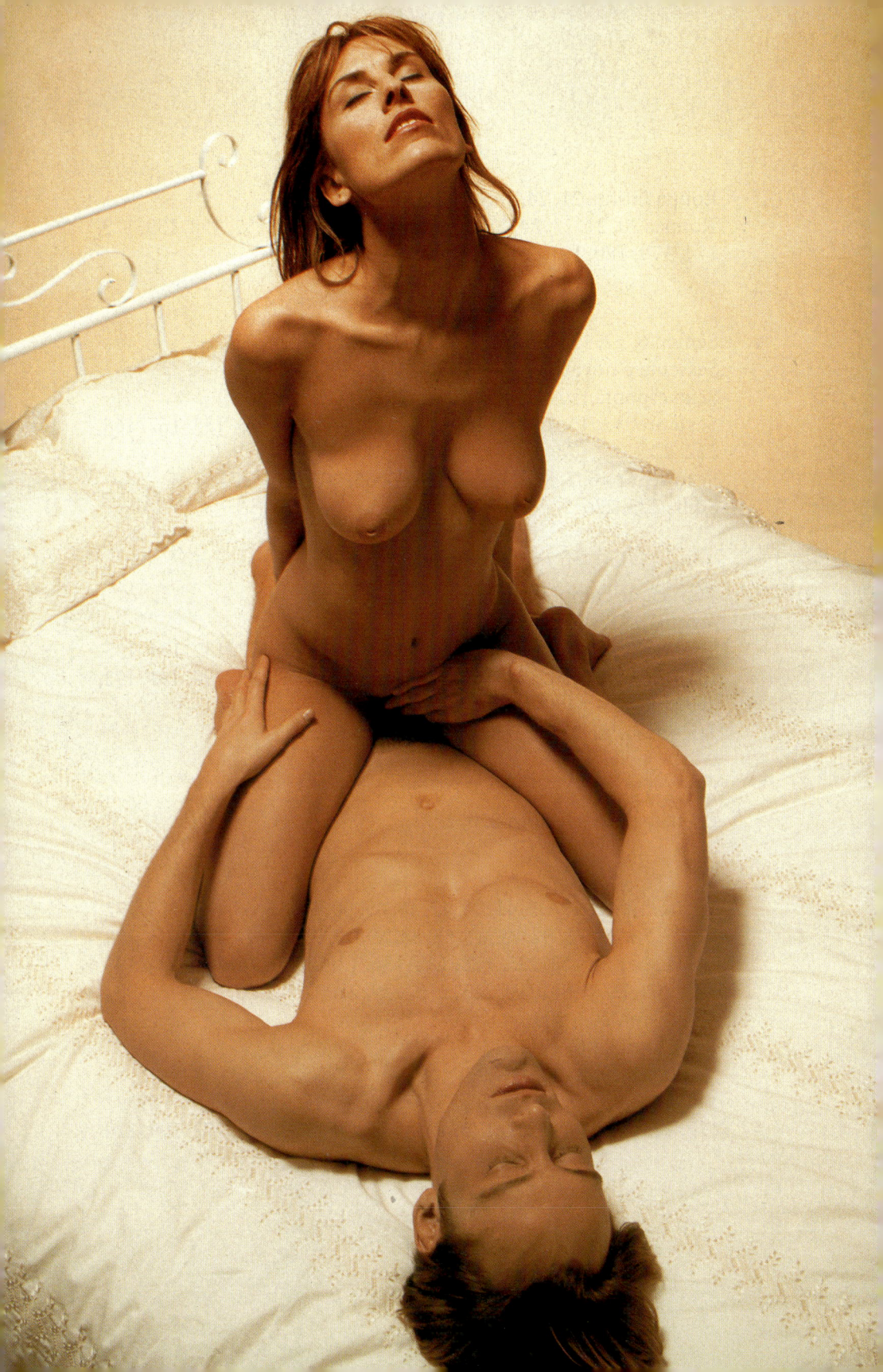